国家卫生健康委员会"十三五"规划教材
全国高等学校教材
供口腔医学类专业用

口腔预防医学

第 7 版

主　　编　冯希平

副主编　杜民权　林焕彩

编　　者　（以姓氏笔画为序）

王胜朝（空军军医大学口腔医学院）　　沈家平（南京医科大学口腔医学院）

卢友光（福建医科大学口腔医学院）　　陈　曦（上海交通大学口腔医学院）

冯希平（上海交通大学口腔医学院）　　林焕彩（中山大学光华口腔医学院）

台保军（武汉大学口腔医学院）　　　　郑树国（北京大学口腔医学院）

阮建平（西安交通大学口腔医学院）　　荣文笙（北京大学口腔医学院）

杜民权（武汉大学口腔医学院）　　　　胡　涛（四川大学华西口腔医学院）

李　刚（空军军医大学口腔医学院）　　胡德渝（四川大学华西口腔医学院）

李　雪（四川大学华西口腔医学院）　　程　敏（吉林大学口腔医学院）

主编助理　陶丹英（上海交通大学口腔医学院）

人民卫生出版社

图书在版编目（CIP）数据

口腔预防医学 / 冯希平主编. —7 版. —北京：
人民卫生出版社，2020
第 8 轮口腔本科规划教材配网络增值服务
ISBN 978-7-117-29374-7

Ⅰ. ①口⋯ Ⅱ. ①冯⋯ Ⅲ. ①口腔科学－预防医学－
医学院校－教材 Ⅳ. ①R780.1

中国版本图书馆 CIP 数据核字（2019）第 281795 号

| 人卫智网 | www.ipmph.com | 医学教育、学术、考试、健康，购书智慧智能综合服务平台 |
| 人卫官网 | www.pmph.com | 人卫官方资讯发布平台 |

口腔预防医学
第 7 版

主　　编：冯希平
出版发行：人民卫生出版社（中继线 010-59780011）
地　　址：北京市朝阳区潘家园南里 19 号
邮　　编：100021
E - mail：pmph @ pmph.com
购书热线：010-59787592　010-59787584　010-65264830
印　　刷：北京盛通印刷股份有限公司
经　　销：新华书店
开　　本：889×1194　1/16　印张：13
字　　数：392 千字
版　　次：1987 年 9 月第 1 版　2020 年 7 月第 7 版
　　　　　2024 年 11 月第 7 版第 10 次印刷（总第 46 次印刷）
标准书号：ISBN 978-7-117-29374-7
定　　价：55.00 元
打击盗版举报电话：010-59787491　E-mail：WQ @ pmph.com
质量问题联系电话：010-59787234　E-mail：zhiliang @ pmph.com

国家卫生健康委员会"十三五"规划教材
全国高等学校五年制本科口腔医学专业
第八轮 规划教材修订说明

1977年,卫生部召开了教材建设工作会议并成立了卫生部教材办公室,决定启动第一轮全国高等医学院校本科口腔医学专业卫生部规划教材编写工作,第一轮教材共5种,即《口腔解剖生理学》《口腔组织病理学》《口腔内科学》《口腔颌面外科学》和《口腔矫形学》。自本套教材第一轮出版40多年来,在原卫生部、原国家卫生和计划生育委员会及国家卫生健康委员会的领导下,在教育部支持下,在原卫生部教材办公室的指导下,在全国高等学校口腔医学专业教材评审委员会的规划组织下,全国高等学校五年制本科口腔医学专业教材已经过七轮修订、一轮数字化升级,形成了课程门类齐全、学科系统优化、内容衔接合理、结构体系科学的由规划教材、配套教材、网络增值服务以及数字出版组成的立体化教材格局,已成为我国唯一一套长期用于我国高等口腔医学院校教学的历史最悠久、内容最权威、结构最优化、形式最经典、质量最上乘的口腔医学专业本科精品教材。老一辈医学教育家和专家们亲切地称本套教材是中国口腔医学教育的"干细胞"教材。

2012年出版的第七轮全国高等学校本科口腔医学专业卫生部规划教材共15种,全套教材为卫生部"十二五"规划教材,全部被评为教育部"十二五"普通高等教育本科国家级规划教材。

2017年本套第八轮教材启动修订,当时正是我国进一步深化医教协同之际,更是我国医疗卫生体制改革和医学教育改革全方位深入推进之时。在全国医学教育改革发展工作会议上,李克强总理亲自批示"人才是卫生与健康事业的第一资源,医教协同推进医学教育改革发展,对于加强医学人才队伍建设、更好保障人民群众健康具有重要意义",并着重强调,要办好人民满意的医学教育,加大改革创新力度,奋力推动建设健康中国。

教材建设是事关未来的战略工程、基础工程,教材体现了党和国家的意志。人民卫生出版社紧紧抓住深化医教协同全面推动医学教育综合改革的历史发展机遇期,以全国高等学校五年制本科口腔医学专业第八轮规划教材全面启动为契机,以规划教材创新建设,全面推进国家级规划教材建设工作,服务于医改和教改。第八轮教材的修订原则,是积极贯彻落实国务院办公厅关于深化医教协同、进一步推进医学教育改革与发展的意见,努力优化人才培养结构,坚持以需求为导向,构建发展以"5+3"模式为主体的口腔医学人才培养体系;强化临床实践教学,切实落实好"早临床、多临床、反复临床"的要求,提高医学生的临床实践能力。

为了全方位启动国家卫生健康委员会"十三五"规划教材建设工作,经过近1年的调研,在国家卫生健康委员会、教育部的领导下,全国高等学校口腔医学专业教材评审委员会和人民卫生出版社于2017年启动了本套教材第八轮修订工作,得到全国高等口腔医学本科院校的积极响应。经过200多位编委的辛勤努力,全国高等学校第八轮口腔医学专业五年制本科国家卫生健康委员会"十三五"规划教材现成功付梓。

本套教材修订和编写特点如下:

1. 教材编写修订工作是在国家卫生健康委员会、教育部的领导和支持下,由全国高等医药教材建设研究学组规划,口腔医学专业教材评审委员会审定,院士专家把关,全国各医学院校知名专家教师编写,人民卫生出版社高质量出版。

2. 教材编写修订工作是根据教育部培养目标、国家卫生健康委员会行业要求、社会用人需求,在全国进行科学调研的基础上,借鉴国内外医学人才培养模式和教材建设经验,充分研究论证本专业人才素质要求、学科体系构成、课程体系设计和教材体系规划后,科学进行的。

3. 教材编写修订工作着力进行课程体系的优化改革和教材体系的建设创新——科学整合课程、淡化学科意识、实现整体优化、注重系统科学、保证点面结合。继续坚持"三基、五性、三特定"的教材编写原则,以确保教材质量。

4. 本套教材共 17 种,新增了《口腔医学人文》《口腔种植学》,涵盖了口腔医学基础与临床医学全部主干学科。读者对象为口腔医学五年制本科学生,也可作为七年制、八年制等长学制学生本科阶段参考使用,是口腔执业医师资格考试推荐参考教材。

5. 为帮助学生更好地掌握知识点,并加强学生实践能力的同步培养,本轮编写了 17 种配套教材。同时,继续将实验(或实训)教程作为教学重要内容分别放在每本教材中编写,使各学科理论与实践在一本教材中有机结合,方便开展实践教学工作,强化实践教学的重要性。

6. 为满足教学资源的多样化,实现教材系列化、立体化建设,本套教材以融合教材形式出版,将更多图片以及大量视频、动画等多媒体资源以二维码形式印在纸质教材中,扫描二维码后,老师及学生可随时在手机或电脑端观看优质的配套网络数字资源,紧追"互联网 +"时代特点。

获取网络数字资源的步骤

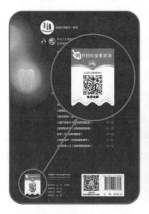

① 扫描封底红标二维码,获取图书"使用说明"。

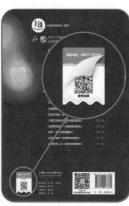

② 揭开红标,扫描绿标激活码,注册 / 登录人卫账号获取数字资源。

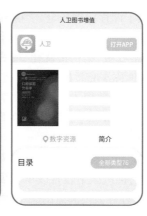

③ 扫描书内二维码或封底绿标激活码随时查看数字资源。

④ 登录 zengzhi.ipmph.com 或下载应用体验更多功能和服务。

7. 本套教材采用大 16 开开本、双色或彩色印刷,彩图随文编排,铜版纸印刷。形式活泼,重点突出,印刷精美。

为进一步提高教材质量,请各位读者将您对教材的宝贵意见和建议**发至"人卫口腔"微信公众号(具体方法见附件)**,以便我们及时勘误,同时为下一轮教材修订奠定基础。衷心感谢您对我国口腔医学本科教育工作的关心和支持。

人民卫生出版社
2019 年 11 月

附件

1. 打开微信,扫描右侧"人卫口腔"二维码并关注"人卫口腔"微信公众号。

2. 请留言反馈您的宝贵意见和建议。

注意:留言请标注"口腔教材反馈 + 教材名称 + 版次",谢谢您的支持!

第八轮全国高等学校五年制本科口腔医学专业规划教材目录

教材名称	版次	主编	副主编			
口腔解剖生理学（含网络增值服务）	第8版	何三纲	于海洋			
口腔组织病理学（含网络增值服务）	第8版	高 岩	孙宏晨	李 江		
口腔颌面医学影像诊断学（含网络增值服务）	第7版	张祖燕	王 虎			
口腔生物学（含网络增值服务）	第5版	边 专	王松灵	陈万涛	贾 荣	
口腔临床药物学（含网络增值服务）	第5版	刘 青				
口腔材料学（含网络增值服务）	第6版	赵信义	孙 皎	包崇云		
牙体牙髓病学（含网络增值服务）	第5版	周学东	陈 智	岳 林		
口腔颌面外科学（含网络增值服务）	第8版	张志愿	石 冰	张陈平		
口腔修复学（含网络增值服务）	第8版	赵铱民	周永胜	陈吉华		
牙周病学（含网络增值服务）	第5版	孟焕新	束 蓉	闫福华		
口腔黏膜病学（含网络增值服务）	第5版	陈谦明	华 红	曾 昕		
口腔正畸学（含网络增值服务）	第7版	赵志河	周彦恒	白玉兴		
儿童口腔医学（含网络增值服务）	第5版	葛立宏	邹 静	秦 满		
口腔预防医学（含网络增值服务）	第7版	冯希平	杜民权	林焕彩		
殆学（含网络增值服务）	第4版	王美青	谢秋菲	李晓箐		
口腔种植学（含网络增值服务）	第1版	宫 苹	王佐林	邸 萍		
口腔医学人文（含网络增值服务）	第1版	邱蔚六	周学东	俞光岩	赵铱民	樊明文

第八轮全国高等学校五年制本科口腔医学专业规划教材配套教材目录

教材名称	教材名称
口腔解剖生理学习题集	牙周病学习题集
口腔组织病理学习题集	口腔黏膜病学习题集
口腔颌面医学影像诊断学习题集	口腔正畸学习题集
口腔生物学习题集	儿童口腔医学习题集
口腔临床药物学习题集	口腔预防医学习题集
口腔材料学习题集	殆学习题集
牙体牙髓病学习题集	口腔种植学习题集
口腔颌面外科学习题集	石膏牙雕刻训练教程
口腔修复学习题集	

中国医学教育题库（口腔医学题库）

题库名称	主 编	副主编	题量	
			一类试题*	二类试题**
口腔解剖生理学	何三纲	于海洋	2 000	6 000
口腔组织病理学	钟 鸣	罗海燕	2 000	6 000
口腔颌面医学影像诊断学	张祖燕	王 虎	900	2 700
口腔生物学	边 专	王松灵 陈万涛 贾 荣	800	2 400
口腔临床药物学	刘 青		800	2 400
口腔材料学	赵信义	孙 皎 包崇云	900	2 700
牙体牙髓病学	周学东	陈 智 王晓燕	2 500	7 500
口腔颌面外科学	张志愿	石 冰 张陈平	3 000	9 000
口腔修复学	赵铱民	周永胜 陈吉华	3 000	6 000
牙周病学	孟焕新	束 蓉 闫福华	1 000	3 000
口腔黏膜病学	曾 昕	程 斌	800	2 400
口腔正畸学	赵志河	周彦恒 白玉兴	1 500	4 500
儿童口腔医学	葛立宏	邹 静 秦 满	1 000	3 000
口腔预防医学	胡德渝	卢友光 荣文笙	800	2 400
牙合学	王美青	李晓箐	800	2 400
口腔种植学	宫 苹	王佐林 邸 萍	800	2 400

* 一类试题:包含客观题与主观题,试题经过大规模实考测试,参数稳定,试题质量高,保密性强,主要为各院校教务管理部门提供终结性教学评价服务,适用于组织学科期末考试、毕业综合考试等大型考试。

** 二类试题:包含客观题与主观题,题型丰富,覆盖知识点全面,主要为教师提供日常形成性评价服务,适用于日常教学中布置课前预习作业,开展课堂随堂测试,布置课后复习作业以及学生自学、自测、自评等。

全国高等学校口腔医学专业
第五届教材评审委员名单

名誉主任委员

邱蔚六　上海交通大学　　　　王　兴　北京大学
樊明文　江汉大学　　　　　　俞光岩　北京大学

主 任 委 员

周学东　四川大学

副主任委员（以姓氏笔画为序）

王松灵　首都医科大学　　　　赵铱民　空军军医大学
张志愿　上海交通大学　　　　郭传瑸　北京大学

委　　　　员（以姓氏笔画为序）

马　洪　贵阳医科大学	闫福华　南京大学	孟焕新　北京大学
王　林　南京医科大学	米方林　川北医学院	赵　今　新疆医科大学
王　洁　河北医科大学	许　彪　昆明医科大学	赵志河　四川大学
王佐林　同济大学	孙宏晨　中国医科大学	赵信义　空军军医大学
王美青　空军军医大学	李志强　西北民族大学	胡开进　空军军医大学
王慧明　浙江大学	杨　健　南昌大学	胡勤刚　南京大学
牛卫东　大连医科大学	吴补领　南方医科大学	聂敏海　西南医科大学
牛玉梅　哈尔滨医科大学	何三纲　武汉大学	高　平　天津医科大学
毛　靖　华中科技大学	何家才　安徽医科大学	高　岩　北京大学
卢　利　中国医科大学	宋锦麟　重庆医科大学	唐瞻贵　中南大学
叶　玲　四川大学	张祖燕　北京大学	黄永清　宁夏医科大学
白玉兴　首都医科大学	陈　江　福建医科大学	常晓峰　西安交通大学
冯希平　上海交通大学	陈莉莉　华中科技大学	麻健丰　温州医科大学
边　专　武汉大学	陈谦明　四川大学	葛少华　山东大学
刘　斌　兰州大学	季　平　重庆医科大学	葛立宏　北京大学
刘月华　复旦大学	周　诺　广西医科大学	蒋欣泉　上海交通大学
刘建国　遵义医科大学	周永胜　北京大学	程　斌　中山大学
刘洪臣　解放军总医院	周延民　吉林大学	潘亚萍　中国医科大学

秘　　　　书　于海洋　四川大学

前　言

口腔疾病对我国人民健康的影响严重而广泛，据我国第四次口腔健康流行病学调查报告，我国3~5岁儿童乳牙的患龋率达到62.5%，12~15岁人群年轻恒牙的患龋率为41.9%，35~44岁人群恒牙的患龋率为89.0%，55~64岁人群恒牙的患龋率为95.6%，65~74岁人群恒牙的患龋率为98.0%。在牙周方面，58.4%的12岁青少年和64.7%的15岁青少年被检出牙龈出血，35~44岁中年人有52.7%被检出有牙周袋，65~74岁老年人有64.6%被检出有牙周袋。

另一方面，我国人民良好的口腔卫生习惯还没有完全建立，3~5岁儿童每天刷牙两次的百分比只有20.1%，12~15岁青少年每天刷牙两次的百分比为32.6%，35~44岁中年人每天刷牙两次的百分比也只有47.8%，65~74岁老年人每天刷牙两次的百分比更是只有30.6%。这种现状与我国人民的口腔保健意识低密切相关，这可以从我国四次口腔健康流行病学调查结果得到证实，我国3~5岁、12~15岁、35~44岁、55~64岁以及65~74岁人群到医院接受口腔疾病预防的百分率只有11.6%、16.1%、6.9%、1.6%和1.2%。

口腔疾病对人体健康和经济发展带来的负担已经被全球广泛关注，我国政府也高度重视人民的口腔健康问题，在《"健康中国2030"规划纲要》中提出"加强口腔卫生，12岁儿童患龋率控制在25%以内"。在《中国防治慢性病中长期规划（2017—2025年）》中要求开展"三减三健"、即减盐、减油、减糖、健康口腔、健康体重、健康骨骼专项行动。预防口腔疾病，提高口腔健康水平已经成为"健康中国战略"的重要组成部分。在这种形势下，口腔医学生的知识结构中只有疾病的诊断和治疗是不够的，作为将来的口腔临床医生口腔预防的观念必须具备，口腔疾病预防的知识必须得到加强和充实，以应对日益上升的社会需求。

基于上述原因，第7版《口腔预防医学》教材做了以下修改，主要包括：鉴于第6版教材中"第二章　口腔流行病学"内容太多，第7版把它分为两章叙述，分别为"第二章　口腔流行病学"和"第三章　口腔常见病流行病学"；在第三章中增加了ICDAS指数；对"第四章　龋病的预防"进行了大的修改；在第六章中增加了树脂渗透术；在第七章中增加了"专业人员的菌斑控制"一节；对"第十章　特定人群的口腔保健"和"第十二章　社区口腔卫生服务"进行了人的修改。另外，对书中大部分数据进行了更新；还对第6版中的一些错误进行了更正。

在编写过程中，各位编委本着精益求精的精神，对本书的编写贡献了宝贵的智慧和心血。由于第7版教材是纸质书与电子书的结合，书中含有大量图片、视频等二维码内容，各位编委克服各种困难，在前期做了大量的拍摄准备工作，包括收集素材、编写剧本、组织拍摄、后期编辑等。为编写高质量的教科书，前后曾召开6次编委会，先后有22名编委参加编写，是本书参编人数最多的一版，我在此对各位编委的辛勤付出表示衷心的感谢，对各编委单位的大力支持表示衷心的感谢，还要对帮助我完成此书稿的秘书陶丹英医生表示衷心的感谢。

冯希平

2020年3月

目　　录

第一章

绪　论

>> 提要

　　本章介绍口腔预防医学的基本概念,包括口腔预防医学的定义、对象及内容,从疾病自然发展史引导出三级预防的概念;根据口腔预防医学的历史演变,描述了其从原始启蒙、科学基础形成到正式诞生及发展的历程,并根据新世纪人类健康的要求,对口腔预防医学的发展方向做了介绍。通过本章学习,要求掌握口腔预防医学的基本概念,了解口腔预防医学的发展历史,了解口腔预防医学在整个口腔医学中的地位与作用。

　　降低疾病威胁,提高健康水平是医学的主要目的。口腔健康与全身健康关系密切,一方面是因为口腔属于身体的一部分,口腔健康是全身健康的组成部分;另一方面,口腔的多种疾病与全身疾病相关联,如牙周病与糖尿病的关系、龋病与心内膜炎的关系等都曾被广泛研究和报道。因此,如要提高全民健康水平,大力普及口腔健康知识,改变不良生活习惯、预防口腔疾病,是维护全身健康、提高生命质量的必要前提。

　　口腔疾病不仅仅指传统的牙齿及其周围组织的疾病,还包括颅颌面、口腔软组织上发生的疾病。因此口腔疾病预防不仅包括龋病、牙周疾病、牙列不齐、牙本质敏感等常见口腔病的预防,也包括一些严重影响人类健康和生命的少见疾病的预防,如口腔颅颌面恶性肿瘤等。由于口腔疾病的病因复杂多样,有些口腔疾病病因至今不明,因此,口腔疾病的预防方法不仅包括一些具体的干预措施,也包括普及口腔健康知识、改变口腔不良习惯、提高口腔保健意识以及控制与全身健康相关的共同危险因素等。

第一节　口腔预防医学的基本概念

一、口腔预防医学的定义

　　口腔预防医学(preventive dentistry)是一门通过有组织的社会努力,达到预防口腔疾病,维护口腔健康及提高生命质量的科学与艺术。它以人群为主要研究对象,应用生物学、环境医学、预防医学、临床医学及社会医学的理论,宏观与微观相结合的方法,研究口腔健康及其影响因素、预防口腔疾病的措施及对策,达到预防口腔疾病,促进口腔健康及提高生命质量的目的,是口腔医学的一门分支学科和组成部分。

二、口腔预防医学的对象

　　口腔预防医学以人群为主要对象,以群体口腔疾病患病情况、群体预防措施和个人预防保健方法为基本要素,发现并掌握预防口腔疾病的发生与发展的规律,促进整个社会口腔健康水平的提高。除口腔专业人员与卫生工作者之外,它还要求政府的支持与投入、社会的关注及个人的参与,具有很强的社会实践性。

三、口腔预防医学的内容

口腔预防医学的内容包括：口腔流行病学、口腔疾病的预防方法、口腔健康促进与健康教育、社区口腔卫生服务、循证口腔医学、口腔卫生政策以及感染控制等。口腔预防医学与口腔公共卫生学或社会口腔医学密切相关，本课程的口腔预防医学实际上涵盖了以上学科内容。

四、分级预防的原则

在医学上，预防和治疗是两个不同的范畴，但在医学实践中预防和治疗两者相辅相成，无法分割。预防可以防止疾病发生，但治疗亦能预防更严重疾病发生。按疾病自然发展史，预防可以从疾病发展的任何阶段介入，即预防贯穿于疾病前、疾病过程中和疾病发生后的全过程，这就形成分级预防概念。根据预防介入于疾病的不同阶段可以将预防划分为三级预防，不同阶段的预防有各自的特点和内容。

1. **一级预防（primary prevention）** 是针对病因的预防措施，是疾病发生前的预防。消除致病因素，防止对人体的危害是一级预防的主要任务。如自我口腔保健、口腔健康教育、氟化物和窝沟封闭剂的使用、刷牙漱口、控制菌斑等。

2. **二级预防（secondary prevention）** 是针对疾病早期的预防措施，即在疾病发生的前期做到早期诊断和早期治疗。如早期龋病充填、牙龈炎治疗等。

3. **三级预防（tertiary prevention）** 是针对疾病处于中后期时的预防措施，通过有效的治疗措施，防止病情恶化，预防并发症和后遗症，尽量恢复或保留口腔功能，如牙列缺损和缺失的修复等。

第二节 口腔预防医学的发展简史

据美国牙医史学家 Ring 著《牙医学图解说明史》（1985）和我国牙医史学家周大成著《中国口腔医学史考》的记述，口腔疾病和医学发展史可追溯到远古的旧石器时代。距今约 10 万年以前的山顶洞人颌骨上已发现有龋齿，距今约 1 万年至 4 000 年前的新石器时代人头骨上发现了龋齿和严重牙周病。我国公元前约 1 400 年的殷墟甲骨文就有"齿疾""疾口"与"龋"的记载。自古以来，人类就已经受到口腔疾病的折磨，并寻找方法以解除痛苦。

从口腔预防医学发展历程看，大致可分为 3 个阶段：原始启蒙时代，科学基础形成时代，口腔预防医学诞生与发展时代。

一、原始启蒙时期

中华民族文化源远流长，对健康的探索和认识也有数千年之久。3 000 年前殷墟甲骨文清楚地记载了象形文字并刻下了"齿"字和"龋"字。用齿字上面加一个小虫来表示"龋"字（图 1-1），认为

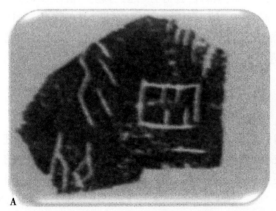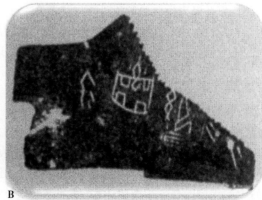

图 1-1 殷墟甲骨文中的齿与龋
A. 齿 B. 龋

龋是由虫蚀造成的。至今民间还有"虫牙"和"蛀牙"之说。古书中还记载了多种口腔卫生保健的方法,如漱口、咽津、剔牙、揩齿等,有些方法延续至今。

1. **漱口**　公元前 1 100 年的西周时代《礼记·内侧》记载"鸡初鸣,咸盥漱","年少称幼齿,成年称壮齿"。《礼记》尚有"虚口"记载,"虚口"即吃完饭,喝口酒,荡荡口腔,保持口腔清洁,是一种有益于口腔卫生的礼仪。说明在古代漱口就是最简便的口腔卫生方法。公元 25 年东汉《金丹全书》记载:"饮食之毒,积于牙缝,于当夜晚洗刷,则垢污尽去,齿自不坏"。宋代苏东坡著《漱茶说》记有"每食已,辄以浓茶漱口,烦腻即去……缘此渐坚密,蠹病自己"。那时就知道茶可防龋。

2. **咽津**　公元前 500 年春秋战国时期的《养生方》中记载:"朝末起,早漱口中唾,满口乃吞之","人内恒服玉泉,必可丁壮颜悦,去虫牢齿,谓口中唾也"。咽津又称咽唾,中医认为涎液与脾肾功能和人体健康密切相关,可自洁口腔,辅助咀嚼和吞咽,湿润并保护口腔黏膜。

3. **剔牙**　早在三国东吴时代,高荣墓中发现一根金制牙签。元代赵孟頫在《老态》一诗中叙述"食肉先寻剔牙签"。明代李时珍在《本草纲目》中记载:"柳枝去风消肿止痛,其嫩枝削为牙杖,剔牙甚妙"。清代牙签的种类很多,如银制挂式牙签等。古代贵族多用金、银、象牙或动物骨制作牙签,而平民百姓则用竹或木制作牙签。古人多用牙签剔除牙间隙嵌塞的食物。

图片:ER1-1 银制挂式牙签

4. **揩齿**　公元前 400 年《黄帝内经》中记载:"齿长而垢"。唐代孙思邈《备急千金要方》记载:"每旦以一捻盐内口中,以暖水含,揩齿及叩齿百遍,为之不绝,不过五日,口齿即牢密"。公元 900 年,晚唐敦煌壁画中有一幅"劳度叉斗圣图"是国内最早的一幅记录揩齿漱口情景的壁画(又名揩齿图)。

5. **刷牙**　公元 752 年,王焘在《外台秘要》中已有柳枝制刷的记载,将杨柳枝用牙咬成絮状,揩刷牙面。宋代日本名僧道元禅师在《正法眼藏》中记载"僧侣们除漱口之外,尚用剪成寸余之马尾,植于牛角制成的器物上,用以刷洗牙"。公元 916—公元 1125 年的辽代出现了骨柄植毛牙刷。在公元 1281 年罗元益著的《卫生宝鉴》中提到要早晚刷牙二次,忽思慧在《饮膳正要》中提出"凡清旦刷牙,不如夜刷牙齿疾不生",指出早上刷牙不如晚上刷牙。到了明朝,刷牙已成为一些帝王们的习惯,他们的牙上发现有楔状缺损存在。

图片:ER1-2 辽代墓葬中发现的骨质植毛牙刷柄

在国外,伊斯兰世界把基本口腔卫生行为与伊斯兰教相结合。古兰经要求除了清洁身体与思想之外,还要求在祈祷前进行清洗仪式,包括漱口。伊斯兰世界的穆罕默德还介绍了一种称为 Siwak(或 misswak)的原始牙刷用于清洁牙齿。用一种萨尔瓦多桃树枝制成,其木质含二碳酸钠、鞣酸及其他收敛剂,对牙龈有益,称为中东"天然牙刷"。

公元 500 年左右,古印度医学家 Charaka 与 Sushruta 以及公元 650 年的外科学家 Vagbhata 都特别关注口腔清洁,提出去除牙石的概念,并说明"一个人早晨起床应刷牙",他们用新鲜树枝制作成牙刷。直到 16 世纪,牙刷还不普及,人们用布缠绕在手指上清洁牙齿。1570 年英国女王 Elizabeth 收到一件装有 6 根金牙签和"擦牙布"的礼物。英国牧师医生 Boorde 出版了一本最早的英国医学书,认为"牙是有感觉的骨,因此牙痛非常痛苦",同时指出牙痛与食糖有关。

总之,在口腔疾病预防的启蒙阶段,不论在国内还是国外,已经开始发明并应用了多种原始的口腔卫生保健用品和口腔卫生方法,但由于当时科学发展水平的限制,还不能确切地知道这些口腔保健方法的效果和防病的机制。

二、科学形成时期

在口腔预防医学的历史上,发现口腔细菌、认识氟化物以及窝沟封闭剂的诞生大大推动了口腔预防医学的发展。前者让人们认识了引起口腔疾病的病因,对有针对性地开展口腔疾病预防提供了基础。后者使口腔预防有了有效的预防措施,减少了龋病的发生。

1. **口腔中细菌的发现**　17 世纪荷兰学者列文虎克(Anthony Van Leeuwenhoch)发明了显微镜,并从儿童口腔内取出的牙垢上首次发现了细菌。1880—1896 年米勒(Willoughby D.Miller)进行了口腔细菌学研究,证明细菌作用于糖产酸使牙釉质脱矿而引起龋,在《人类口腔微生物学》一书中提出了龋病病因的化学细菌学说,该学说为以后龋病的预防提供了方向。

2. **氟化物防龋的发现**　早在 1896 年,德国人 A.Denninger 就曾用氟化物制剂对抗牙科疾病,并指出饮食中缺氟是引起牙病的重要因素。20世纪初，美国学者在调查斑釉牙时发现，斑釉牙患者似乎不易患龋。1931年Dean博士在美国开展斑釉牙的流行病学调查，结果表明随着饮水氟浓度增加，斑釉牙的严重程度增加，而龋病患病率下降，进一步的研究显示在饮水氟浓度为1mg/L时龋病发病率最低。随后，1945年美国在Grand Rapids开展饮水氟化项目，5年后取得了明显的防龋效果。奠定了氟化物防龋的基础和开创了氟化饮水项目。

3. 窝沟封闭术的诞生　窝沟封闭术产生于20世纪中叶，基于早期的预防性充填术和窝沟磨除术发展而来。主要原理是用材料将容易患龋牙齿的窝沟点隙封闭起来，使引起龋病的细菌和食物碎屑无法直接接触牙表面，从而预防龋病。窝沟封闭术的发展是随着材料和固化方式的变化而发展，早期窝沟封闭术用氰基丙烯酸酯和聚氨基甲酸乙酯，后改用性能更好的双酚A甲基丙烯酸缩水甘油酯，固化方式也从早期的紫外光固化到现在的可见光固化和化学固化。窝沟封闭术的诞生为龋病的预防提供了又一种有效的方法。

三、诞生发展时期

20世纪上半叶，口腔预防医学与口腔公共卫生在美国与欧洲国家诞生。1937年7月，美国成立了美国公共卫生牙医学会，从20世纪40年代开始，密歇根大学在Easlick指导下首次开设了口腔公共卫生研究生课程，培训口腔公共卫生专家。1950年建立了美国口腔公共卫生委员会，宗旨在于促进全民的口腔健康。

20世纪中期之后是口腔预防医学全面发展的时代。随着1948年世界卫生组织（World Health Organization，WHO）成立，WHO口腔卫生处以促进全球人口达到可以接受的口腔健康水平为目标，在全球范围内开展预防和控制口腔疾病的项目，如召开氟化物研讨会，推广饮水氟化等。WHO建立了全球口腔资料库，自1969年以来，定期发布全球龋病流行趋势报告，在40年的监测过程中，发现工业化国家龋病患病程度显著下降而发展中国家呈缓慢上升的趋势。1979年，WHO与世界牙科联盟（FDI）联合提出了2000年全球口腔卫生保健目标。WHO把口腔健康作为人体健康的十大标准之一，明确口腔健康标准是"牙齿清洁、无龋洞、无痛感，牙龈颜色正常、无出血现象"。

这个时期也是氟化物被广泛应用的时期。1956年，美国国立牙科研究所（NIDR）对美国饮水氟化项目的调查结果明确了饮水氟化可以有效地预防龋病。如今，饮水氟化已经得到了广泛认可，饮水氟化被称为是继饮水净化、牛奶巴氏消毒、免疫注射之后的第四次公共卫生革命。20世纪50年代之后，氟化物被广泛地应用于龋病预防中，出现了多种全身和局部应用氟化物的措施和方法，尤其是含氟牙膏的发明。氟化物的广泛应用被认为是工业化国家龋病患病程度下降的主要原因之一。

我国口腔预防医学的发展始于20世纪中期。随着20世纪初西方现代牙医学传入我国，我国陆续出现了有关口腔卫生的刊物、宣传、展览、牙粉和牙膏，也开展了龋病和斑釉牙的调查。1988年12月22日在我国口腔专家的呼吁和推动下，卫生部医政司批准成立了全国牙病防治指导组。1989年，九个部委联合发文确定每年9月20日为"全国爱牙日"，并以"爱牙健齿强身"为中心主题，开始了全国爱牙日活动。全国牙病防治指导组成立之后开展了一系列的口腔健康教育和口腔健康促进活动，促进了我国口腔预防事业的发展，缩短了与国际的差距。1994年，经国家民政部批准成立了中国牙病防治基金会，随后资助了一批口腔预防应用研究项目。1996年成立了中华预防医学会第一届口腔卫生保健专业委员会，1997年成立了中华口腔医学会预防口腔医学专业委员会。根据口腔卫生事业发展的需要，2007年卫生部成立了口腔卫生处，正式将口腔卫生保健工作纳入卫生部的工作范畴。2013年因机构改革我国成立国家卫生和计划生育委员会，将口腔卫生处工作并入卫计委疾病预防控制局慢性病预防控制处。

20世纪中期起，我国开设了口腔预防医学课程。1945年，原华西协和大学牙医学院（现四川大学华西口腔医学院）成立牙科公共卫生学系，同时开设预防牙医学课程。20世纪50年代初，预防牙医学曾作为一门课程在几所大学的牙医学系内讲授，50年代后由于受到当时前苏联教学模式的影响，预防牙医学不作为一门课程，而并入了口腔内科学范畴。1958年，姜元川编著了第一本《牙病预防学》专著，系统地阐述了牙病预防的原理与方法。1979年，原北京医学院口腔医学系（现

图片：ER1-3
姜元川编著的
《牙病预防学》

北京大学口腔医学院）在全国第一个成立了口腔预防科，随后全国一些高校陆续成立了口腔预防科或口腔预防医学教研室，口腔预防医学作为一门独立课程开始正式纳入教学课程。1987年，刘大维教授主编的第1版高等口腔医学专业教材《口腔预防医学》出版，以后陆续出版了第2版、第3版、第4版、第5版和第6版原卫生部规划教材，许多高等院校都单独开设了口腔预防医学课程。

从20世纪中期起，我国开展了龋病与牙周病的社会调查、龋病病因学的研究，氟化物和窝沟封闭术防龋的研究，并在广州和东莞开始了饮水氟化防龋试点项目。20世纪80年代以来，WHO开始帮助中国开展口腔保健项目。1981年，在联合国开发署（UNDP）的资助下，我国举办了首次全国高校教师培训班，引进了WHO的口腔健康调查基本方法。1982年，WHO预防牙医学培训与研究合作中心在北京成立。同年，在卫生部领导下，由原北京医学院口腔预防科牵头采用WHO口腔健康调查基本方法进行了我国首次口腔健康流行病学调查，调查对象为全国中小学生，使我国的口腔预防医学逐步与国际接轨。1995年、2005年和2015年我国又分别开展了第二次、第三次和第四次全国口腔健康流行病学调查，获得了我国国民口腔健康状况和口腔保健意识的基本资料。2008年起，卫生部设立"中西部儿童龋病综合干预项目"，在中西部地区适龄儿童中推广窝沟封闭术，这是第一次从国家层面推行的口腔保健工作，这个项目后来扩展到东部地区，称为"国家儿童龋病综合干预项目"，内容也增加为窝沟封闭、局部用氟、口腔检查和口腔健康教育。

四、未来展望

客观事实已经让我们认识到口腔疾病不可能被完全消灭，只要口腔疾病没有从人类的健康中被消除，对口腔疾病的预防就不应该停止。21世纪将是预防医学的世纪，这是由于社会经济水平提高使人们对医学提出的新的要求。随着人类对口腔健康的要求和对疾病预防意识的提升，健康的生活方式和行为习惯会得到普及，慢性非传染性疾病的发生会下降，人类的口腔健康与全身健康会有普遍的提高。因此，21世纪的口腔预防医学将呈现以下趋势：

1. 更加注重通过改变生活方式来控制口腔疾病的发生　口腔疾病与生活方式的关系已经被许多研究所证实，一些口腔常见病如龋病、牙周疾病、错𬌗畸形等都与生活方式关系密切。目前人们就不良生活方式对口腔健康的影响还认识不足，一方面是由于缺乏口腔医学的基本知识，不清楚不良生活方式对口腔健康的危害；另一方面则是不愿改变旧的生活方式带来的不良习惯，或懒得改变这些不良习惯。而纠正不良的生活方式可以预防大部分的口腔疾病，21世纪的口腔预防医学将更注重引导人们改变不良的生活方式，开展更加广泛和容易被接受的口腔健康教育，推崇更加健康的饮食习惯和更加科学的口腔卫生习惯，使人们远离口腔疾病。

2. 更加注重口腔健康和全身健康共同危险因素的控制　现代科学已经证实了一些危险因素可以是口腔健康的危险因素，同样也是全身健康的危险因素。这些危险因素既可以损害口腔健康，也同时可以损害全身健康。如蔗糖摄入过多可以引起龋病，也可以产生心血管疾病、肥胖；吸烟可以造成牙周组织破坏，产生牙周病，同样也是引起肺癌的重要原因。对共同危险因素的控制，可以产生事半功倍的效果，既可以预防口腔疾病，也可以减少全身疾病的发生；既可以提高疾病预防的效率，也可以降低健康维护的成本。

3. 更加注重重点人群和高危人群口腔疾病的预防　流行病学数据已经证明，虽然口腔疾病的罹患人群相当广泛，但总是在一部分人群中好发，患病程度也更加严重。如口腔卫生不良者好发牙周疾病，饮食习惯不良者好发龋病，体弱者易发各种口腔疾病等。这些人群就是所谓的口腔疾病高危人群，这些人比例不高，但往往容易罹患口腔疾病并且情况严重。对这部分人群给予重点关注和提前干预可以起到事半功倍的效果，今后口腔预防的发展会更多地重视对这部分人群的筛查、监测和干预。

4. 更加注重口腔疾病预防的公平性　农村人群、贫困人群和老年人群正出现口腔疾病高发的情况。这部分人由于经济条件、医疗条件或生理状况等原因造成无法或很少享受现代医疗所提供的口腔保健措施，使得罹患口腔疾病的可能性正在上升。随着21世纪经济状况提升和医疗条件的改善，针对这部分人群的疾病预防将得到重视，WHO和包括我国在内的世界各国将为此提供更多的措施和保障，以降低他们的患病风险，使人人享有口腔保健得到落实，这不仅是美好的愿望，也是可以实现的人类的共同目标。

5. 更加注重新技术在口腔预防中的应用 口腔预防技术的发展提高了口腔疾病预防的效果，氟化物、窝沟封闭术的发现和普及曾明显降低龋病的患病率。随着科学发展，口腔疾病预防的新措施会不断问世。新技术将更加注重针对不同年龄人群特点的预防措施；将更加注重口腔疾病高危人群筛查的新技术；将更加注重预防牙周疾病的有效方法；将更加注重通过分子生物学和遗传基因工程学技术预防口腔疾病的新措施；将更加注重通过大数据技术掌握口腔健康的动态和口腔疾病的流行情况。

总之，健康促进、社会实践、专业队伍建设和科学研究是 21 世纪口腔预防医学的基本途径。在我国，口腔预防医学的时代已经到来，"要让牙齿为人类健康终生服务"的愿望，将会在人类社会实现。

（冯希平）

参考文献

1. RICHARD E. Stallard. Introduction to preventive dentistry//Robert G. Jones. A textbook of preventive dentistry. 2nd ed. W.B.Saunders Company，1982.
2. JINYOU B. A review of preventive dentistry in China：the past 50 years. The Chinese Journal of Dental Research，2001，4（2）：27-34.
3. 周大成. 中国口腔医学史考. 北京：人民卫生出版社，1991.
4. 张博学. 中国牙病防治十年. 北京：北京医科大学出版社，1999.
5. WHO，HQ，Geneva. Oral health for the 21st century. WHO publication，1994.
6. CYNTHIA P，REBECCA H. Community Oral Health. 2nd ed. Quintessence Publishing Co. Ltd，2007.
7. DEYU H. Oral health in China - trends and challenges. J Oral Sci，2011，3：7-12.

口腔流行病学

本章首先介绍了口腔流行病学的基本概念,包括口腔流行病学的定义、作用和发展;还介绍了几种常用的口腔流行病学方法,包括描述性流行病学、分析性流行病学和实验流行病学。本章重点叙述口腔健康调查的基本原则和方法;另外,还介绍了口腔健康问卷调查的方法以及口腔临床试验方法。

第一节 口腔流行病学的基本概念

一、口腔流行病学的定义

口腔流行病学(oral epidemiology)是一门用流行病学的原则、基本原理和方法,研究人群口腔健康及其影响因素,口腔疾病发生、发展和分布规律及其影响因素的科学,它是探讨口腔疾病的病因和流行因素、制订口腔保健计划、选择防治策略和评价服务效果的科学工具。因此,口腔流行病学是流行病学的一个重要组成部分,是流行病学方法在口腔医学中的应用,它与预防医学、临床医学和基础医学有着非常密切的联系。

二、口腔流行病学的作用

(一)描述人群口腔健康与疾病的分布状态

口腔流行病学可用于对人群口腔健康状况进行描述,横断面调查是描述性口腔流行病学最常用的方法。它可以通过对一个地区、某一人群在一定时间内的某种或某些口腔疾病进行调查,获得该地区特定人群某种或某些口腔疾病的患病情况和分布特点。如这些疾病在年龄、性别、职业、种族等方面的分布情况,用于与其他地区人群或不同时期人群进行比较和评价。我国已经完成的四次全国口腔健康流行病学调查,描述了我国人群的口腔健康状况。通过这些调查了解到我国龋病、牙周病、氟牙症和牙列缺失等口腔疾病的患病情况和特点、口腔卫生状况、龋病治疗状况和义齿修复等情况。

(二)研究口腔疾病的病因和影响流行的因素

用口腔流行病学的横断面调查方法可以提供某种或某些口腔疾病流行因素的线索,形成危险因子假设,然后用分析性流行病学的方法对该危险因子进行验证,借以判断该疾病可能的病因。如果需要再采用其他的研究方法,如实验流行病学的方法,有时还可结合临床研究,综合这些结果,可有助于揭示该疾病的病因。如1962年Keyes将龋病的病因归纳为三因素,即细菌—宿主—食物,就是用流行病学方法与实验室研究的结果为依据提出的。

(三)研究疾病预防措施并评价其效果

口腔流行病学也可用于口腔疾病预防措施和预防方法的研究,并对其效果进行评价。一种新的预防方法或预防措施,在取得大量非实验流行病学研究的证据之后,可用流行病学实验方法对其效果进行检验,通常是采用随机对照临床试验的方法,经过一定的试验周期,比较试验组和对照组人群的发病差异，这样可检验新的预防措施的防病效果。1945 年 Ast 等为了观察饮水氟化的防龋作用，在美国的 Newburgh 和 Kingston 镇进行了为期十年的流行病学社区干预试验研究，在 Newburgh 镇通过加氟使水氟浓度达到 1mg/L，而相邻的 Kingston 镇水氟浓度仍保持 0.1mg/L 水平。10 年后发现，Newburgh 镇儿童龋病患病率明显下降，而 Kingston 镇儿童的龋病患病率有所上升，说明饮水氟化能有效降低患龋率（caries prevalence rate）。

对于已经应用的预防措施和预防方法，其效果可用口腔流行病学方法进行评估，以确定这些措施是否可供选择应用。1982 年 Driscoll 对含氟漱口液（900mgF⁻/L）用于学龄儿童后的防龋效果进行评价，连续观察 30 个月，发现降低患龋率 22%，证明含氟漱口液对龋病预防有效。

（四）监测口腔疾病流行趋势

口腔流行病学还可用于口腔疾病发展趋势的监测。口腔疾病的流行常常受到多种因素影响，如行为与生活方式、环境、卫生保健服务状况等，这些因素的改变常会导致口腔疾病流行情况的变化。WHO 在 1969 年建立了全球口腔数据库，每年发布一次全球龋病流行趋势的报告。一些国家为了解本国口腔疾病的流行趋势，制定了口腔疾病的监测措施，如美国从 20 世纪 60 年代开始，先后在国家健康统计中心（NCHS）和美国国立牙科研究所（NIDR）的领导下，定期组织全民口腔健康流行病学调查，从调查结果分析龋病和牙周病的发展趋势、评价预防保健措施的效果、人们自我口腔保健意识增强的程度。

（五）为制订口腔卫生保健规划提供依据

口腔流行病学调查的结果是各级卫生行政部门制订口腔保健规划的主要依据。我国疆土辽阔，各地区经济状况、卫生保健状况、生活习惯、地理环境以及气候条件等相差很大。卫生行政部门在制订口腔健康目标和规划时，必须有大量确切的调查资料作为依据。根据这些调查的信息，卫生行政部门可制订一定时期的口腔健康目标和规划。

采用口腔流行病学方法可对目标和规划的实施效果进行评价。一般一个目标和规划制订后，在实施之中，应有中期评估，以确定所制订的目标能否达到，如果发现期限结束时达到该目标有困难，则在中期就应对目标进行适当调整，使其更切合实际。

三、口腔流行病学的发展

口腔流行病学起源于 20 世纪初，美国牙科医生 McKay 和 Black 一起对科罗拉多州一些地区流行的条纹牙进行流行病学调查，以期找出这种现象的原因，最后发现条纹牙的发生与当地湖水中的氟化物含量过高有关，他们将这种疾病定名为斑釉牙（mottled teeth，现称氟牙症）。1933 年美国学者 Dean 对美国 6 个斑釉牙流行程度不同的市、镇进行流行病学调查。发现在两个未发现斑釉牙的市、镇中，无龋儿童比例少。后来 Dean 又对美国 21 个城市 7 257 名儿童做流行病学调查，观察龋病、斑釉牙和饮水氟含量的关系，证实了饮水氟含量与斑釉牙患病率呈正相关，与患龋率呈负相关。这些流行病学方法在口腔健康领域的应用是口腔流行病学的起源。

1971 年世界卫生组织（WHO）为了解各国口腔健康状况和口腔疾病流行情况，发布了第 1 版口腔健康调查基本方法，随后在 1977 年、1987 年、1997 年和 2013 年对口腔健康调查基本方法做了四次修改，现在已出版了第 5 版。口腔健康调查基本方法的出版为世界各国开展口腔健康调查提供了统一的检查标准和方法。

在我国，较早的口腔流行病学调查的记载是在 1936 年，黄仁德对上海市高桥区的小学生检查牙齿。1944 年，姜元川发表"成都市小学生第一恒白齿之研究"的调查文章。1957 年，卫生部龋病、牙周病全国性统计调查委员会制定"关于龋病、牙周病全国统计调查规定"，这是我国首次制定的龋病、牙周病调查标准。以后在 20 世纪 50—60 年代姜元川先后发表了"龋病在社会人群中的自然分布状况""龋病年龄因素之规律性""龋病的社会性调查"等文章，揭示了龋病患病与年龄性别等的关系，为探索中国人龋病流行规律提供了一定的科学依据。

1983 年，卫生部组织了首次全国中、小学生的口腔健康调查，第一次采用 WHO 的口腔健康调查基本方法进行口腔健康流行病学调查。以后分别在 1995 年、2005 年和 2015 年我国开展了第二、第三和第四次口腔健康流行病学调查，这些调查都使用 WHO 的口腔健康调查基本方法，这些

图片：ER2-1
H.Trendley
Dean 博士

学习笔记

调查为了解我国城乡居民口腔健康状况和流行趋势、口腔保健知识、观念和行为情况提供了基本数据，为我国卫生行政部门制定口腔保健规划提供了科学依据（表2-1）。

表2-1 我国历次开展的口腔健康流行病学调查情况

	时间（年）	调查省份（个）	调查人数（人）	调查年龄组（岁）	调查内容
第一次调查	1983	29	131 340	7	牙列状况
				9	牙周状况
				12	氟牙症
				15	四环素牙
				17	
第二次调查	1995	11	140 712	5	牙列状况
				12	牙周状况
				15	氟牙症
				18	义齿修复情况
				35～44	口腔保健知识、观念和行为情况
				65～74	
第三次调查	2005	30	93 826	5	牙列状况
				12	牙周状况
				35～44	氟牙症
				65～74	义齿修复情况
					口腔黏膜情况
					口腔保健知识、观念和行为情况
第四次调查	2015	31	172 425	3～5	牙列状况
				12～15	牙周状况
				35～44	氟牙症
				55～64	义齿修复情况
				65～74	口腔黏膜情况
					口腔保健知识、观念和行为情况
					口腔人力资源情况

几十年来，在口腔专家的不懈努力下，我国的口腔流行病学从无到有，从局部规模发展到全国性调查，从描述性流行病学方法发展到分析性与实验流行病学方法的应用，为我国口腔卫生保健工作提供了重要的科学依据，也培养了一支从事口腔流行病学研究的队伍，对促进我国口腔医学发展和提高人群口腔健康水平起到了重要的作用。

第二节　口腔流行病学的研究方法

口腔流行病学的研究方法包括描述性流行病学、分析性流行病学和实验流行病学。

一、描述性流行病学

描述性流行病学（descriptive epidemiology）是流行病学中最常用的一种，用于描述疾病或健康现象在人群中的分布以及发生、发展规律，并提出病因假设。描述性流行病学主要有下面几种。

（一）横断面研究

横断面研究（cross-sectional study）又称现况调查，调查目标人群中某种疾病或现象在某一特定时点（较短的时间内）的情况。它的作用在于了解疾病的患病情况和分布特点，以便制订预防措施和为研究病因提供线索。我国进行的四次全国口腔健康流行病学调查就属于横断面研究。

文档：ER2-2 几种口腔流行病学研究方法的比较

（二）纵向研究

纵向研究（longitudinal study）又称疾病监测，即研究疾病或某种情况在一个人群中随着时间推移的自然动态变化。也就是对一组人群定期随访，两次或若干次横断面调查结果的分析。它的作用在于动态地观察疾病或某种现象的演变情况及其原因分析。如对一小学某个班级学生的龋病患病情况进行连续监测，以观察龋病在这个班级学生中的变化情况并分析其原因，就属于这种研究。

（三）常规资料分析

常规资料分析（studies analyzing available routine data-sets）又称历史资料分析，即对已有的资料或者疾病监测记录做分析或总结。如病史记录、疾病监测资料等。如研究某市居民拔牙的原因，可收集该市若干医院近5年的病历资料，经统计分析可找出不同年龄组人群拔牙的主要原因，如因龋病、牙周病、外伤、修复需要等原因而拔除病牙。

二、分析性流行病学

分析性流行病学（analytic epidemiology）就是对所提出的病因假设或影响因素在选择的人群中探索疾病发生的条件和规律，验证病因假设。它主要包括病例对照研究和群组研究。

（一）病例对照研究

病例对照研究（case-control study）主要用于探讨病因或相关因素对疾病发生的影响。它先按疾病状态，确定调查对象，选择有特定疾病的人群组，与未患这种疾病的对照组，比较两组人群过去暴露于某种可能危险因素的程度，分析暴露情况是否与疾病的发生有关。假如病例组有暴露史者的比例或暴露程度显著高于对照组，且经检验差异有统计学意义，则可认为这种暴露与某疾病存在着联系。这种研究方法是了解和比较病例组与对照组过去的暴露情况，以追溯的办法寻找疾病的原因，在时间上是先有"果"，后及"因"的回顾性研究。如果病例组有暴露史者的比例在统计学上显著高于对照组，则提示暴露因素与疾病有联系，可能是因果关系。

病例对照研究的特点是观察时间短、需要研究的对象少，适合研究一些病程较长的慢性病和一些比较少见的疾病。它同时可研究多个因素，尤其适合那些原因未明疾病的研究。但由于病例对照研究是对过去暴露因素的回顾性调查，所以回忆偏倚较大。

（二）群组研究

群组研究（cohort study）又称队列研究，将特定人群按其是否暴露于某因素分为暴露组与非暴露组，追踪观察一定时间，比较两组的发病率，以检验该因素与某疾病病因的假设。如果暴露组人群的发病率显著高于非暴露组人群，且经检验差异有统计学意义，则可认为这种暴露因素与某种疾病有联系。这种研究方法是在疾病出现以前分组，追踪一段时间以后才出现疾病，在时间上是先有"因"，后有"果"，属前瞻性研究。如果经统计学检验一段时间内暴露组某病发病率显著高于非暴露组，则说明暴露因素与该病发生之间可能存在因果关系。

群组研究的特点是可以获得不同暴露强度与疾病的关系，也可以观察一种暴露因素与多种疾病的关系。但由于群组研究属前瞻性研究，研究时间较长，尤其对慢性病的观察费时更多，需要大量的人力物力，所以常在病例对照研究获得较明确的危险因素后用于进一步验证病因假设。

三、实验流行病学

实验流行病学（experimental epidemiology）又称流行病学实验（epidemiological experiment），是指在研究者的控制下对人群采取某项干预措施以观察其对人群疾病或健康状态的影响，它有两个重要特点：①有干预措施；②设立对照组。

实验流行病学主要用于：①验证病因假设；②预防措施的效果与安全性评价；③新药、新方法或新制剂的效果和安全性评价；④成本效果评价和成本效益分析。

实验流行病学根据不同的研究目的和研究对象等特点可以分为三类：

1. 临床试验（clinical trial）　是指以人体为对象，以临床为研究场所，对口腔诊断技术、口腔治疗方法和口腔预防措施的效果和安全性进行评价的研究方法。临床试验中以随机对照临床试验（randomized controlled trial，RCT）最为经典（详见本章第五节）。

2. 现场试验（field trial） 即在现场环境下进行的试验，即在某种情况发生的特定现场开展的试验。如研究汞蒸气对人体健康的影响，最好就是在生产银汞充填材料的工厂对长期工作在第一线的工人健康状况进行研究。

3. 社区干预试验（community intervention trial） 是指在社区开展的干预性试验，接受某种干预措施的基本单位可以是整个社区，也可以是社区的某一有代表性人群。

实验流行病学研究也是一种前瞻性研究，需要对研究对象采取某种干预措施，而群组研究仅根据研究对象原来的暴露状况进行分组，不采取任何措施。由于这种研究方法是在严格控制的实验条件下进行的，所以验证假设的可信度较高。

第三节 口腔健康状况调查

口腔健康状况调查（oral health survey）是口腔流行病学中最常用的方法，即在一个特定的时间内收集一个人群患口腔疾病的频率、流行强度、分布及流行规律的资料，是一种横断面调查。对了解某人群的口腔健康状况；掌握口腔疾病的流行特征；揭示影响口腔疾病发生的因素及发现口腔疾病的流行趋势；进一步开展口腔健康流行病学研究和制订口腔卫生工作规划提供科学的依据。

由于口腔健康状况调查是横断面调查，所以调查时间应尽可能短，如调查所用时间拖拉过长，会使所调查疾病及其有关因素发生变化，失去准确性。

一、调查目的

口腔健康状况调查必须根据不同的目的，确定不同的调查方法和选择不同的人群作为调查对象。一次调查最好不要涉及太多的问题，以免影响调查质量。常见的口腔健康状况调查的目的有以下方面：

1. 查明口腔疾病在特定时间的发生频率和分布特征。
2. 了解人群的口腔健康知识、观念、态度和行为情况。
3. 了解口腔疾病的流行趋势。
4. 为建立病因假设提供依据。
5. 评估治疗与人力资源需要。

二、调查项目

调查项目即调查口腔健康状况的主要内容，应根据调查目的来确定。一般可将调查项目分为三类，一类是直接口腔健康状况信息，如牙周病、口腔卫生状况等，这些项目将用于调查以后的统计分析；另一类是背景状况信息，如受检者姓名、性别、年龄、学校名、受检者编号等，这些项目部分用于统计学分析，另一部分用作信息管理；第三类为问卷调查项目，如与口腔健康有关的知识、态度、行为习惯与生活方式等。

选择调查项目必须慎重，应选择那些与调查目的有关的项目，保证把时间和精力集中于必要的调查。但也不能遗漏任何有关的项目，开展一次口腔流行病学调查常会花费大量人力物力财力，尤其开展大规模的口腔流行病学调查，常会涉及许多省市，动员很多人员参加，政府投入相当大的经费，这种调查常常难以在短期内重复，因此，一旦在设计时遗漏某些重要项目，将会失去很多有价值的信息，带来很难弥补的损失，因此在设计时须考虑周全。根据设计确定不同的调查内容，可将调查项目具体分为一般项目、健康状况项目和问卷调查项目。

（一）一般项目

包括受检者的一般情况，如姓名、性别、年龄、职业、民族、籍贯、文化程度、经济状况、宗教信仰、出生地区、居住年限等信息，这些项目常反映疾病分布的差异，调查以后将这些项目与健康状况项目结合分析,有可能会发现某种口腔疾病的流行特征。一般项目常常列入口腔流行病学调查表的第一部分,可通过询问或从户口本上获得。

(二)健康状况项目

包括各种口腔疾病的调查指数,是口腔健康状况调查的主要内容,根据调查目的而定。最常用的调查项目如龋病、牙周病、牙列状况等,其他如氟牙症、牙釉质发育不全、口腔黏膜状况、颞下颌关节状况等。我国开展的几次口腔健康流行病学调查所确定的调查项目包括牙列状况、牙周状况、口腔卫生、附着丧失、义齿和无牙颌情况等。

(三)问卷调查项目

除上述一般项目外,主要包括口腔卫生知识、态度与信念、行为与实践等方面的具体内容,如:个人口腔卫生、刷牙与牙刷和牙膏选择、龋病与牙周病、预防意识与就医行为等。

三、调查表格设计

图片:ER2-3
第四次全国口腔健康流行病学调查表

口腔健康调查项目确定后,应根据具体调查项目设计调查表。调查表格的设计应该遵循以下原则:

1. 应该包含所要调查的全部信息,包括受检者背景信息和所调查项目的信息。
2. 表格设计应该明白易懂,容易填写,避免重复。
3. 各项目间区域分布清楚,一个项目的内容尽量在同一页内。
4. 各项目的次序应该与调查的先后顺序一致。
5. 应考虑计算机输入方便,尽量使用数字或字母,避免使用符号或图形。
6. 一些比较复杂的调查内容在表格中应该有提示,便于检查者或记录者查看。
7. 表格中牙位的表示应该按照世界牙科联盟所用的2位数字标记法。

四、指数和标准

在口腔流行病学中,应该根据调查目的确定调查指数和调查标准。

(一)调查指数

口腔流行病学的指数应该符合以下要求:

1. 易于学习、理解和操作,检查者经简单培训即能掌握方法。
2. 所需要的器械简单,容易得到,价格便宜。
3. 能准确反映疾病状态的程度。
4. 测量标准客观,检查结果可以在不同检查者之间重复。
5. 能进行统计学处理。

常用的龋病指数有 DMFT、DMFS 等,牙周健康状况用改良 CPI 指数,氟牙症用 Dean 指数。

例:WHO 口腔健康调查基本方法(第5版)关于评估牙酸蚀症的指数:

0=没有酸蚀症状
1=损害位于牙釉质
2=损害涉及牙本质
3=损害累及牙髓

(二)调查标准

在口腔流行病学调查中确定调查标准非常重要,标准不一致可导致所收集的资料缺乏可比性。调查标准应首选公认的金标准,如果没有合适的金标准,则应该选用国际标准;如果没有金标准和国际标准,可以选用国家标准,也可以选择行业标准;如果这些标准都没有,就只能使用自己设计的标准,自己设计的标准必须有依据且科学性强。

例:WHO 口腔健康调查基本方法(第5版)关于牙冠龋的诊断标准:在牙的点隙或光滑面有明显的龋洞、或牙釉质下破坏、或可探及软化洞底或洞壁的病损记为冠龋;牙上有暂时充填物、窝沟封闭同时伴有龋者均按冠龋计;来源于牙冠的龋已经破坏了该牙的全部牙冠,只留下牙根,应被判为冠龋。若有任何疑问,不应记为冠龋。

五、调查方法

（一）普查

普查（mass examination）是指在特定时间范围内，一般为 1～2 天或 1～2 周，对特定人群中的每一个成员进行的调查或检查，又称全面调查。普查可以有不同的目的，有的是为了早期发现并及时治疗一些疾病，如口腔癌与癌前病变的调查。有的是为了了解疾病的患病状况与分布，为制订具体防治计划提供依据，或作为社区人群试点的基线资料。普查的最大优点是能发现调查人群中的全部病例并给予及时治疗，或用作项目开发的依据。在检查时还能普及医学知识。但普查的应查率要求在 95% 以上，漏查率太高会使结果正确性差。其最大缺点是调查需要的工作量大，成本太高，所以只能在较小范围内使用，如计划在一所或几所学校或某个社区开展的口腔保健活动，在此之前可使用普查以准确获得疾病的基线资料。

（二）抽样调查

为查明某病或某些疾病在某个国家或某个地区的现患情况或流行强度，大多使用抽样调查（sampling survey）的方法。所谓抽样即从目标地区的总体人群中，按统计学随机抽样原则抽取部分人作为调查对象，这个程序称为抽样。被抽到的人群称为样本人群。抽样调查是用样本人群调查的结果，推断总体人群的现患情况。前提条件是抽取的数量足够大，调查的数据可靠，这种调查方法的优点为：省时间、省劳力和省经费，且所得资料同样具有代表性。抽样的方法有：

1. 单纯随机抽样（simple random sampling） 是最基本的抽样方法，也是其他抽样方法的基础。它是按一定方式以同等的概率抽样，称单纯随机抽样。可以使用抽签的方式，也可以使用随机数字表来抽取样本。

2. 系统抽样（systematic sampling） 又称间隔抽样、机械抽样。将抽样对象按次序编号，先随机抽取第一个调查对象，然后再按一定间隔随机抽样。如一个学校有 1 000 名学生，根据调查要求只需抽取 100 名学生作为调查对象，抽样比例为 10%。抽样时先对学生编号，可先在 1～10 号学生中随机抽取一个号，然后每隔 10 个编号抽取一个学生。

3. 分层抽样（stratified sampling） 先将总体按某种特征分成若干个"层"，即组别或类型等，再在每个层中用随机方式抽取调查对象，再将每个层所有抽取的调查对象合成一个样本，称分层抽样。常用的分层因素有年龄、性别、居住地、文化程度、经济条件等。还可分成等比例（即按比例）和不等比例（即最优分配）两种分层随机抽样。

4. 整群抽样（cluster sampling） 是以整群为抽样单位，从总体中随机抽取若干群为调查单位，然后对每个群内所有对象进行检查。如：想知道 20 所小学 10 000 名学生的患龋率，抽样比例定为 20%。由于学生太多，且分散在 20 所学校内，用单纯随机抽样的方法太麻烦，此时可随机抽取 4 所学校，再对抽到的学生全部进行调查，这样组织比较方便，常用于群间差异较小的调查单位。

5. 多级抽样（multistage sampling） 又称多阶段抽样。在进行大规模调查时，常把抽样过程分为几个阶段，每个阶段可采用单纯随机抽样，也可将以上各种方法结合起来使用。我国进行的四次口腔健康流行病学调查就是采用这种方法，称为分层、不等比（或等比）、多阶段和整群抽样法。

（三）捷径调查

捷径调查（pathfinder survey）是 WHO 推荐的调查方法。其目的是为了在较短时间内了解某群体口腔健康状况，并估计在该群体中开展口腔保健工作所需的人力和物力。由于这种方法只查有代表性的指数年龄组的人群（5 岁、12 岁、15 岁、35～44 岁、65～74 岁），因此这种方法经济实用，节省时间和人力，故称为捷径调查。

口腔流行病学调查方法很多，在使用时我们应根据不同情况加以选择。有时为了在调查前初步了解被调查群体患病特点，还会进行一些试点调查。试点调查（pilot survey）又称预调查。一般在开展大规模的流行病学调查以前，需要制订详细的调查计划，有关目标人群患病特点的资料对制订调查计划十分必要，这时须先进行小规模的试点调查，WHO 推荐先对有代表性的 1～2 个年龄组少数人群进行调查，通常为 12 岁组，加另一个年龄组，以获得少量的参考资料，以便制订调查计划。

六、样本含量

样本含量大小会影响调查效果,样本量小则抽样误差大,不易获得能说明问题的结果。样本量太大则造成浪费。样本含量的确定随所采用的流行病学方法类型不同而不同,依据调查对象的变异情况、患病率大小、要求的精确度和把握度大小而定。一般来说,调查对象变异大、患病率低、调查者对调查要求的精确度和把握度大,所需的样本含量就大,反之则小。现况调查样本含量估计常用以下公式:

$$N=\frac{t^2PQ}{d^2}$$

$t=1.96$,为方便起见设 t 值为 2。d 为允许误差,N 为受检人数,P 为某病预期现患率,$Q=1-P$,当允许误差 $d=0.1P$ 时,则

$$N=\frac{(2)^2PQ}{(0.1P)^2}=\frac{4PQ}{0.01P^2}=400\times\frac{Q}{P}$$

$$N=k\times\frac{Q}{P}$$

k 值根据研究项目的允许误差大小而确定,当允许误差为 10%($0.1P$)时,k=400;当允许误差为 15%($0.15P$)时,k=178;当允许误差为 20%($0.2P$)时,k=100。表 2-2 根据不同的允许误差和预期现患率计算出需要的样本含量。

表 2-2 不同预期现患率和允许误差时的样本含量

预期现患率	允许误差			预期现患率	允许误差		
	$0.1P$	$0.15P$	$0.2P$		$0.1P$	$0.15P$	$0.2P$
0.05	7 600	3 382	1 900	0.25	1 200	533	300
0.075	4 933	2 193	1 328	0.30	930	415	233
0.10	3 600	1 602	900	0.35	743	330	186
0.15	2 264	1 009	566	0.40	600	267	150
0.20	1 600	712	400				

例:为了解某市 12 岁学生患龋情况,准备开展一次口腔健康调查,从既往资料中,已知该市 12 岁学生恒牙患龋率为 52.1%,要求抽样误差为 10%,需要调查的人数为:

公式:
$$N=k\times\frac{Q}{P}$$

今
$$P=52.1\%=0.521$$
$$Q=1-P=0.479$$
$$k=400$$

代入公式:
$$N=400\times\frac{0.479}{0.521}=368$$

需要调查 368 名学生。

七、偏倚及其预防方法

影响口腔健康调查结果真实性的因素主要有随机误差(random error)和偏倚或偏性(bias)。随机误差是在抽样调查过程中产生的变异,由于机遇不同所造成,不能完全避免,但可测量其大小,并能通过抽样设计和扩大样本来加以控制,可以做到减少抽样误差。偏倚则是由于某些原因造成检查结果与实际情况不符,属于系统误差,应该设法防止,现将常见的偏倚种类和控制方法介绍如下:

（一）选择性偏倚

在调查过程中样本人群的选择不是按照抽样设计的方案进行，而是随意选择，由于调查对象的代表性很差，破坏了同质性，使调查结果与总体人群患病情况之间产生误差，称为选择性偏倚（selection bias）。如用医院病例说明社会人群患病情况，显然会出现偏倚。

防止的措施就是在选择调查对象时，一定要严格按照流行病学抽样设计进行抽样。

（二）无应答偏倚

无应答偏倚（unresponse bias）实际就是漏查。在随机抽样时，属于样本人群中的受检者，由于主观或客观原因未能接受检查，如未接受检查的人数达到抽样人数的30%，应答率仅有70%，结果就难以用来估计总体的现患率。

防止的方法是在调查前做好组织工作，对受检者做好宣传工作，努力改善调查方式，使受检者积极配合。

（三）信息偏倚

在调查中虽然应答率很高，但在获得信息的过程中出现各种误差，结果产生了偏倚，称为信息偏倚（information bias）。主要来自以下三个方面：

1. 因检查器械等造成的测量偏倚 在龋病、牙周病流行病学研究中，各指数的应用是基于临床检查。因此，检查器械不规范，现场工作条件差，如光线不足等，都可造成偏倚。如检查龋病和牙周病时，按WHO要求使用CPI探针与使用临床用的5号尖探针，结果就会不同。

防止的办法是按规定使用标准检查器械，并保持稳定的工作环境和条件。

2. 因调查对象引起的偏倚 在询问疾病的既往史和危险因素时，调查对象常常因时间久远，难以准确回忆而使回答不准确，这种偏倚称为回忆偏倚（recall bias）。有时调查对象对询问的问题不愿意真实回答，使结果产生误差，这种偏倚称为报告偏倚（reporting bias）。如在调查个人收入情况时，常常得不到真实的回答。又如在调查口腔卫生习惯时，一些没有刷牙习惯的人有时不愿实说，而使记录不真实。

防止的办法是设计中尽量提供可能的回忆目标，对一些敏感的问题采用间接询问法、对象转移法等技术以保证信息的可靠。

3. 因检查者引起的偏倚 由于检查者的某种原因造成检查结果有偏性，为检查者偏倚。检查者偏倚有两种：

（1）检查者之间偏倚（inter-examiner bias）：一个调查队伍中往往有数名检查者，当他们对同一名受检查者做口腔检查时，由于标准掌握不一致，导致结果有误差，为检查者之间偏倚。

（2）检查者本身偏倚（intra-examiner bias）：指一名检查者给一名患者（或健康者）做口腔检查时，前后两次检查结果不一致。

防止检查者偏倚的办法是：①疾病的诊断标准要明确；②调查前要认真培训，对于诊断标准要统一认识；③调查前要做标准一致性试验；④检查者需要具备一定的专业背景。

4. 标准一致性试验 标准一致性试验也就是可靠度的检验。有多种方法可以用来评估检查者之间的一致性，最简单的方法是计算记分之间一致的百分比，即两名检查者对相同受试者检查时，给予相同记分的百分比，如果患病率低，这种方法的可重复性差。更可靠的评估检查者之间一致性的方法为Kappa统计法，1960年Cohen首次提出这种方法，1975年推荐Kappa值作为衡量检查者之间一致性的依据。1997年WHO在第4版口腔健康调查基本方法中正式推荐此法。

具体做法是：选15～20名受检者，由检查者及1名参考检查者（reference examiner）对受检者各做1次口腔检查，然后每个检查者的检查结果按相同牙位与参考检查者比较，观察检查者之间技术误差大小。Fleiss规定Kappa值的大小与可靠度的关系为：

0.40以下	可靠度不合格
0.41～0.60	可靠度中等
0.61～0.80	可靠度优
0.81～1.00	完全可靠

ER2-4

文档：ER2-4
WHO推荐的
Kappa值计
算方法

例：选15名受检者，年龄在10～15岁，由4名检查者与1名参考检查者对15名受检者各做一次口腔检查。以1名检查者（检查者A）对4颗第一恒磨牙检查结果为例，说明其可靠度（表2-3）。

表2-3 15名受检者的4颗第一恒磨牙龋病检查结果

		参考检查者		合计
		龋	非龋	
检查者A	龋	23（a）	9（b）	32（p_1）
	非龋	6（c）	22（d）	28（q_1）
	合计	29（p_2）	31（q_2）	

$$K(Kappa) = \frac{2(ad - bc)}{p_1 q_2 + p_2 q_1}$$

本例：$a = 23$，$d = 22$，a 和 d 为检查者 A 与参考检查者检查结果一致的牙数。

$b = 9$，$c = 6$，b 和 c 为两者检查结果不一致的牙数。

代入公式：

$$K = \frac{2(23 \times 22 - 9 \times 6)}{32 \times 31 + 28 \times 29} = 0.501\,1$$

结论：检查者 A 第一恒磨牙龋病检查可靠度为中等。

在调查工作进行当中，负责调查质量的参考检查者应定期抽查每个检查者所查过的患者，以保证检查者始终如一地按照标准进行调查。

八、数据的整理和统计

（一）数据整理

口腔流行病学的现场调查工作结束后，常会得到大量的数据资料，在这些资料中有许多数据需要进行统计学处理和分析，工作量极大。为了保证资料的完整性和准确性，就必须在统计分析前对收集到的资料进行认真细致的整理。整理工作一般分三步：

1. **核对** 首先是对所有数据进行认真核对。资料收集以后，对调查表中的每一个项目都要仔细检查，一般项目中的性别、年龄、职业是否相符，口腔健康状况项目中是否有缺漏，有无不符合逻辑的错误，如在龋病检查中，明明在牙列状况一栏中某一个牙记录为"已填充有龋"，但在后面的牙周状况一栏中该牙却记录为"缺失牙"。这样的差错在流行病学调查的资料中常会看到，一经发现，需要及时纠正，以保证分析的结果不发生偏差。

2. **分组** 资料核对无误后，接下来的工作就是分组。分组就是把调查资料按照一定的特性或程度进行归类。常按不同地区及不同人群的特征，如性别、年龄、城乡、种族等分组。也可按照某种疾病的患病严重程度进行分组，常见的如按患龋牙数或牙周袋深浅分组。分组是口腔流行病学调查中进行统计分析的关键一步。在"同质"条件下进行恰当的分组可以正确反映疾病的流行特征，提示各种影响流行的因素，并能建立病因假设，而不恰当的分组可能会掩盖许多有用的信息。例如：口腔疾病常与年龄有很密切的关系，随着增龄变化，患病率也会随之改变，如果我们在对调查资料进行分组时没有按年龄分组，就难以看出年龄可能对疾病的影响。另外，在对连续性变量进行分组时还必须考虑到变量分界点的选择，应按照习惯的分界点或国际上普遍使用的分界点作为分组标志，这样可以对统计的数据进行相互比较。例如，当我们对某一调查资料按年龄分组时，如果国际上普遍以每10岁为一组，而我们却以每5岁为一组，结果相互之间就难以比较。

3. **计算** 资料分组后，就可以清点每组中的频数。人工整理时，可用计数法，将每一组中的频数相加。人工整理花时多，且误差大，尤其是在进行大规模的口腔流行病学调查时，变量多达几千万或更多，资料整理十分困难，因此，在有条件的地方应该使用计算机整理。

（二）变量计算

在对口腔流行病学资料进行统计分析之前，必须首先确定所用的一些特定的计算指标，以便能定量地、简练地描述所收集到的数据的集中趋势与离散趋势。常用的计算指标有：

1. 平均数（average） 分析计量资料常用平均数，它是反映一组性质相同的观察值的平均水平或集中趋势的统计指标。如调查某校学生口腔健康状况，其中 12 岁男生共检查 120 人，检出 108 颗龋，从 120 个变量中得出一个平均数，即为每人平均患龋数。

计算公式为：

$$\bar{x} = \frac{\sum x}{n}$$

$\bar{x}$ 代表平均数，式中的 $\sum$ 为求和的符号，x 代表变量（观察值），n 代表受检人数。

本例：$\bar{x} = 108/120 = 0.9$

120 名 12 岁男生，平均每人有 0.9 颗龋齿。

2. 标准差（standard deviation） 是用来说明一组观察值之间的变异程度，即离散度。如检查两组儿童患龋病情况，每组检查 8 人，其龋数为 24，龋均为 3，但每组患龋情况的分布不尽相同：一组为 3、4、2、2、5、3、4、1；另一组为 0、1、1、9、8、1、2、2，前组分布比较集中，即每人患龋的牙数变异较小，而后者比较分散，变异较大。标准差的计算方法可直接用计算器的统计计算功能，将龋的频数分别输入，可立即得到标准差；在不具备计算器的情况下，可用标准差加权计算法。适用于有较多相同观察值的资料。

上例 120 名 12 岁男生龋标准差计算方法见表 2-4。

表 2-4 标准差加权法计算表

分组 x	频数 f	fx	fx^2
0	70	0	0
1	15	15	15
2	18	36	72
3	11	33	99
4	6	24	96
合计	120	108	282

$$\sum f = 120 \quad \sum fx = 108 \quad \sum fx^2 = 282$$

公式：

$$S(\text{标准差}) = \sqrt{\frac{\sum fx^2 - \frac{\left(\sum fx\right)^2}{\sum f}}{\sum f - 1}}$$

$$S(\text{标准差}) = \sqrt{\frac{282 - \frac{(108)^2}{120}}{120 - 1}} = 1.25$$

120 名男生龋的标准差为 1.25。

3. 标准误（standard error） 抽样调查中，使样本均数（或率）与总体均数（或率）之间出现差别的重要原因之一是存在抽样误差，标准误用来表示抽样误差的大小。

（1）均数标准误计算公式为：

$$S_{\bar{x}}(\text{均数标准误}) = \frac{S}{\sqrt{n}}$$

如标准差为1.25，样本含量为120，则标准误的计算如下：

$$S = 1.25, n = 120$$

$$S_{\bar{x}} = \frac{1.25}{\sqrt{120}} = 0.11$$

（2）率的标准误计算公式为：

$$S_p（率的标准误）= \sqrt{\frac{p(1-p)}{n}}$$

p 代表样本率，n 为样本量。

如调查200名18岁青年患龋情况，其患龋率为60%，标准误的计算如下：

$$S_p = \sqrt{\frac{60\% \times (1-60\%)}{200}} = 3.46\%$$

4. 可信区间（confidence interval）　在抽样调查中，虽有抽样误差存在，但只要是随机样本，其样本均数（或率）围绕总体均数（或率）呈正态分布或近似正态分布，故可以用样本均数（或率）和标准误对总体均数（或率）作出区间估计。区间估计有95%可信区间及99%可信区间，95%或99%可信区间即表示总体均数（或率）有95%或99%的概率（或可能性）在此区间范围内。

样本观察例数在100例以上时，总体均数的95%可信区间为 $\bar{x} \pm 1.96 S_{\bar{x}}$，总体均数的99%可信区间为 $\bar{x} \pm 2.58 S_{\bar{x}}$。

如：$\bar{x} = 0.9, S_{\bar{x}} = 0.11, n = 120$，

95%可信区间的值为：$0.9 \pm 1.96 \times 0.11$，即 $0.68 \sim 1.12$，

99%可信区间的值为：$0.9 \pm 2.58 \times 0.11$，即 $0.62 \sim 1.18$。

当 n 足够大，且 p 不接近零时，总体率的95%可信区间为：$p \pm 1.96 \times S_p$，

总体率的99%可信区间为：$p \pm 2.58 \times S_p$。

5. 率（rate）　是用来说明某种现象发生的频率或强度。在评价口腔疾病的患病状况时，常用率来表示人群中疾病状况的高低。率常用100为基数，计算公式如下：

$$率 = \frac{某现象实际发生数}{可能发生某现象的总人数} \times 100\%$$

6. 构成比　是用来说明某事物内部各构成部分所占的比重。以龋病为例，龋、失、补的牙数各占龋总数的百分比，即龋、失、补的构成比。计算公式如下：

$$构成比 = \frac{某一构成部分的个体数}{事物各构成部分个体数的总和} \times 100\%$$

一组构成比之和应为100%。

例：检查某校12岁学生120人，他们患龋病情况：未治龋共80颗，龋失牙为7颗，因龋而充填牙为23颗，其龋、失、补的构成比分别为：

$$龋 = \frac{80}{110} \times 100\% = 72.73\%$$

$$失 = \frac{7}{110} \times 100\% = 6.36\%$$

$$补 = \frac{23}{110} \times 100\% = 20.91\%$$

第四节　口腔健康问卷调查

问卷调查是流行病学研究中一种常用而重要的研究方法。口腔流行病学研究中的一些资料，须通过问卷调查的方式收集。问卷是一套经预先设计的有目的、有一定结构、有顺序的问题表格。

一、问卷调查的目的

口腔健康问卷调查可用于收集多方面的信息,主要包括下列内容。

(一)研究对象的属性

属性(attributes),即调查对象的基本特征,包括反映一个人社会人口学特征的年龄、性别、种族、婚姻状况、居住地等的信息和反映一个人社会经济学特征的受教育程度、职业、收入等信息。属性资料也称"背景资料",可依据研究目的决定需收集的信息。

(二)口腔健康知识、态度和行为

口腔健康知识、态度和行为是口腔流行病学中常用的资料,收集这方面的信息是问卷调查在口腔流行病学研究中的基本应用。口腔健康知识(oral health knowledge)是指人们对特定口腔健康问题的了解。口腔健康态度(oral health attitude)是人们对于口腔健康各方面的看法和观念。口腔健康行为(oral health behavior/practice)是与口腔健康相关的各种行为,包括个人口腔卫生习惯、饮食习惯和就医行为等。

(三)口腔健康相关生活质量

口腔健康相关生活质量(oral health-related quality of life,OHRQoL)是反映口腔疾病及其防治对人们的生理功能、心理功能及社会功能等方面影响的综合评估指标。口腔健康相关生活质量正越来越多地被应用于口腔健康的多维评价中,通常采用专门的量表进行测量。

口腔健康问卷调查还广泛应用于其他信息的收集,如自我感觉口腔健康状况、口腔科畏惧、口腔卫生服务的需求和口腔卫生人力资源等。

二、问卷结构

问卷的结构一般包括首页、题目以及联结部分。联结部分有指导语、过渡语等,由它们将题目按照逻辑顺序联结成整体。

图片:ER2-5
第四次全国口
腔健康流行病
学调查问卷

(一)首页

首页即问卷的第一页,含封面信、调查对象编码和基本情况、调查日期等。封面信是致调查对象的短信,说明组织该调查的机构、目的和意义、主要内容和对象的选择,并有保密承诺和感谢语,常放在问卷的封面,也可以单独发放。

(二)题目

题目是问卷的核心部分,通过题目可获得所需信息。一个完整的题目由问题、答案和编码三部分组成。

(三)联结部分

1. **指导语**　是指用于指导调查对象如何正确填答问卷,调查员如何正确完成问卷的一组陈述。根据所处位置不同,指导语又可分为卷头指导语和卷中指导语。卷头指导语常以"填表说明"的形式出现;卷中指导语一般是针对某些问题所作出的特定指示。

2. **过渡语**　问卷中当开始一个新的话题时,应有过渡语,以免被调查者感到突然,不能适应。例如:"现在我想问你一些有关口腔卫生习惯的问题"。

3. **结束语**　在问卷的最后,可简短地对调查对象表示谢意,也可征询调查对象对问卷设计和问卷调查本身的看法和感受。

三、问卷设计

(一)问卷设计的原则

设计出一份好的问卷,是做好问卷调查的前提。问卷设计须从多方面考虑,应遵循下述基本原则:

1. **围绕调查目的设计问卷**　调查目的是问卷设计的灵魂,它决定着问卷的内容和形式。在问卷设计中,提什么问题、不提什么问题、如何提这些问题,都必须与调查目的相符。除了背景资料,其他的问题都应与调查目的直接相关。

2. 根据调查对象的特点设计问卷,使其容易回答,也愿意回答。

3. 针对调查内容设计问卷 有些调查内容可能比较生僻、敏感或者枯燥,设计人员要认识到这些情况,在设计时减少不利因素的影响。

4. 便于资料处理和分析 不同的资料处理和分析方法对问卷设计有不同的要求。例如关于受教育程度,如果采用连续性变量,则询问其受教育的年限;如果采用等级变量,则询问其最高学历。

5. 根据问卷使用的方式设计问卷 问卷的使用方式包括填写方式和回收方式。例如,自填问卷要求尽可能简单明了,便于填写;邮寄调查的问卷,由于采用这种方式时调查者与调查对象没有见面,要对封面信和指导语等的设计倍加注意。

(二)问卷设计的步骤

问卷设计包括以下几个基本步骤:

1. 根据调查目的,确定所需收集的信息,并以此为基础进行问题的设计与选择。

2. 确定问题的顺序,一般将简单、容易回答的问题放在前面,难度较大的、敏感的问题放在后面。问题的排列要有关联、合乎逻辑。

3. 测试与修改问卷,问卷用于正式调查以前,需进行预调查,根据发现的问题进行修改、补充、完善。

(三)问题的设计

设计问题时必须注意:语言应简明,句子应简短;文字表达准确;每个问题只问一件事,不能出现双重或多重的含义;用肯定的方式提问,若问题有假定性,须加一个筛选问题使调查对象能够准确回答。

1. 问题的结构 根据设置答案的不同,可将问题分为封闭型问题、开放型问题和半封闭型问题。由开放型问题为主构成的问卷多用于人类学和社会学研究,口腔医学研究中多以封闭型问题为主。

(1)开放型问题:又称自由回答式问题,这种问题的特点是调查者事先不拟定任何具体答案,调查对象根据提问独立地给出自己的答案。

(2)封闭型问题:设计者预先写出问题的答案选项,调查对象从提供的选项中选择,不能做这些选项之外的回答。

(3)半封闭型问题:是封闭型和开放型问题的结合。常在封闭型回答方式的同时,最后加上一项"其他,请说明",并请调查对象填答具体内容。

2. 问题的形式

(1)填空式:填空式问句即在问题后面画一横线,让调查对象填写。例如:在过去的 12 个月内,您自己为看牙支付的医疗费共多少_____?

(2)二项式:二项式问句又称是否式问句。这种问句的回答只分两种答案,即"是"或"不是"。例如:在过去的 12 个月内,你有没有看过牙?

1)有

2)没有

(3)列举式:列举式问句即在问题之后不提供具体答案,而只提供回答的方式,要求调查对象自己列举出若干回答。跟开放型问题一样,这种问题所得的结果只有等问卷收回后再进行单独的编码工作。例如:请列举你过去 12 个月内没有去看牙的原因:_____。

(4)多项选择式:多项选择式问句是对一个问题事先列出多个答案选项,让调查对象从中选择一个(多项单选式)或几个(一般是三个,称为多项多选式)最符合的答案。这是封闭型问卷中最常用的一种问题形式。以下是多项多选式的一个例子:

如果您过去 12 个月内没看过牙,与以下哪些原因有关?(最多选三个答案)

1)害怕看牙疼痛

2)牙病不重

3)没有时间

4)害怕传染病

　　5）附近没有牙医

　　6）经济困难,看不起牙

　　7）牙齿没有问题

　　8）很难找到信得过的牙医

　　9）挂号太难

　　10）其他原因

　　（5）顺位式问句：有时研究者除了希望了解调查对象所选择的答案类别,还同时希望了解他们对所选择类别的不同重视程度,此时可选用顺位式问句。顺位式问句是在多项多选式问句的基础上,要求调查对象按照重要程度不同,按先后顺序列出答案。例如上述关于没有看牙原因的问题可要求调查对象按重要程度依次最多列出三个答案。

　　（6）多项任选式：多项任选式是在所提供的多个答案中,调查对象根据自身情况可以任意选择不同数目的答案。例如上述关于没有看牙原因的问题可改为"如果您过去 12 个月内没有看过牙,与以下哪些原因有关?（可选多个答案）"。

　　（7）评分式问句：评分式问句是设定一个线段的分值范围,让调查对象按自己的情况选择一个分数。例如：

　　"假如以 10 分表示口腔健康状况很好,1 分表示口腔健康状况很差,你如何评价自己的口腔健康状况?（请在相应的分数上画圈）"。

很差　1　2　3　4　5　6　7　8　9　10　很好

　　（8）矩阵式：矩阵式问句是将同一类型的若干问题集中在一起表达的方式,它的优点是节省问卷的篇幅,也节省了调查对象阅读和填写的时间。例如：

　　"你对自己的牙齿及身体状况评价如何?（每小题均选一个答案）"。

5　　4　　3　　2　　1
很好　较好　一般　较差　很差

　　1）牙齿健康……

　　2）牙龈健康……

　　3）身体健康……

　　3. 问题的提出　　是问卷设计中不可忽视的一个环节,应科学、明确、艺术地提出每一个问题。问卷中的问题应避免带有诱导性或权威性的提问,保持中立的态度。

　　（四）答案设计

　　答案设计不仅关系到调查对象能否顺利回答,还关系到调查所得资料价值的大小。答案的设计应遵循一定的原则。

　　1. 应具有穷尽性和互斥性　　穷尽性指的是答案包括了所有可能的情况;互斥性是指答案与答案之间不能相互重叠或相互包含。

　　2. 与内容应协调一致　　为每一个问题所提供的答案必须属于这一问题所涉及的特定的现象或领域,不能出现答非所问的情况。

　　3. 按同一标准分类　　同一个问题的答案只能按一个分类标准来设计,否则会使调查对象选择答案时感到无所适从。

　　4. 程度式答案应按一定顺序排列且对称　　如涉及调查对象的看法、态度的答案通常具有程度上的意义,这类程度式答案应按一定顺序排列,而且应对称,如"很同意""同意""无所谓""不同意""很不同意"。

　　5. 注意等级答案的明确性　　在问卷中经常会有等级答案,譬如"经常""有时""偶尔""从不"。尽管可以采用这种设计,但由于每位调查对象的参考框架是不一样的,有可能同样的频数在不同人中会被当作不同的等级,由此统计得到的结果不一定能反映实际的情况。因此,应尽量采用具体数字或范围的答案。

　　6. 合理安排答案的排列方式　　对于一般陈述性问题,有些调查对象倾向于选择第一个或最后一个答案。对于具有程度差别的答案,有些调查对象倾向于选择非极端的答案。特别是对于收入

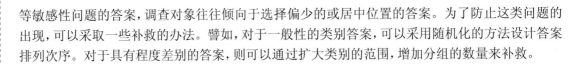

等敏感性问题的答案,调查对象往往倾向于选择偏少的或居中位置的答案。为了防止这类问题的出现,可以采取一些补救的办法。譬如,对于一般性的类别答案,可以采用随机化的方法设计答案排列次序。对于具有程度差别的答案,则可以通过扩大类别的范围,增加分组的数量来补救。

四、调查方式

问卷调查实施阶段的主要工作是问卷的发放与回收。最常使用的问卷调查方式有自填式和访谈式两大类。

(一)自填式问卷调查

自填式问卷调查包括送发式问卷调查和邮寄调查,前者将问卷直接发放给调查对象,当场填答后收回;后者将问卷寄送给调查对象,由调查对象填写后寄回。随着互联网的发展,还可以通过电子邮件和网络进行问卷调查。

(二)访谈式问卷调查

访谈式问卷调查包括面对面访谈(face to face interview)和电话调查。面对面访谈由调查员当面向调查对象询问问卷上的问题,调查对象作答,调查员记录答案。电话调查由调查员通过电话,向调查对象阅读问卷上的问题,调查对象作答,调查员记录答案。

在口腔流行病学调查中,多采用面对面访谈和送发式问卷调查。

五、质量控制

(一)问卷的信度

信度(reliability)是指用同一指标重复测量某项稳定特质时得到相同结果的程度。信度的同义词是一致性(consistency)、可重复性(reproducibility)。信度通常用信度系数来表示,信度系数越大,表明问卷调查结果的可靠性越高。

信度分析有两种,即内部一致性分析和稳定性(重复性)分析。折半信度(split-half reliability)、Cronbach α 系数用于评价内部一致性,一般认为,内部一致性系数大于 0.7 表明问卷的内部一致性较好。重测信度(test-retest reliability)、复本信度(alternative form reliability)等用于评价稳定性,一般认为稳定性系数大于 0.5 为可接受范围。

(二)问卷的效度

效度(validity)就是正确性程度,即在多大程度上反映了想要测量的概念的真实含义。效度越高,表示测量结果越能显示测量对象的真正特征,效度也称为有效性、准确性或真实性。良好的效度是任何测量工具所必备的条件。检验效度的方法有内容效度(content validity)、准则效度(criterion-related validity)和建构效度(construct validity)等。

应该注意的是,上述效度的检验结果仅表明了这一研究的内在效度,内在效度合格表明其资料和结论可以有效地解答所研究的问题。但是,这一研究结论的有效性是否可以适用于其他时间、地点和对象呢?这就涉及外在效度的问题。外在效度的检查要考虑样本的代表性和特殊性,以及研究时间、地点、情境和研究内容的普遍意义。

(三)预调查

根据研究目的初步设计出问卷后,需要对问卷做预调查。预调查时选择与研究对象相似,但不是研究对象的少数人群进行。根据预调查情况,结合调查对象和专家意见,对问卷进行修改、补充、完善,形成正式问卷。

(四)问卷调查员培训

与流行病学调查中口腔检查的检查者培训一样,问卷调查前同样应先对问卷调查员进行培训,令其熟悉问卷内容,掌握访谈技巧。特别是大规模的调查,要保证不同的调查员采用相同的方式进行调查,减少偏倚。

如果是采用送发式问卷调查,对所做调查介绍完毕就可将问卷交给调查对象。但是,如果采用的是访谈式问卷调查,一问一答,掌握提问的技巧非常重要。

问卷调查的前提是给所有调查对象以相同的刺激,然后记录其反应。所以,面对面访谈时调查员必须严格遵守问卷的措词与提问的顺序。提问时应注意：调查员应持客观的态度；避免其他人在场；避免把问卷给调查对象看；当调查对象不明白提问的意思时，应该尽量按原来的表达方式放慢速度重复提问，必要时可对问题进行解释，但应避免暗示；当调查对象回答模糊，可使用探查语句，但探查必须是中立的，以免影响调查对象的回答。

（五）问卷回收率

通常所说的问卷回收率是回收的问卷份数与发出的份数的比率。回收率是反映问卷调查质量的一个重要指标。问卷的科学设计和良好的访谈技巧是获得高的回收率的保障。提高回收率的方法有多种，常用的有：

1. 版面设计简洁、美观且容易阅读。
2. 问卷问题数量合适且容易回答，最好采用打勾、画圈等选择形式。
3. 争取权威机构的支持，以其名义发放问卷，较易引起重视。
4. 让调查对象事先对研究的目的和意义有所了解，从而更愿意接受调查。
5. 方便调查对象。例如：在邮寄调查时夹寄一个填写好并贴足邮资的回函信封。
6. 注重调查员的培训。调查员良好素质与访谈技巧能提高回复率。
7. 赠送纪念品以表明调查者要求配合的恳切希望，并表达谢意。

第五节　临床试验方法

在口腔临床实践中，口腔科医师经常会遇到判断新技术、新药物或新方法效果的经历，而判断这些效果的最常用的方法就是临床试验（clinical trial）。临床试验以其客观、准确和高效的优点，被广泛地用于口腔诊断技术、口腔治疗方法和口腔预防措施效果的评价。

一、临床试验的定义和用途

（一）临床试验的定义

临床试验是指以人体作为观察对象，以临床为研究场所，对口腔诊断技术、口腔治疗方法和口腔预防措施的效果进行评价的研究方法。

（二）临床试验的特点

临床试验与其他流行病学方法相比有其特点。首先，临床试验的设计应符合三个基本原则，即随机、对照和盲法。其次，临床试验的研究对象是人，不管研究的内容是诊断技术，还是治疗方法或预防措施，所有的试验必须在人体上进行，因此需要试验对象自愿参与并有良好的依从性。再次，临床试验是一种特殊的前瞻性研究，它被人为地给予了干预，包括分组以及干预措施。最后，临床试验需要有一定的时间周期，因为它需要经历疾病发生的完整周期，观察不同疾病需要不同的周期。

（三）临床试验的用途

临床试验的用途广泛，几乎可以涵盖口腔医疗的各个方面，包括病因、诊断、治疗和预防多个领域。

1. 临床效果观察　观察口腔诊断技术、口腔治疗方法和口腔预防措施的效果是临床试验最主要的用途。

2. 对人体副作用评价　临床试验可用来评价各种口腔诊断技术、口腔治疗方法和口腔预防措施的毒副作用。

3. 致病原因研究　临床试验也常被用来进行病因研究，常用于病因论证。对试验组人群用某种危险因素实施干扰，如果试验组人群发病率高于对照组，证明这个危险因素可能就是病因。

二、临床试验的基本分类

（一）历史性对照研究

将历史上曾经做过的临床试验结果作为对照，而现在进行的临床试验只设立试验组，拿现在的试验结果与历史上的结果进行比较,这种临床试验方法称为历史性对照研究。这种试验可以节省样本量,但很难排除混杂因素对试验结果的影响。

(二)非随机同期对照试验

虽然试验组与对照组在同一时间开始试验,但试验组与对照组人群的分配没有按照随机化的原则进行,造成一些影响结果的混杂因子在试验组与对照组的分布不均衡,可能会影响试验结果的准确性。

(三)随机对照试验

随机对照试验(randomized controlled trial,RCT),即按照随机化的原则将试验对象分为试验组和对照组,两组对象同时开始临床试验,同时干预,同期随访,最后比较两组试验结果。由于这种方法较好地处理了两组人群之间的混杂因子,所以结果较可靠,是临床试验的常用方法。

(四)交叉设计临床试验

按照随机化的原则在试验开始时将研究对象分为试验组和对照组,在研究的第一阶段试验组接收研究因素的干预,对照组接收对照因素的干预。第一阶段结束后,两组交换干预内容,进入第二阶段的研究。研究全部结束后,比较两个阶段试验组和对照组的结果。这种方法也能较好地处理两组人群之间的混杂因子,而且可以使样本量扩大一倍,但只能用于干预效果持续时间较短的临床试验,不然第一阶段的干预效果会影响到下一阶段。

(五)序贯临床试验

试验前可以不设定样本大小,也不设定研究时间,但设定观察指标的有效水平或无效水平,每试验一个或一对受试者后即分析结果,一旦试验达到有效水平或无效水平时立即结束试验。这种试验适合临床患者陆续就诊的特点,可以节约样本量,但只能用于能迅速判断效果的临床试验。

由于随机对照临床试验应用范围最广,是最为经典的试验方法,因此本章以随机对照试验为主介绍临床试验的设计方法。

三、临床试验的设计

随机对照临床试验的设计应该充分遵循三个原则,即随机化分组、对照和盲法。

(一)选择研究对象

根据研究的目的选择研究对象。如果进行药物的疗效评价,应该选择患者作为研究对象;如果做预防措施的效果观察,可以选择健康人进行。这些研究对象可以选自医院门诊或病房,也可以选自社区或学校。都应该有统一的评价指标、统一的纳入标准和统一的排除标准。

1. 评价指标 在临床试验时,好的评价指标需要具备客观、量化的特点,最好选择"金标准"或国际公认的指标。但在大多数的情况下没有国际公认的评价指标,这时应该选择已被国内同行认可的指标。如果没有公认的指标,就使用自己制订的评价指标。

(1)评价指标的选择原则:评价指标应该符合的条件:①特异性:能够针对性地反映研究内容产生的效应;②客观性:不受主观因素干扰;③实用性:指标不复杂,便于掌握;④重复性:在不同的时间和不同的地点,同一人使用这一指标要能够重复;⑤敏感性:有较强的发现研究因素变化的能力,避免漏诊。

(2)常用的评价指标:临床试验根据研究内容选择评价指标,常用的评价指标包括各种率,如发病率、患病率、有效率等。除了率以外,还有各种平均数,如龋均、龋面均等。

2. 纳入标准 诊断明确的病例不一定都符合研究的要求,纳入标准应该根据研究目的和实际情况制订,标准定得太高,不易找到研究对象;标准定得太低,又会影响研究结果。在制订纳入标准时,应尽可能地选择对干预措施有反应的病例作为研究对象。一些旧病例、反复发作的病例,由于已经经过其他方法多次治疗,对新的干预措施也不一定有效,因此尽量不要被纳入。另外,在选择病例时,还需要考虑研究对象的代表性,选择的病例应该体现这种疾病的特点,如果研究的某种疾病好发于老人,而选择的研究对象却是青年人,试验结果就难以说明问题。

3. 排除标准 对于一些研究对象患有可能影响试验结果的疾病,或这些疾病本身并不影响试验结果,但治疗这些疾病所用的药物或措施可能影响试验结果,这些病例必须被排除。如果对所采用的干预措施有过敏反应,或正在怀孕的对象,一般也需要被排除。另外,一些研究对象虽然符合纳入标准,也没有被排除的因素,但依从性很差,不能根据试验者的要求接受干预或随访,这种对象也应该被排除。

（二）估计样本量

对于一个临床试验,样本量过大或者过小都可能影响试验结果,因此在试验开始时,应预先计算需要的样本量。同时考虑到在试验过程中会有一部分试验对象中途退出,丢失试验数据,所以一般还需要增加10%的样本量。

对于临床试验时样本量的计算有多种方法,一般都是根据临床试验的方法而确定,这里仅介绍两种最常见的样本量计算方法。

1. 两样本率比较时样本量的计算　如果所做的临床试验是以率的方式作为统计结果的话,可以使用这种方法计算样本量。在计算前必须得到试验组和对照组的预期有效率 P_1 和 P_2,I 类错误的概率 α(一般选 0.05),II 类错误的概率 β(通常为 0.10)。由 β 计算把握度($1-\beta$),把握度即指对计算结果有($1-\beta$)的把握。样本量 n 的计算公式如下:

$$n = \frac{P_1(100-P_1) + P_2(100-P_2)}{(P_1-P_2)^2} \times f_{(\alpha,\beta)}$$

其中 $f_{(\alpha,\beta)}$ 由表 2-5 中查出。

例:在测试某种新型牙周炎抗菌制剂的效果时,试验组预期有效率能达到 30%,而使用常规抗菌制剂的对照组预期有效率为 20%,取 I 类错误概率 α 值为 0.05,II 类错误概率 β 值为 0.10,请问至少需要多少样本量才能发现这两种制剂之间效果的差别?

这里 P_1、P_2 分别是 30% 和 20%,$\alpha=0.05$,$\beta=0.10$,$1-\beta=90\%$,查表 2-5 得到 $f_{(0.05,0.10)}=10.5$,代入公式:

$$n = \frac{30(100-30) + 20(100-20)}{(30-20)^2} \times 10.5 = 388.5$$

即如果两种制剂的有效率确能达到上述水平时,每组样本量达到 389 人就会有 90% 的把握发现差别。

表 2-5　常用 $f_{(\alpha,\beta)}$ 数值表

α	β			
	0.05	0.10	0.20	0.50
0.10	10.8	8.6	6.2	0.5
0.05	13.0	10.5	7.9	3.8
0.02	15.8	13.0	10.0	5.4
0.01	17.8	14.9	11.7	6.6

2. 两样本均数比较时样本量的计算　如果所做的临床试验是以均数的方式作为统计结果的话,可以使用两样本均数比较时样本量的计算方法。在计算前必须得到试验组和对照组的预期均数 X_1 和 X_2,试验组和对照组的合并标准差 S,I 类错误的概率 α(一般选 0.05),II 类错误的概率 β(通常为 0.10)。样本量 n 的计算公式如下:

$$n = \frac{2S^2}{(\overline{X_1} - \overline{X_2})^2} \times f_{(\alpha,\beta)}$$

其中 $f_{(\alpha,\beta)}$ 由表 2-5 中查出。

例:在观察某种漱口液对菌斑的作用时,得知试验组菌斑指数预期平均值为 1.9,对照组使用另一种漱口液,菌斑指数预期平均值是 2.3,两组合并标准差为 0.5,取 I 类错误概率 α 值为 0.05,II 类错误概率 β 值为 0.10,请问至少需要多少样本量才能发现这两种漱口液之间效果的差别?

这里 X_1、X_2 分别是 1.9 和 2.3,$\alpha=0.05$,$\beta=0.10$,$S=0.5$,$1-\beta=90\%$

查表 2-5 得到 $f_{(0.05,0.10)}=10.5$,代入公式:

$$n = \frac{2 \times 0.5^2}{(1.9 - 2.3)^2} \times 10.5 = 32.8$$

即如果试验组和对照组的菌斑指数平均值确为上述水平时,每组样本达到33人就会有90%的把握发现差别。

(三)设立对照组

对照是临床试验的原则之一,临床试验设立对照组是因为疾病的自然病程和转归难以预料;受试者也可能因为受到研究者关注而不是因为干预措施的作用而改变疾病的病程。这时,如果没有参照就难以判断干预措施的作用和效果,而设立对照组则能够抵消这些影响。临床试验要求设立的对照组与试验组来自同一个受试者群体,两组受试者基本情况相似。对照组的种类有:

1. 阳性对照 以标准方法或常规方法作为对照组,以新方法或需要研究的方法作为试验组。这种对照方法的效率较高,在新疗法或新药物的研究时,试验组和对照组的受试者都能得到治疗。

2. 阴性对照 对照组使用的方法除了试验组的研究因素外,其他部分均与试验组相同。如在研究含氟牙膏的防龋作用时,对照组所用的牙膏除了没有氟化物,其他成分都与试验组相同。

3. 空白对照 对照组不使用任何措施。临床试验一般不采用空白对照,因为它违反盲法原则。但在某些情况下,盲法试验无法进行,如手术等,此时使用安慰剂对照没有意义,这时可以使用空白对照。

除以上这些对照方法以外,还有交叉对照、历史对照、潜在对照等方法。

(四)随机化分组

随机化分组就是将参加临床试验的受试者随机分配到试验组和对照组的方法。这样做的目的可以保证每一名受试者均有相同的机会被分配到试验组或对照组,并且保证一些可能影响试验结果的临床特征和影响因素在两组之间分配均衡,使两组具有可比性。随机化分组有下述几种方法:

1. 完全随机化分组 先将受试者编号,再用抽签或随机数字表的方法分组。这种情况适合于一些主要混杂因素在受试者之间的分布比较均匀的样本人群。

2. 区段随机化分组 根据受试者进入临床试验的时序分为若干个区段,再对每个区段随机化分组。这种设计比较适合临床特点,根据患者陆续就医的情况,将患者按就医先后分成不同区段,然后在每区段随机分组,可提高研究效率。

3. 分层随机化分组 先根据混杂因素或受试者的临床特征分层,然后再在每层随机化分组。这种情况适合于受试者之间混杂因素分布不均衡时,可以消除混杂因素对预后的影响。

(五)控制干预措施质量

临床试验的干预措施可以是新药、新诊断技术、新预防方法,也可以是各种可能的危险因素,但在干预前需要制订详细干预方案,保证干预质量。应该遵循下述原则:

1. 统一的干预方案 不管研究的目的是什么,任何干预措施在设计时都应该规定干预的形式、干预的程度和干预的时间。如在研究新药的疗效时,用药的剂量、剂型、给药途径、疗程等应有明确的规定。如果进行的是多中心的临床试验,这种规定必须在其他临床试验点执行。如果是交叉试验,干预方案还必须贯彻于每一个试验阶段。

2. 保证依从性的措施 依从性指受试者服从研究者要求的程度。在临床试验时,需要受试者忠实执行研究者安排,这是保证试验获得真实结果的前提。但在试验过程中,常有受试者不执行试验者嘱咐,或不按规定执行医嘱,使最后的试验结果不可靠。所以在设计临床试验时,需要有保证依从性措施。如试验时选择依从性好的受试对象;减少检测次数;告知受试者试验意义取得理解;尽量避免使用对受试者有损伤的检测手段;提供关怀受试者的措施,如为居住较远地区受试者提供交通便利,为误餐者提供餐费,为经济困难者减免医疗费用等。

3. 避免沾染和干扰 沾染指对照组接受了与试验组相似的治疗措施,使试验组与对照组之间效果差异缩小。干扰指试验组在接受研究措施以外,还接受了类似效果的额外措施,使试验组与对照组之间效果差异扩大。沾染和干扰可以来自研究者,也可以来自受试者。避免的措施是在临床试验设计时制订明确的沾染和干扰范围,在试验开始时向受试者和研究者明确告知,并在干预过程中监督。

（六）注意伦理问题

临床试验应该遵循赫尔辛基宣言的基本原则，以保证受试者的利益为基础。应该做到所有临床试验必须有正当的目的，有利于医学科学进步；试验设计必须成熟和周密；研究的内容需要经过充分的基础研究和生物安全性试验；在试验过程中需要有经验丰富的专家或专业人员严密观察，有应急救治措施；要避免损害受试者的利益，对可能造成的损害要给予补偿；受试者应该充分知情，必须得到受试者的知情同意书，并且受试者有权随时退出试验；试验方案必须得到医学伦理委员会的批准。

（七）盲法设计

盲法设计是为了消除临床试验中主观因素的影响，这种主观影响可以来自于试验者，也可以来自于受试者。盲法设计又可以根据程度分下述几种：

1. 单盲　仅试验者知道分组情况，受试者不知道自己属于试验组还是对照组。这种设计虽然消除了来自受试者的主观影响，但不能去除试验者的影响，这种设计主要适用于仅仅根据受试者主诉来判断试验结果的临床试验。

2. 双盲　试验者和受试者都不知道分组结果，试验者不知道哪个受试者被分配在哪组，受试者不知道自己被施以何种干预措施。这样可以消除试验者和受试者两方面的主观因素影响，保持试验公正客观，这是临床试验用得最多的盲法设计。

有时临床试验不能采用盲法，这种情况适合于一些危重病例的研究，这时需要试验者和受试者知道病程的变化情况，一旦出现危险可以及时控制。这种设计还适用于手术治疗与其他治疗比较、生活习惯改变的研究等情况。

（八）确定临床试验周期

口腔临床试验需要一定的试验周期，一般应该根据试验目的决定试验的观察期限，如氟防龋效果观察，至少应持续2年，一般为2~3年。牙周病预防措施的效果观察可以持续6周到18个月。

四、临床试验结果的评价

临床试验的试验结果，并不等同于试验的统计分析结果。临床试验结束后，各项指标首先要经过统计学的处理和分析，在统计学取得有意义的结果后，还需要从设计、测量和文献分析等角度进行综合评价，才能得到最后的试验结果。

1. 设计层面评价　在设计层面，应该考虑选择的试验内容是否能够达到试验的目的，选择的研究对象是否合适，样本含量是否足够，有没有设对照组，设立的对照组是否正确，是否做了随机化分组，有没有采用盲法，是否考虑了沾染和干扰因素。

2. 测量层面评价　在测量层面，应该考虑在纳入研究对象时有没有执行明确的诊断标准，是否有统一的纳入标准和排除标准，有没有一致的干预措施，依从性如何，选择的评价指标能否客观地反映试验结果，所有受试者的结果是否都被包括在内。

3. 文献分析层面评价　在文献分析层面，应该考虑临床试验的选题是否正确，得到的试验结果在临床实践中有没有意义，这个结果从现有科学知识的角度判断是否合理，能否得到医学知识的支持等。除了上述这些评价以外，近年来随着循证医学的发展，试验结果还可以通过循证医学的方法进行评判。

小结

本章介绍了口腔流行病的定义、作用和基本方法。作为口腔预防医学的基础知识，学习中应熟悉口腔流行病学的定义及其用途，掌握口腔健康调查的基本原则和方法，尤其要掌握口腔健康调查设计中的各项要求和方法。熟悉口腔健康问卷调查的设计和方法，了解口腔临床试验的基本原则和设计方法。

（冯希平　林焕彩）

参考文献

1. 耿贯一. 流行病学. 北京：人民卫生出版社，1995.

2. 李良寿, 汪一鸣. 口腔流行病学. 银川: 宁夏人民出版社, 1992: 115-127.

3. 陈殿廉. 实用牙周病学. 乌鲁木齐: 新疆人民出版社, 1990.

4. SACHETT D L. Clinical epidemiology. Boston: Little, Brown and Company, 1985: 162-167, 227-232.

5. 杨是. 用 Kappa 值衡量龋病检查结果的可靠度. 临床口腔医学杂志, 1990, 6(1): 9-11.

6. 全国牙病防治指导组. 第二次全国口腔健康流行病学抽样调查. 北京: 人民卫生出版社, 1999.

7. GREENE J C, VERMILLION J R. The simplified oral hygiene index. J Am Dent Assoc, 1964, 68: 7-13.

8. STALLARD R E. A Textbook of Preventive Dentistry. Philadelphia: WB Saunders Company, 1982.

9. 叶玮, 冯希平, 刘艳玲. 上海市幼儿猛性龋危险因素的流行病学研究. 上海口腔医学, 2001, 10(2): 166-169.

10. 齐小秋. 第三次全国口腔健康流行病学调查报告. 北京: 人民卫生出版社, 2008.

11. 王兴. 第四次全国口腔健康流行病学调查报告. 北京: 人民卫生出版社, 2018.

学习笔记

第三章　口腔常见病流行病学

>> 提要

　　本章介绍常见口腔疾病的评价指数，疾病在不同地区、时间、人群中的分布，以及影响这些疾病分布的主要因素。

第一节　龋病流行病学

　　龋病是人类最常见的口腔疾病，自有文字记载以来就有关于龋病的描述。龋病的流行情况在不同的社会经济状态下表现不同，其患病率经历了从低到高再到逐渐降低的过程。

一、评价龋病的常用指数

　　常用的评价龋病的指数有龋失补指数与国际龋病检测和评估系统，分述如下：

（一）龋、失、补指数

　　"龋"即已龋损尚未充填的牙，"失"指因龋丧失的牙，"补"为因龋已做充填的牙，龋、失、补指数是检查龋病时最常用的指数，该指数由 Klein 等人于 1938 年研究龋病分布时提出，其主要依据是牙体硬组织已形成的病变不可能再恢复为正常状态，将永远留下某种程度的历史记录。

　　按照 WHO 标准，龋病检查采用视诊结合 CPI（community periodontal index）探针探查。"龋"是指一颗牙有冠龋或根面龋。冠龋的诊断标准是：牙的点隙窝沟或光滑面有明显龋洞，明显的牙釉质下破环，或者可探到软的洞底或壁部。根面龋的诊断标准是：牙根面探及软的或皮革样的病损即为根面龋。"失"是指因龋丧失的牙，但在检查 30 岁及以上者，因为失牙原因难以区分，其失牙数按口腔内实际缺失的牙数计，未萌出的第三磨牙也计为缺失牙。"补"是指因龋用永久性材料（树脂、银汞等）进行了充填的牙，暂时性材料充填的牙计为"龋"。

　　1. **恒牙龋、失、补指数**　　恒牙龋失补指数用龋、失、补牙数（decayed，missing，filled teeth，DMFT）或龋、失、补牙面数（decayed，missing，filled surface，DMFS）表示。作为患者个人统计，是指龋、失、补牙数或牙面数之和；而在评价某人群患龋程度高低时，多使用该人群的平均龋失补牙数或牙面数，通常称为龋均（mean DMFT）或龋面均（mean DMFS）。

　　2. **乳牙龋、失、补指数**　　乳牙龋失补指数用小写英文字母表示，乳牙龋失补牙数即 dmft，乳牙龋失补牙面数即 dmfs。诊断因龋丧失的乳牙须与生理性脱落区分。在混合牙列中，也可用乳牙龋补牙数（dft）或乳牙龋补牙面数（dfs）说明乳牙的患龋情况。

　　3. **龋均和龋面均**　　龋均指受检查人群中每人口腔中平均龋、失、补牙数，恒牙龋均数值范围为 0～32，乳牙龋均数值范围为 0～20。龋面均指受检查人群中每人口腔中平均龋、失、补牙面数，前牙每颗牙按唇面、舌面（含切缘）、近中面、远中面计为 4 个牙面，后牙按颊面、舌面、近中面、远中面、殆面计为 5 个牙面，恒牙龋面均数值范围为 0～148，乳牙龋面均数值范围为 0～88。龋均和龋面均的计算公式如下：

$$龋均 = \frac{龋、失、补牙数之和}{受检人数}$$

$$龋面均 = \frac{龋、失、补牙面数之和}{受检人数}$$

虽然龋均和龋面均反映受检查人群龋病的严重程度，但两者敏感度不同。相比之下，龋面均敏感度较高。一颗牙如有3个牙面患龋，用龋均计分则为1，而用龋面均计分则是3。

4. 龋补充填比 是指因龋充填的牙数占患龋未充填牙数及因龋充填牙数之和的百分比，常用百分数表示。龋补充填比可用于反映地区口腔保健工作的需求程度。其计算公式如下，式中FT为因龋已充填牙数，DT为有龋尚未充填牙数。

$$龋补充填比 = \frac{FT}{FT + DT} \times 100\%$$

5. 患龋率(caries prevalence rate) 是指在调查期间某一人群中患龋病的频率，人口基数以百人计算，故常以百分数表示。患龋率主要用于龋病流行情况的研究，如描述和比较龋病的分布，探讨影响流行的因素等。计算公式如下：

$$患龋率 = \frac{患龋病人数}{受检人数} \times 100\%$$

上述公式中"患龋病人数"指DMF>0的人数。

6. 龋病发病率(caries incidence rate) 通常是指至少在一年时间内，某人群新发生龋病的频率。与患龋率不同的是仅指在这个特定时期内，新龋发生的频率。计算公式如下：

$$龋病发病率 = \frac{发生新龋的人数}{受检人数} \times 100\%$$

例：2015年检查某班15岁学生50人，其中患龋病者35人，龋失补牙数为：D=70，M=2，F=8，龋失补牙面数为：D=210，M=10，F=16；2年后再对这50名学生检查，发现其中10名学生有新的龋损，患新龋的牙数为15，牙面数为18，计算这班学生在2015年的龋均、龋面均、患龋率和2年后龋病发病率如下：

2015年：

$$龋均 = \frac{70+2+8}{50} = 1.60$$

$$龋面均 = \frac{210+10+16}{50} = 4.7$$

$$患龋率 = \frac{35}{50} \times 100\% = 70\%$$

2017年：

$$龋病发病率 = \frac{10}{50} \times 100\% = 20\%$$

龋病发病率用于估计龋病流行强度，探讨疾病发生因素，评价预防措施效果等。

7. 评价根面龋的指数 根面龋常见于中老年人群，随着人口的老龄化，根面龋受到越来越多的关注。根面龋可以是有龋未进行充填、已充填无继发龋或已充填有继发龋的病损。为了方便检测，可使用根面龋补指数(decayed, filled roots, DF-root)描述。

（二）ICDAS指数

ICDAS(international caries detection and assessment system)指数于2002年提出，是一种基于视诊的龋病检测和分级系统，可以检测龋病从早期到晚期各个阶段的病损情况，对牙当前的患龋情况以数字的形式进行等级评分。与传统的龋病评估工具相比，ICDAS的优势主要体现为：①牙的检查可具体到每个牙面，因此使用该系统可以对某种特定龋病类型进行评估；②龋的阶段界定足够细化，能体现出龋病变化发展过程；③逻辑清晰，便于理解；④国际上较为接受，推广度较高。但也存在检查过程繁琐，耗时长，早期龋损与牙釉质发育缺陷的鉴别存在一定难度等缺点。

根据龋损发展的严重程度，ICDAS 将龋病计分为 0～6，共 7 个等级。每一个等级之间在视觉表征上仅有轻微的变化。另外，根据牙的表面特征又分为窝沟、平滑面（近中面和远中面）、游离平滑面（颊侧面、舌侧面、无邻牙的可直接检查的近远中面），以及伴有修复体或封闭剂四种情况。

图片：ER3-1
ICDAS 编码
标准

二、流行特征及其影响因素

（一）龋病的流行特征

1. 地区分布（distribution of caries according to place）　世界各国龋病患病率差别悬殊，为了衡量各国或各地区居民患龋高低，WHO 制订了 12 岁和 35～44 岁年龄组龋病流行程度的评价标准（表 3-1）。

表 3-1　WHO 龋病流行程度评价标准

12 岁		35～44 岁	
龋均（DMFT）	等级	龋均（DMFT）	等级
0.0～1.1	很低	0.0～4.9	很低
1.2～2.6	低	5.0～8.9	低
2.7～4.4	中	9.0～13.9	中
4.5～6.5	高	>13.9	高
>6.5	很高		

根据世界卫生组织公布的资料说明，当前世界上龋病分布的特点已发生了很大的变化，原来龋病患病率较高的工业化国家由于广泛实施各种预防措施，龋均及患龋率在年轻一代中明显下降，现在工业发达国家 12 岁年龄组的龋均按 WHO 标准已普遍处于中等以下水平。根据世界卫生组织 2014 年数据，全球 12 岁儿童平均 DMFT 为 1.86，其中美国为 1.2，日本为 1.4，英国为 0.8，德国为 0.5。2014 年 WHO 公布的全球各国 12 岁儿童龋均情况，其中，北美、澳洲、西欧、东亚等地区患龋率为"很低"或"低"等级，而南美、中东和非洲部分地区患龋率较高。但有些发展中国家在经济发展的同时，也比较重视口腔保健和健康教育，2015 年第四次全国口腔健康调查数据显示，我国 12 岁儿童平均 DMFT 为 0.86，35～44 岁年龄组平均 DMFT 为 4.54，按照该标准，均处于"很低"水平。

2. 时间分布（distribution of caries in term of time）　从时间上看，西方发达国家在经过 20 世纪 60 年代的一个龋病高峰以后，自 70 年代起患龋率逐渐下降，专家们把这种下降归功于这些国家口腔预防保健工作的成功，尤其是氟化物的大规模推广。含氟牙膏和饮水氟化的广泛应用对龋病下降起重要作用。相反，一些发展中国家随着经济的快速发展，人民生活水平逐渐提高，糖的消耗量增加，但在口腔预防保健措施方面并未随之跟上，因而龋病患病率的上升趋势仍在继续。一些以前龋均较高的国家，现在正在逐步下降，如泰国 1977 年调查 12 岁儿童龋均是 2.9，1994 年调查 1.6，2012 年调查龋均降为 1.3。2015 年第四次全国口腔健康调查数据显示，我国 12 岁儿童恒牙患龋率为 38.5%，比十年前上升了 9.6 个百分点。5 岁儿童乳牙患龋率 71.9%，比十年前上升了 5.9 个百分点。儿童患龋情况已呈现上升态势。

3. 人群分布（distribution of caries in term of persons）

（1）年龄：龋病患病随年龄而变化，在人的一生之中，乳牙、年轻恒牙和老年人牙龈退缩后的恒牙易感龋病。

在我国，学龄前儿童患龋率较高，根据全国第四次口腔健康流调结果，我国 5 岁儿童患龋率高达 71.9%。

学龄前儿童易患龋，乳牙萌出后不久即可患龋病，以后患病率逐渐增高，在 26 个月到 32 个月之间患龋率急速上升，至 5～8 岁乳牙患龋率达到高峰（图 3-1），6 岁左右恒牙开始萌出，乳牙逐渐脱落，患龋率逐渐下降。

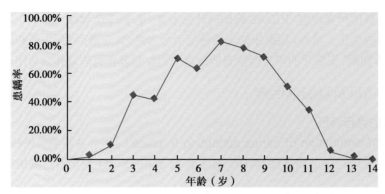

图 3-1 上海市中、小学生乳牙患龋率（1995）

但是，处于年轻期的恒牙尚未矿化完全，亦易患龋病，如第一恒磨牙又称六龄齿，易患龋，所以 12～15 岁是恒牙龋病的易感时期，因此患龋率又开始上升，此时加强年轻恒牙的防龋措施十分重要。25 岁以后由于牙釉质的再矿化，增强了牙对龋的抵抗力，使患龋情况趋向稳定。

进入中老年时期后，由于牙龈退缩，牙根暴露，加之个人口腔卫生较差，根面上常有菌斑积聚，容易引起根面龋。此时患龋率再次快速上升，所以 50 岁以后老年人的患龋情况比较严重。

（2）性别：关于性别与龋病的关系，目前尚无明确的定论，大多数调查显示乳牙患龋率男性略高于女性，而恒牙患龋率女性略高于男性。2015 年第四次全国口腔健康流行病学调查结果显示，我国 5 岁儿童乳牙列龋均男性与女性十分接近，男童与女童分别为 4.27 和 4.21。而恒牙龋均则女性高于男性（表 3-2）。

表 3-2 2015 年我国 5～74 岁年龄组不同性别人群龋均

年龄（岁）	龋均	
	男	女
5（乳牙）	4.27	4.21
12	0.70	1.02
35～44	3.93	5.14
65～74	12.87	13.78

（3）城、乡：在发展中国家，一般城市居民的患龋率高于农村。这主要可能因为城市居民的饮食习惯与生活方式与农村不同，糖摄入量较多，吃甜食的频率较农村居民高，如果口腔卫生状况仍然较差，口腔预防保健措施不力，则患龋病的可能性较大。但是在社会经济状况较好的城市地区，居民的口腔卫生习惯已经发生变化，例如，他们可以从广泛开展的口腔健康活动中受益，口腔卫生习惯逐步建立，早晚刷牙已成为生活的一部分，局部用氟被广为推行，基本口腔保健得到保障，这些预防保健措施使得这些地区的龋病状况得到了明显控制。另外，乡村地区居民由于预防保健措施未能与经济发展同步，因而出现了农村居民龋均高于城市居民的现象。在我国目前的社会经济情况下，这种现象已变得越来越明显（表 3-3）。

表 3-3 2015 年我国 5～74 岁年龄组城乡人群龋均

年龄（岁）	龋均	
	城市龋均	乡村龋均
5（乳牙）	4.03	4.47
12	0.83	0.88
35～44	4.49	4.58
65～74	12.71	13.96

（4）民族：在一个国家内，不同民族之间患龋情况也不同，这是由于饮食习惯、宗教、人文、地理环境等不同所致。

（二）影响龋病流行的因素

龋病是一种多因素疾病，各种因素从个体、家庭、社会经济环境不同层面直接或间接影响龋病的发生和发展；同时，各种因素之间存在直接或间接的联系。以上所述地区、年龄、性别、城乡以及民族等龋病流行特征，常受到多种因素的影响。近几十年来世界各国社会经济的巨大变化，导致这些国家居民龋病患病情况发生很大改变。另外，人体氟摄入量和饮食习惯与龋病患病情况也有密切关系。

1. 社会经济因素　尽管有些学者认为，社会经济因素不应成为龋病患病的风险因素，因为它们对个体患龋情况的影响是间接的，最终都可以被其他因素解释。但在流行病学中，社会经济因素能很大程度上帮助人们认识和研究龋病在人群的分布与流行。在社会层面，社会经济因素决定了为大众提供公共保健服务的程度，包括口腔公共保健服务。在家庭层面，家庭的经济情况、父母的受教育程度、职业等会影响父母的健康观念以及卫生习惯等。在个体层面，前面的这些因素又影响了个体对社会所提供的口腔保健服务的利用，影响他们利用氟化物，影响他们糖摄入的量，还影响他们个人的口腔卫生习惯。这些因素的变化会改变口腔环境，最终决定是否产生龋病。现在的观点认为，社会经济因素是龋病流行的重要影响因素。

2. 氟摄入量　人体氟的主要来源是饮水，患龋率一般与水氟浓度呈负相关。我国 1983 年全国中、小学生龋病和牙周病调查结果显示，无论在南方或北方，水氟浓度在 0.6～0.8mg/L 时，龋均及患龋率最低，氟牙症率在 10% 左右，无中度氟牙症发生；当水氟浓度高于 0.8mg/L 时，氟牙症率直线上升，低于此浓度时，龋均、患龋率上升。在氟污染地区，人体氟的来源不同于非氟污染区，除水源性氟污染外，其他如燃煤可引起煤源性氟污染，影响居民总氟摄入量，我国有少数地区属于这种情况。

3. 饮食习惯

（1）全身营养与龋病：全身营养不良可影响龋病患病，尤其在儿童。周燕等人的纵向研究发现，牙釉质发育不全和身高矮小是儿童患龋的重要风险因素。牙釉质发育不全导致龋的易感性增强，而身高矮小提示全身营养摄入不均衡，可能导致唾液腺发育不良，使唾液流速降低，唾液缓冲能力下降，间接增强龋病易感性。此外，全身营养摄入不均衡可能还会导致乳牙滞留、影响恒牙萌出，导致替牙期患龋风险上升。

（2）糖与龋病：流行病学研究表明，糖的摄入量、摄入频率及糖加工的形式与龋病有密切关系，典型的例子有挪威、日本和英国在第二次世界大战中及战前、战后的调查资料。Toverud 研究挪威的患龋情况，6～12 岁儿童每人每年糖的消耗量由战前 15kg 减少到 10kg，5 年内 7 岁儿童患龋率从 65% 降低到 35%。同时还发现，吃糖的频率和糖加工形式的不同，与患龋率有关，如加工成黏性的蜜饯食品等更易致龋。中国糖业协会数据显示，我国近年来食糖消费持续增长，2014/2015 榨季全国食糖消费量 1 545 万吨，同比增长 4.4%。这与我国第四次全国口腔流行病学调查数据结果契合，提示了持续增长的糖耗量可能是我国儿童患龋率上升的重要原因。

4. 家族影响　龋病常在家族之中流行，在家庭成员中一般通过遗传、饮食和行为习惯互相影响。父亲或母亲如果是龋病易感者，他们的子女常常也是龋病易感者。这种情况究竟源于遗传基因一致还是由于生活习惯相同目前尚无定论。有许多专家从研究两代人口腔中致龋微生物相同的发现中推测，龋病在家族之中流行很可能与生活习惯导致龋微生物传播有关。母亲在喂养婴幼儿时，口腔中的致龋微生物被传播至她们的子女，致使她们的子女具备了龋病易感性，但这种在母婴之间的传播关系在父子之间很少被发现。

第二节　牙周病流行病学

牙周病是另一类严重影响人类口腔健康的疾病，包括牙龈病和牙周炎。牙周病对口腔健康的损害极大，是中老年人失牙的主要原因。它是由局部因素和全身因素共同作用的结果，口腔卫生

图片：ER3-2
我国 31 个省市自治区 5～74 岁年龄人群城乡龋均比较

不良、菌斑、牙石堆积是牙周病主要的局部因素，机体免疫缺陷、营养不良、内分泌功能失调等全身因素造成机体抵抗力下降，也能导致牙周病发生。

用于评价牙周病的指数较多，但由于牙周病常造成牙龈、牙槽骨、牙周膜等多方面破坏，临床表现较为复杂，目前尚没有一个指数能对所有这些破坏造成的改变提供全面的定量评价。大多数牙周病的指数依据研究者的出发点不同，对牙周组织某一部分的改变作出评定。在众多的牙周指数中，一些指数由于客观性较差、操作复杂或已有更理想的指数替代等原因已很少使用，下面仅介绍几种常用的牙周病指数。

一、评价牙周健康的指数

1. 简化口腔卫生指数（oral hygiene index-simplified，OHI-S）　是 Greene 和 Vermillion 对他们在 1960 年提出的口腔卫生指数（oral hygiene index，OHI）加以简化，使之更易操作的基础上于 1964 年提出的。两者的区别在于 OHI 需检查全口 28 颗牙，评价 12 个牙面[全口分为 6 个区段，每个区段选择覆盖软垢、菌斑与牙石最多的 1 个唇面，1 个舌（腭）面]，而 OHI-S 只检查 6 个牙面[16、11、26、31 的唇（颊）面，36、46 的舌面]。简化口腔卫生指数包括简化软垢指数（debris index-simplified，DI-S）和简化牙石指数（calculus index-simplified，CI-S）。简化口腔卫生指数可以用于个人，但主要用于人群口腔卫生状况评价。

（1）检查方法：检查软垢以视诊为主，根据软垢面积按标准记分，当视诊困难时，可用镰形探针自牙切缘 1/3 处向颈部轻刮，再根据软垢的面积按标准记分。检查牙石时，将探针插入牙远中面龈沟内，然后沿着龈沟向近中移动，根据牙颈部牙石的量记分。

（2）记分标准

1）DI-S（图 3-2）

0＝牙面上无软垢

1＝软垢覆盖面积占牙面 1/3 以下，或没有软垢但有面积不等的外来色素沉着

2＝软垢覆盖面积占牙面 1/3 与 2/3 之间

3＝软垢覆盖面积占牙面 2/3 以上

2）CI-S（图 3-3）

0＝龈上、龈下无牙石

1＝龈上牙石覆盖面积占牙面 1/3 以下

2＝龈上牙石覆盖面积在牙面 1/3 与 2/3 之间，或牙颈部有散在龈下牙石

3＝龈上牙石覆盖面积占牙面 2/3 以上，或牙颈部有连续而厚的龈下牙石

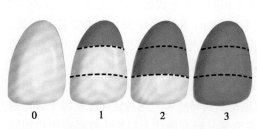

图 3-2　简化软垢指数记分标准示意图

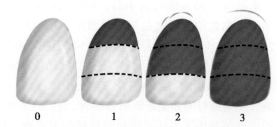

图 3-3　简化牙石指数记分标准示意图

个人记分为 6 个牙面记分之和除以 6，这样 DI-S 和 CI-S 记分均为 0～3。OHI-S 记分为 DI-S 和 CI-S 之和，为 0～6。将个人简化口腔卫生指数相加，除以受检人数，即为人群简化口腔卫生指数。

2. 菌斑指数（plaque index，PlI）　由 Silness 和 Löe 在 1964 年提出，用于测量口腔中菌斑的情况。

（1）检查方法：用视诊结合探诊的方法检查，检查时先吹干牙面，但不能用棉签或棉卷去擦，

以免将菌斑拭去。用探针轻划牙颈部牙面，根据菌斑的量和厚度记分。菌斑指数可检查全口牙面，也可检查指数牙。指数牙为 16、12、24、32、36 和 44。每颗牙检查 4 个牙面，即近中颊面、正中颊面、远中颊面以及舌面。每颗牙的记分为 4 个牙面记分之和除以 4，个人记分为每颗牙记分之和除以受检牙数。Silness 和 Löe 在 1964 发表的文章 PlI 记分为 1 时指用菌斑染色剂或探针可见到菌斑，现在检查时一般用探针，不用染色剂，使用的是 Löe（1967）发表的检查标准。

（2）记分标准（图 3-4）

0＝近牙龈区无菌斑

1＝龈缘和邻近牙面处有薄的菌斑，肉眼不易见到，若用探针可刮出菌斑

2＝龈沟内和（或）龈缘附近牙面有中等量肉眼可见的菌斑

3＝龈沟内和（或）龈缘附近牙面有大量菌斑

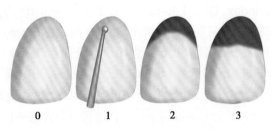

图 3-4 菌斑指数记分标准示意图

3. Turesky 改良的 Q-H 菌斑指数 Quigley 和 Hein 在 1962 年提出了 0～5 级的菌斑指数记分标准，提出的依据是他们认为牙颈部的菌斑与牙周组织健康关系更为密切。1970 年 Turesky 等对 Quigley 和 Hein 的这个菌斑指数做了修改，提出了更为客观的具体而明确的记分标准。

（1）检查方法：检查除第三磨牙以外的所有牙的唇舌面，也可以按照 1959 年 Ramfjord 提出的方法，只检查指定的六颗牙，即 16、21、24、36、41、44，称为 Ramfjord 指数牙。先用菌斑染色剂使菌斑染色，再根据牙面菌斑面积记分。该指数经常被用于牙刷和牙膏使用效果的临床试验。

（2）记分标准（图 3-5）

0＝牙面无菌斑

1＝牙颈部龈缘处有散在的点状菌斑

2＝牙颈部菌斑宽度不超过 1mm

3＝牙颈部菌斑覆盖宽度超过 1mm，但在牙面 1/3 以下

4＝菌斑覆盖面积占牙面 1/3 与 2/3 之间

5＝菌斑覆盖面积占牙面 2/3 以上

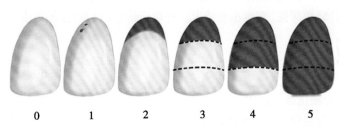

图 3-5 Turesky 改良的 Q-H 的菌斑指数记分标准示意图

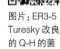

图片：ER3-5 Turesky 改良的 Q-H 的菌斑指数

对上述两种专门评价菌斑的指数进行了比较，见表 3-4。

表 3-4　两种菌斑指数比较

	检查部位	检查方法及记分要点	数值范围	应用特点
菌斑指数	全口或指数牙。每颗牙检查近中颊面、正中颊面、远中颊面以及舌面	用探针轻划牙颈部牙面，根据菌斑的量和厚度记分	0～3	评价口腔中菌斑的沉积情况；可用于检验菌斑抑制剂的使用效果
Turesky 改良的 Q-H 菌斑指数	除第三磨牙外的所有牙或 Ramfjord 指数牙，即 16、21、24、36、41、44，每颗牙检查唇舌面	用菌斑染色剂使菌斑染色，再根据牙面菌斑面积记分	0～3	常用于评价牙刷和牙膏使用效果的临床试验

4. **牙龈指数**（gingival index，GI）　Löe 和 Silness 于 1963 年提出，并于 1967 年修订。该指数不考虑有无牙周袋及牙周袋深度，只观察牙龈情况，检查牙龈颜色和质的改变以及出血倾向。

（1）检查方法：使用钝头牙周探针，视诊结合探诊。检查全口牙或 6 颗指数牙。6 颗指数牙是：16、12、24、32、36、44。每颗牙检查唇（颊）侧的近中龈乳头、正中龈缘、远中龈乳头和舌（腭）侧正中龈缘。每颗牙的记分为 4 个牙面记分的平均值，每人记分为全部受检牙记分的平均值。它常与 PlI 一起使用。

（2）记分标准（图 3-6）

0 = 牙龈正常

1 = 牙龈轻度炎症：牙龈颜色有轻度改变并轻度水肿，探诊不出血

2 = 牙龈中等炎症：牙龈色红，水肿光亮，探诊出血

3 = 牙龈严重炎症：牙龈明显红肿或有溃疡，有自动出血倾向

学习笔记

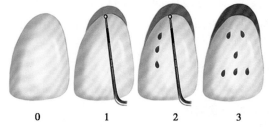

| 0 | 1 | 2 | 3 |

图 3-6　牙龈指数记分标准示意图（Löe 和 Silness，1967）

5. **牙龈出血指数**（gingival bleeding index，GBI）　于 1975 年由 Ainamo 和 Bay 提出，认为牙龈出血情况更能反映龈炎的活动状况。

（1）检查方法：GBI 可以检查全部牙齿或只检查指数牙，检查采用视诊和探诊相结合的方法。检查时使用牙周探针轻探牙龈，观察出血情况。每颗牙检查唇（颊）面的近中、正中、远中 3 点和舌（腭）面正中 4 个点。

（2）记分标准

0 = 探诊后牙龈不出血

1 = 探诊后可见牙龈出血

每个受检者的记分是探查后牙龈出血部位的数目占总的检查部位数目的百分比。

6. **龈沟出血指数**　龈炎时，一般都有红肿现象，但龈沟出血则是龈炎活动期的表现，因此 Mühleman 和 Son 认为根据龈沟出血情况对牙龈进行评价更能反映龈炎的活动状况。据此，1971 年 Mühleman 和 Son 提出了龈沟出血指数（sulcus bleeding index，SBI）。由于龈沟出血指数记分较为

复杂，Mombelli 和 Van 于 1987 年提出了改良龈沟出血指数（modified sulcus bleeding index，mSBI），检查方法没有改动，记分标准进行了简化。改良龈沟出血指数最初是为了评价种植体周围牙周状况，不过近年来应用越来越广泛。

（1）检查方法：可以检查全部牙齿或只检查部分牙，检查用视诊和探诊相结合的方法，所用探针为钝头牙周探针，检查时除观察牙龈颜色和形状外，还须用牙周探针轻探龈沟，观察出血情况。每颗牙分为近中、远中、颊（唇）侧和舌（腭）侧共 4 个检查部位记分，每颗牙检查得分为 4 个部位分数的平均值。

（2）记分标准

1）龈沟出血指数（SBI）

0＝龈缘和龈乳头外观健康，探诊龈沟后不出血

1＝龈缘和龈乳头探诊出血，无颜色改变，无肿胀

2＝龈缘和龈乳头探诊出血，有颜色改变，无肿胀

3＝龈缘和龈乳头探诊出血，有颜色改变，轻微肿胀

4＝龈缘和龈乳头探诊出血，有颜色改变，明显肿胀

5＝探诊出血，有自发性出血，颜色改变，显著肿胀，有时有溃疡

2）改良龈沟出血指数（mSBI）

0＝探诊不出血

1＝探诊后可见散在出血点

2＝探诊后出血，在龈缘处汇流成一条红线

3＝探诊后严重或大量出血

评价龈炎的指数较多，表 3-5 对上述提到的几种评价龈炎的指数进行比较。

表 3-5　几种龈炎指数比较

	检查部位	检查方法及记分要点	数值范围	应用特点
牙龈指数	检查全口牙或 6 颗指数牙，即 16、12、24、32、36、44，每颗牙检查唇（颊）面的近中、正中、远中和舌（腭）面正中 4 个点	视诊和探诊相结合，使用牙周探针，根据牙龈颜色和质的改变以及出血倾向记分	0～3	衡量龈炎，能较为敏感地区分轻度和重度龈炎
牙龈出血指数	全口牙或指数牙。每颗牙检查唇（颊）面的近中、正中、远中和舌（腭）面正中 4 个点	视诊和探诊相结合，使用牙周探针，轻探牙龈，观察出血情况	0～1	反映龈炎的活动状况
龈沟出血指数	检查全口牙或部分牙。每颗牙检查唇（颊）面的近中、正中、远中和舌（腭）面正中 4 个点	视诊和探诊相结合，使用牙周探针，轻探龈沟，观察牙龈颜色、形状和出血状况	0～5	反映龈炎的活动状况

7. 改良社区牙周指数　1987 年 Ainamo 等在世界卫生组织出版的口腔健康调查基本方法第 3 版中采纳了他们早先发表的社区牙周治疗需要指数（CPITN），这个指数的特点是不仅反映了牙周组织的健康状况，也反映了牙周的治疗需要情况，且操作简便，因此被世界卫生组织采纳，推荐作为牙周病流行病学调查指数。1997 年口腔健康调查基本方法第 4 版对社区牙周治疗需要指数做了修改，取名社区牙周指数（community periodontal index，CPI）。CPI 采用指数牙进行检查，检查内容包括牙龈出血、牙石和牙周袋深度，所检查牙齿只记录最高记分。而世界卫生组织 2013 年出版的口腔健康调查基本方法（第 5 版）对 CPI 进行了改良，改良 CPI 需检查全部存留牙齿，检查内容包括牙龈出血和牙周袋，分别进行记分。

（1）检查方法：改良社区牙周指数需借助特殊器械在规定的牙位上检查。

检查器械:使用世界卫生组织推荐的 CPI 牙周探针(图 3-7)。探针尖端为一小球,直径为 0.5mm,在距顶端 3.5～5.5mm 处为黑色涂抹的区域,距顶端 8.5 和 11.5mm 处有两条环线。在牙周检查时 CPI 探针的作用是:①检查牙龈出血情况,顶端小球可避免探针头部过于尖锐而刺伤牙龈组织导致出血,而误诊为龈炎;②探测牙龈沟或牙周袋的深度,探针在 3.5mm 和 5.5mm 处的刻度便于测定牙周袋深度。

检查项目:改良 CPI 检查内容为牙龈出血和牙周袋深度。

检查方法:以探诊为主,结合视诊。检查时将 CPI 探针轻缓地插入龈沟或牙周袋内,探针与牙长轴平行,紧贴牙根。沿龈沟从远中向近中移动,做上下短距离的移动,查看牙龈出血情况,并根据探针上的刻度观察牙周袋深度,唇(颊)侧和舌(腭)侧均需检查。CPI 探针使用时所用的力不超过 20g,过分用力会引起患者疼痛,有时还会刺破牙龈。未满 15 岁者,为避免牙齿萌出过程中产生的假性牙周袋,只检查牙龈出血,不检查牙周袋深度。

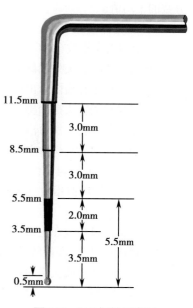

图 3-7　CPI 探针示意图

(2)记分标准

1)牙龈出血记分

0 = 牙龈健康

1 = 探诊后出血

9 = 除外

X = 牙齿缺失

2)牙周袋记分

0 = 袋深不超过 3mm

1 = 袋深在 4～5mm

2 = 袋深在 6mm 或以上

9 = 除外

X = 牙齿缺失

8. 附着丧失　附着水平指龈沟底与釉牙骨质界(cement-enamel junction,CEJ)的距离,是反映牙周组织破坏程度的重要指标之一,有无附着丧失是区分牙周炎与龈炎的重要指标。以下介绍世界卫生组织口腔健康调查基本方法(第 5 版)推荐的检查方法和标准。

(1)检查方法:在改良 CPI 检查记录牙龈状况和牙周袋深度的同时,检查指数牙的附着丧失情况。未满 15 岁者不做该项检查。

全口分为 6 个区段:

18—14	13—23	24—28
48—44	43—33	34—38

每个区段选择指数牙检查:

17、16	11	26、27
47、46	31	36、37

每个后牙区段中的第一和第二磨牙作为指数牙,如果一颗缺失,就只检查剩下的一颗。如果区段中没有指数牙,就检查区段中剩下的所有牙齿,其中最高记分者被记录为该区段得分。

(2)记分标准(图 3-8)

0 = 0～3mm(CEJ 不可见且牙周袋深度小于 6mm)

如果 CEJ 不可见且牙周袋深度在 6mm 或以上,或 CEJ 可见,则记分为:

1＝4～5mm（CEJ位于探针黑色部分内）

2＝6～8mm（CEJ位于黑色上限和8.5mm标志之间）

3＝9～11mm（CEJ位于8.5mm和11.5mm标志之间）

4＝12mm以上（CEJ超过11.5mm标志）

X＝除外区段

9＝无法记录

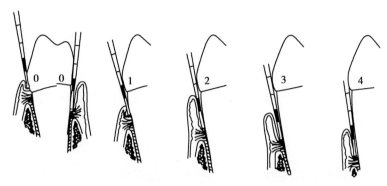

图3-8 WHO牙周附着丧失记分标准示意图

二、流行特征及其有关因素

（一）牙周病的流行特征

1. 地区分布 不同地区在人口统计学、环境、生态学特征等方面存在差异，每个地区人群有不一样的遗传异质性和传统习俗，因而牙周病在各个地区的患病情况也有所不同。调查结果还受调查者、抽样方法、诊断标准等因素的影响。一般认为，社会经济落后地区的人群口腔卫生保健较差，龈炎患病率较高。但是牙周炎的情况就不一样，发展中国家与发达国家之间通常无明显差异。WHO全球口腔资料库部分国家牙周袋检出率见表3-6。

表3-6 一些国家35～44岁年龄组牙周状况（WHO）

发展中国家				发达国家			
国家	年	浅牙周袋检出率/%	深牙周袋检出率/%	国家	年	浅牙周袋检出率/%	深牙周袋检出率/%
马来西亚	2010	35	25	德国	2005	52	21
伊朗	2002	13	10	西班牙	2005	22	4
巴西	2010	23	6	希腊	2005	24	3
纳米尼亚	2013	8	3	日本	2011	23	3

注：浅牙周袋：4～5mm；深牙周袋：≥6mm

2. 时间分布 20世纪50年代开始，各种评估牙龈炎症、口腔卫生和牙周病状况的方法陆续应用于牙周病流行病学调查研究。20世纪50至70年代，牙周病在全球很多地方广泛分布，20世纪60年代初期的一项研究显示74%的美国成年人患有牙周病，同时期的发展中国家牙周病流行情况相对发达国家更加严峻。20世纪80至90年代，牙周病流行情况有所好转，全球重度牙周炎患病率在5%～15%，而21世纪的调查研究则表明普遍在10%～15%。过去30年间，有的地区或国家牙周病患病情况越来越严重，如德国和匈牙利，而有的国家则成好转趋势，如英国和美国。

3. 人群因素

（1）年龄：流行病学调查显示牙周病患病率随着年龄增长而增高。全国第四次口腔健康流行病学调查中，对牙周病调查分别记录了牙龈出血、牙石、浅牙周袋和深牙周袋、附着丧失等数据，从结果可以看出，牙龈出血和牙石的检出率从 12 岁开始逐渐上升，至 35～44 岁时最高，65～74 岁组人群因牙缺失，牙龈出血和牙石检出率有所下降，但所有被调查人群的牙石百分率均处于很高水平。牙周袋和附着丧失百分率也随着年龄增加，老年人最高。虽然研究已经表明牙周组织的某些生理变化随着老龄化而出现，但这些变化不是独自造成牙周附着丧失的原因。附着丧失不是老龄化的结果，而是牙周破坏的累积结果。

（2）性别：牙周病与性别的关系不明确，但多数报告为男性牙周病患病率和严重程度均高于女性。据全国第四次口腔健康流行病学调查结果，各年龄组人群牙周状况男性均差于女性（表3-7），与国外的口腔流行病学调查研究结果基本一致。牙周病在性别之间的这种分布与吸烟有关系，据统计，我国吸烟的人数男性远多于女性。除此之外，可能与口腔卫生水平、激素和其他生理差异相关。

表 3-7　2015 年我国 12～74 岁年龄组不同性别牙周状况

年龄（岁）	牙龈出血检出率/%		牙石检出率/%		牙周袋检出率/%	
	男	女	男	女	男	女
12	59.3	57.5	64.1	58.4	—	—
35～44	88.0	86.8	98.0	95.5	58.7	46.8
65～74	82.5	82.6	90.5	90.1	67.6	61.7

（3）城乡：相对乡村地区，城市地区居民的经济水平和受教育程度更高，更容易得到口腔健康教育和口腔预防保健措施。一般情况下，与口腔卫生直接相关的龈炎和牙石在乡村地区居民中检出率较高，而牙周袋检出率城乡之间没有明显差异，第四次全国口腔健康调查结果与此基本相符（表3-8）。

表 3-8　2015 年我国 12～74 岁年龄组城乡牙周状况

年龄（岁）	牙龈出血检出率/%		牙石检出率/%		牙周袋检出率/%	
	城	乡	城	乡	城	乡
12	59.4	57.3	60.9	61.6	—	—
35～44	86.3	88.5	95.8	97.7	52.5	53.0
65～74	81.9	83.2	90.6	90.1	65.2	64.1

（4）民族：不同民族牙周病的患病情况存在差异，这可能与民族之间的遗传背景、社会经济状况、文化及宗教信仰、生活和饮食习惯等差异有关。

（二）影响牙周病流行的因素

除上述人口统计学和社会经济学因素外，牙周病的患病情况还受到其他因素，如口腔卫生习惯、吸烟、营养和全身性疾病的影响。

1. 口腔卫生　虽然全身健康状况会影响牙周病发病，但口腔卫生状况与牙周病有直接关系。口腔卫生好，也就是菌斑清除彻底，龈炎发病率低，牙周状况就好；反之，口腔内菌斑很多，牙石堆积，龈炎则不能避免。如果这种情况持续存在，就会引起牙周炎。口腔卫生与龈炎和菌斑的关系见图3-9。可见连续数天不刷牙，菌斑和龈炎记分迅速上升，刷牙后菌斑和龈炎记分很快下降。

2. 吸烟　是牙周病的高危因素之一，吸烟者牙周病患病危险高于不吸烟者。轻、中度吸烟者，患牙周病的危险性比不吸烟者高 2 倍；重度吸烟者其危险性高 7 倍，尤其是严重牙周炎。吸烟者菌斑、牙石堆积增多，牙槽骨吸收加快，牙龈炎症和牙周炎症加重。Sheiham 调查了 706 名北爱尔

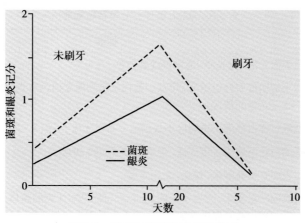

图 3-9　刷牙与龈炎和菌斑的关系

兰人和 2004 名英格兰人,吸烟者平均牙周指数分别为 4.33 和 3.98,不吸烟者分别为 3.56 和 3.02,说明吸烟可促进牙周病发病。从加重牙周病的严重程度看,吸烟对牙槽骨丧失、牙松动和牙周袋加深有剂量反应作用,吸烟次数越多,时间越长,牙周病越严重。

有研究报道,当人们吸烟史在 10 年以下时,患牙周病的概率是不吸烟者 1.3 倍;当吸烟史为 16～20 年时,患牙周病的概率是不吸烟者 8.0 倍,这是由于牙周组织受到的破坏具有累积作用,吸烟史越长,牙周组织的患病情况越严重。

吸烟者对传统牙周治疗(非手术或手术治疗)的疗效反应较非吸烟者差。此外,种植牙的成功率也能受吸烟影响。因此,戒烟应是牙周病预防和治疗的一个重要方面,医师应在日常临床工作中高度重视戒烟的宣教工作。

3. 营养　人体需要的营养包括碳水化合物、脂肪、蛋白质、纤维、矿物质,这些营养成分为牙周组织的代谢、修复和维持正常功能所必需。营养缺乏将造成牙周组织功能降低。蛋白质缺乏可使牙周结缔组织变性,牙槽骨疏松;还可影响抗体蛋白合成,免疫能力下降;维生素与牙周组织胶原合成有关,它们的缺乏造成牙周组织创伤愈合困难。总之,营养是维持牙周组织健康的必要条件之一,营养不良可使牙周组织对口腔局部刺激因素的抵抗力降低,因而易患牙周病。

4. 全身性疾病　一些全身系统性疾病也是牙周疾病的影响因素。系统性疾病常伴有组织缺损和某些功能下降,或机体免疫调节能力减退。使牙周组织或易于发生炎症,或伤口难于修复,最终产生牙周疾病。在系统性疾病中比较得到公认的影响牙周组织的疾病是糖尿病。有研究表明,糖尿病患者牙周组织内一些炎症细胞活跃,炎症介质增多,使牙周组织受到破坏;同时牙周组织的修复功能也有所减弱,易于产生牙周疾病。对于这类患者,如果能够控制糖尿病的发展,就可能显著减轻牙周病的症状。

第三节　其他口腔疾病的流行概况

一、氟牙症

氟牙症(dental fluorosis)又称斑釉牙(mottled enamel),是牙在发育期间长期接受过量的氟,使成釉细胞受到损害,造成牙釉质发育不全。首先是在我国三国时代(公元 223—公元 262 年)嵇康《养生论》中的"齿居晋而黄"的描述,其后是 1901 年美国的 Eager 在意大利的那不勒斯移民团中发现的当时称为"局部性牙釉质缺损",到 20 世纪初由美国学者 Mckay 等把斑釉牙描述为"科罗拉多棕色条纹",从此开始了系列研究。1916 年 Mckay 与 Black 将它定名为斑釉牙。

(一) Dean 分类法

根据牙釉质颜色、光泽和缺损的面积来确定损害的程度(图 3-10)。从每个人的牙列中找到受损害最重的两颗牙记分,如两牙受损程度不同,则根据较轻的一颗牙记分(表 3-9)。

表 3-9　Dean 氟牙症分类系统标准

分类（加权）	标准
正常（0）	牙釉质表面光滑，有光泽，通常呈浅乳白色
可疑（0.5）	牙釉质半透明度有轻度改变，可从少数白纹斑到偶见白色斑点，临床不能诊断为很轻型，而又不完全正常的情况
很轻度（1）	小的似纸一样白色的不透明区不规则地分布在牙齿上，但不超过唇面的 25%
轻度（2）	牙釉质的白色不透明区更广泛，但不超过牙面的 50%
中度（3）	牙釉质表面有明显磨损、棕染，常很难看
重度（4）	牙釉质表面严重受累，发育不全明显，以致可能影响牙齿的整体外形。有缺损或磨损区，棕染广泛。牙齿常有侵蚀现象

来源资料：Dean，1942 年

在此对 Dean 氟牙症的分类做以下说明：

正常 [图 3-10（A）]：牙釉质呈浅乳白色，半透明，表面平滑有光泽。在发育期因营养障碍或患病引起的牙釉质发育不全不能诊断为氟牙症。

可疑 [图 3-10（B）]：可疑类型是牙釉质从正常到很轻型的过渡型，即不属于正常又不能划分为很轻型。牙釉质上的白色程度浅，有时呈云雾状。

很轻 [图 3-10（C）]：牙釉质上的白色程度较明显，呈纸白区。经常在前磨牙或第二磨牙牙尖顶端有 1~2mm 的白色不透明区，包括尖牙尖端经常出现的小的点状白色区。

轻度 [图 3-10（D）]：牙釉质上白色不透明区范围更加扩大，但覆盖面积不超过牙面的 50%。

中度 [图 3-10（E）]：牙釉质表面大部分受累而变色，常有细小的坑凹状缺损，多见于唇颊面。如发生在后牙，牙面常出现磨损，颜色改变更明显，呈黄褐色或棕色，影响美观。但此型的划分并不根据颜色改变。

画廊：ER3-8
Dean 指数表现

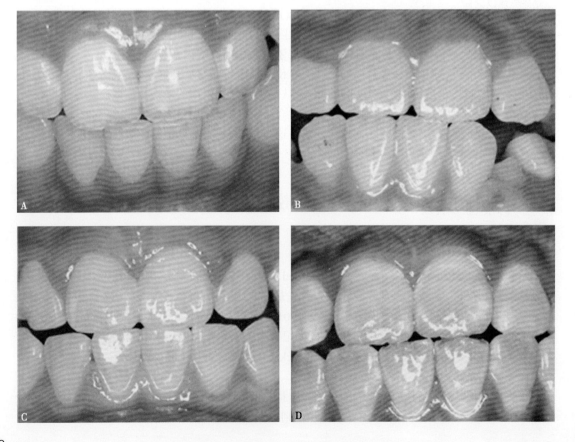

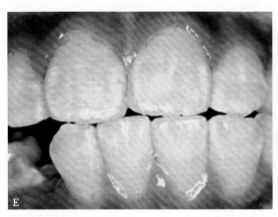
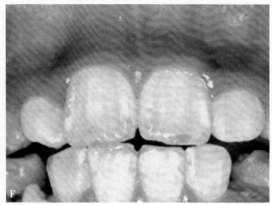

图 3-10 氟牙症

A. 正常 B. 可疑 C. 很轻度 D. 轻度 E. 中度 F. 重度

重度［图 3-10（F）］：牙釉质表面全部受损，坑凹状缺损明显，牙冠失去正常外形且脆性增加，可因咀嚼或外力而致牙折，染色深，对美观和功能都有严重影响。

根据以上氟牙症的分类记分系统，可以换算出社区氟牙症指数（community dental fluorosis index，CFI），计算公式如下：

$$CFI = \frac{(n \times W)}{N}$$

N 为总人数，n 为每一种人数，W 为每一种加权。

$$氟牙症指数 CFI = \frac{(0.5 \times 可疑人数) + (1 \times 很轻人数) \cdots\cdots + (4 \times 重度人数)}{受检人数}$$

例如：为了解某地氟牙症流行情况，检查 110 名当地居民，结果见表 3-10：

表 3-10 某地氟牙症流行情况

氟牙症加权记分	人数（人）	加权总和	氟牙症加权记分	人数（人）	加权总和
0	50	0.0	3	5	15.0
0.5	25	12.5	4	5	20.0
1	15	15.0	合计	110	82.5
2	10	20.0			

$$氟牙症指数 = \frac{82.5}{110} = 0.75$$

氟牙症指数表示一个地区人群氟牙症流行状况的严重程度，根据社区氟牙症指数的范围，1946 年 Dean 把社区氟牙症指数记分作为有公共卫生意义的指征，并把氟牙症在一个地区的流行情况分为 6 类（表 3-11）。

表 3-11 Dean 规定的社区氟牙症指数的公共卫生意义

氟牙症指数范围	公共卫生含义	氟牙症指数范围	公共卫生含义
0.0～0.4	阴性	1.0～2.0	中度
0.4～0.6	边缘线	2.0～3.0	重度
0.6～1.0	轻度	3.0～4.0	极重度

资料来源：Dean 等，1942

社区氟牙症指数的公共卫生意义是：一个地区的氟牙症指数在 0.0～0.4 范围内，患病率 <10%，属于正常范围。氟牙症指数在 0.4～0.6，很轻度 >10% 和 <35% 处于边缘线，属许可范围。当指数

超过 0.6 时，很轻度 >35% 和 <50%，中度 <35%，即为氟牙症轻度流行，需采取公共卫生措施，以降低氟牙症患病率。上例氟牙症指数为 0.75，属轻度流行地区，应采取除氟措施。

我国进行第四次全国口腔流行病学调查，采取 Dean 分类法检查氟牙症。所调查的 31 个省市 12 岁氟牙症指数为 0.28，患病率是 13.4%，属于许可范围。

（二）流行特征

1. 地区分布 氟牙症的流行具有明显的地区性，其发病与当地水、土壤、空气中的含氟量过多密切相关，含氟量过高氟牙症则流行。氟牙症是地方性氟中毒的早期指征，饮用水是摄入氟的一个最大来源。我国生活饮用水卫生标准中规定：氟化物限值为 1.0mg/L。一般认为饮水含氟量以 0.5～1mg/L 为适宜浓度，超过这个浓度将引起氟牙症的流行。有的地区饮水中氟含量明显高于正常浓度，如我国的西北、华北、东北等一些地区，水氟浓度普遍超过 3mg/L。在我国一些高氟煤矿区，土壤和空气中的氟含量很高，这些地区即使水氟浓度很低，但由于燃高氟煤烘烤粮食造成气源性氟污染，居民从其他途径摄入过多的氟，也会产生氟牙症，甚至氟骨症。如三峡地区调查资料显示，调查区人口 447 万，氟牙症患病者 150 万人，典型重病区氟牙症患病率为 90%，氟骨症为 40%。又如 1977 年湖北恩施地区防疫站调查湖北沐抚区发现，饮水含氟量为 0.12mg/L，由于当地居民用石煤烘烤玉米，石煤含氟量为 717.3mg/kg，玉米含氟量为 84.2mg/kg，居民食用这些玉米引起氟牙症。

2. 城乡分布 氟牙症在城乡居民中都可发生，但第四次全国口腔健康流行病学调查结果显示，农村患病率高于城市，12 岁组分别是城市 10.4%、农村 16.5%。城市与农村的差异，可能源于饮用水不同，城市居民以自来水为主，含氟量受到控制。农村居民饮用水较杂，如果饮用含氟量较高的深井水和河水，患病率就会上升。

3. 年龄分布 胎盘对氟有一定的屏障作用，氟难以通过胎盘屏障，所以乳牙较少发生氟牙症，但氟量过高则会透过胎盘屏障，乳牙也可能会患病。慢性氟中毒主要损害恒牙，6 岁以后恒牙逐渐萌出，氟牙症的患病率逐渐升高，至 12 岁左右恒牙全部萌出，造成不可逆转的危害，此后氟牙症患病率维持一个相对稳定的水平。中年以后因龋病或牙周病可能导致恒牙逐渐脱落，患病率才开始下降。

4. 性别分布 氟牙症在男女性别上未发现显著不同。我国第四次口腔健康流行病学调查显示 12 岁年龄组，氟牙症患病率男、女分别为 13.7%、13.1%。

5. 牙位分布 Moller 等的调查报告提出受氟牙症影响最严重的是前磨牙，Murray 等调查显示受白垩牙釉质影响最大的是唇颊侧面，上颌牙所受影响为下颌牙的 2 倍，其中上中切牙受影响最大。

二、牙本质敏感

牙本质敏感（dentine hypersensitivity）是指暴露的牙本质对外界刺激所产生的短而尖锐的疼痛，并且不能归因于其他特定原因引起的牙体缺损或病变。常见的外界刺激包括温度刺激、吹气刺激、机械刺激或化学刺激。牙本质敏感产生的原因有多种解释，如神经学说、牙本质纤维传导学说和流体动力学理论。而流体动力学理论是目前被较多接受的牙本质敏感病因理论。在解剖学上，牙本质敏感主要出现在牙釉质缺失的部位，牙本质暴露之后，位于牙本质内的牙本质小管在髓腔和口腔两端暴露，小管内的液体在外界刺激下流动，压迫小管内的神经纤维产生疼痛。而造成牙釉质缺失的原因很多，常见的如牙齿酸蚀、牙齿磨耗、牙颈部损伤等。还有一些原因导致的牙龈退缩、牙本质暴露也会引起牙本质敏感，如牙周病、不正确的刷牙等。

（一）评价方法

检查牙本质敏感的方法通常采用温度测试、冷空气喷吹、探针探测和压力测试等。比较常用的方法有电子压力敏感探诊记数和 Schiff 冷空气敏感指数。

1. 电子压力敏感探诊记数 使用一台电子压力敏感探针，该仪器可以定量测定加在牙面上的压力（g）。测试敏感性时，探针接触牙颊面暴露的牙面，首先设定 10g 力量探测，随后每次增加 10g 力量，最大力量为 80g，记录敏感阈值，即受试者表明有不舒服感觉时的压力值。探诊力的数值高说明牙敏感性水平低。

视频：ER3-9
电子压力敏感
探针使用方法

2. 冷空气吹喷敏感性评价　使用口腔科综合治疗台的气枪在离开敏感牙齿 1cm 距离喷吹 1 秒，吹气温度为 19～21℃，吹气时将手指放在邻牙以避免邻牙症状影响结果的准确性。用 Schiff 冷空气敏感指数评价，计分如下：

0＝牙及受试者对空气刺激不反应

1＝牙及受试者对空气刺激有反应，但不请求中止刺激

2＝牙及受试者对空气刺激有反应，请求中止刺激或去除刺激

3＝牙及受试者对空气刺激有反应，刺激导致疼痛，请求停止

该参数低的记分表示牙齿敏感性低，反之亦然。

（二）流行特征

牙本质敏感的患病情况在不同的国家患病率不同，据国外报道成年人群的患病率约在 8%～57%，好发年龄在 25～45 岁年龄组，好发部位以尖牙唇面和前磨牙的颊面居多，牙周病患者好发。

1. 地区分布　在地区分布方面，农村人群的患病率要高于城市人群（表 3-14）。这种情况可能与农村人群口腔卫生较城市人群差，牙周疾病的患病情况较为严重有关。牙周疾病造成的牙龈退缩使牙颈部的牙本质暴露，牙本质敏感的现象增多。另外，也可能与农村人群的食物结构与城市人群不同有关，农村人群的食物中含粗纤维的比例较高，牙齿的磨损也会比城市人群严重。

2. 年龄分布　牙本质敏感的患病率根据不同年龄而不同，基本上随年龄增长而增加。根据 2008—2009 年我国对 6 个城市和 8 个城镇乡村地区牙本质敏感流行病学调查的结果，我国成年人最好发年龄在 50～60 岁，其次是 60～69 岁，患病率最低的是 20～29 岁人群（表 3-12）。

3. 性别分布　根据不同国家的调查，牙本质敏感好发于女性（表 3-13）。我国 2008—2009 年对 6 个城市和 8 个城镇乡村地区牙本质敏感流行病学调查的结果也显示女性牙本质敏感的患病率高于男性（表 3-14）。

表 3-12　我国 6 个城市和 8 个城镇乡村地区人群牙本质敏感流行病学调查结果

年龄（岁）	检查人数（人）	患病人数（人）	患病率
20～29	2 939	560	19.1%
30～39	2 913	882	30.3%
40～49	3 006	1 035	34.4%
50～59	3 023	1 203	39.8%
60～69	2 901	1 057	36.4%
合计	14 782	4 737	32.0%

表 3-13　不同地区牙本质敏感的患病率

地域	男性患病率	女性患病率
北美	31%	42%
欧洲	39%	50%
其他地区	50%	54%

引自：Graham. Journal of Dental Research，2003，182：134

表 3-14　我国牙本质敏感的患病情况

	调查人数（人）	患病率	人均敏感牙数（颗）
城市	7 936	29.7%	1.4
农村	6 843	34.8%	1.5
男性	7 423	26.6%	/
女性	7 359	37.5%	/
总计	14 782	32.1%	1.45

三、牙酸蚀症

牙酸蚀症（dental erosion）是指在无细菌参与的情况下，由于接触牙面的酸或其螯合物的化学侵蚀作用而引起的一种病理的、慢性的牙体硬组织表面浅层丧失。

目前研究认为，它是一种多因素的疾病，来自体内、外的酸作用于易感的牙齿是引起酸蚀症的最基本原因，生活方式、口腔卫生习惯及唾液的缓冲能力等均会影响牙酸蚀症的发生和发展。

（一）评价方法

目前，牙酸蚀症临床诊断指数不存在金标准，学者们仍在探索一种简单、可重复性好、信度和效度好的适用于酸蚀症临床研究的指数。近20年常引用的酸蚀症指数有：Eccles 指数、Smith and Knight Tooth Wear Index（TWI 指数）、Lussi 指数、UK Children Dental Health Survey 指数、O' sullivan 指数、the basic erosive wear examination（BEWE）指数等。国内外使用较多的指数有 O' Sullivan 指数、TWI 指数等。2013 年，WHO 在其《口腔健康调查基本方法》第 5 版中，推荐了一种牙酸蚀症评价方法。

1. WHO 推荐牙酸蚀症评价方法　可同时记录病损程度和牙数，病损程度记分如下：

0 = 无酸蚀表现

1 = 牙釉质酸蚀病损

2 = 牙本质酸蚀病损

3 = 病损达到牙髓

2. O'Sullivan 指数　主要针对大样本流行病学调查、诊断和处理设计的，从酸蚀部位、酸蚀程度和酸蚀面这 3 个方面评估受检牙齿，从而将酸蚀症病损的定位、发展和累及范围更全面地展示给检查者，可以更直观地理解，但细化的评分标准必将需要更长的检查时间。

（二）流行特征

1. 地区分布　在发达国家和发展中国家，学者们已经进行了多项关于牙酸蚀症的流行病学研究，结果显示牙酸蚀的患病率相对偏高，特别是在一些经济比较发达的国家和地区。所报道患病率高低与使用不同的指数有关。在使用 O' Sullivan 指数的调查中，2006 年一项调查报告显示德国 2~7 岁儿童牙酸蚀症患病率为 32%；2014 年一项调查报告显示巴西 15~19 岁年龄组牙酸蚀症患病率为 21%；2010 年一项广州 12 岁及 13 岁儿童的调查显示牙酸蚀症患病率为 27.3%。

2. 年龄分布　牙酸蚀症可发生于所有人群，儿童、青少年已有较高患病率，并随年龄而升高。随着年龄的增长，磨耗、磨损因素的加入，牙酸蚀症带来的影响越来越明显。

3. 性别分布　不同性别与牙酸蚀症患病高低关系有不同报道。国内调查多报告女童较男童更易患牙酸蚀症。

四、牙外伤

牙外伤（traumatic dental injuries）是指在突然的机械外力作用下，牙体硬组织、牙髓或牙周组织发生急性损伤的一种疾病。牙外伤多数发生在上前牙。上颌中切牙最多，其次是上颌侧切牙。牙外伤可单独破坏一种组织，也可使多种组织同时受累。

（一）评价方法

由于牙外伤种类很多，临床上使用的分类标准也较多，缺乏统一性，这些标准多适用于临床诊断，不适宜用作流行病学调查。比较常用的如 Andreasen 分类法及 WHO 牙齿及口腔疾病国际分类法。从口腔流行病学角度来看，后者较为简单客观，容易掌握，适合流行病学调查。对于牙外伤的统计方法，常用发病率和患病率进行评价。2013 年 WHO 根据牙外伤不同类型，记录代码如下：

0 = 没有牙外伤

1 = 因牙外伤已做治疗

2 = 单纯牙釉质折断

3 = 牙釉质和牙骨质折断

4 = 牙外伤露髓

ER3-10

图片：ER3-10 O'Sullivan 指数

学习笔记

5 = 因外伤而丢失牙齿

6 = 其他损害

9 = 除外牙

牙外伤的严重程度取决于损伤的程度及损伤所涉及的牙齿数目。

（二）流行特征

1. 地区分布 由于对牙外伤的诊断标准不同，各国各地区患病率从 6%～59% 不等。美国的调查报告显示，1/6 的青少年和 1/4 的成年人至少发生过一次牙外伤。英国的调查报告显示 1/5 的学生在离开学校前至少发生过一次牙外伤。

2. 城乡分布 根据 2015 年全国口腔健康调查，城市 12 岁青少年自称在过去一年内有牙外伤经历者占 19.9%，而乡村则为 21.5%。这种情况可能与城市学校和家庭对儿童青少年牙外伤的防护意识较强有关。

3. 年龄分布 虽然牙外伤可以发生于各个年龄人群，但儿童及青少年是牙外伤的高发人群。乳牙外伤多发生在 10～24 个月的幼儿，恒牙牙外伤高发人群是 6～13 岁的儿童。随着人口老龄化，老年人面临跌倒的风险，牙外伤的发病率也在提高。

4. 性别分布 牙外伤发病率男性远远高于女性。尤其在恒牙期，男性较女性更易发生牙外伤，男女比例约为 1.3～2.3∶1，原因可能是男童较女童更喜欢参与攻击性、对抗性强的活动。近年来女性的发病率在上升，这可能与女性更多地参与到各种运动中来有关。乳牙期儿童牙外伤发生的性别差异不明显。

五、口腔癌

口腔癌（oral cancer）狭义指口腔鳞状细胞癌，是发生于舌、口底、腭、牙龈、颊和牙槽黏膜的一种癌症，是世界上 10 种最常见的癌症之一。在我国以舌癌、颊黏膜癌、牙龈癌、腭癌最为常见。尤其是舌癌，近年有明显上升的趋势，占口腔癌的 41.8%。其次是颊黏膜癌，占口腔癌的 30.2%。牙龈癌近年有下降趋势，占口腔癌的 22.5%。其他如腭癌和口底癌也占一定的比例。口腔癌的发生多由不良习惯、环境因素和生物因素所致。

（一）指标

衡量口腔癌的流行程度多用发病率，衡量不同类型口腔癌是否常见采用构成比。口腔癌发病率一般用十万分之几来表示。2012 年 WHO 资料显示男性口腔癌发病率为 2.7/10 万，女性为 1.5/10 万。2008 年我国肿瘤数据统计显示，口腔癌的报告发病率为 3.29/10 万，死亡率为 1.49/10 万。

（二）流行特征

1. 地区分布 口腔癌在全世界都有发现，不同地区发病率不同，以东南亚地区发病率最高，如孟加拉、缅甸、柬埔寨、印度、马来西亚、尼泊尔、巴基斯坦、新加坡、斯里兰卡、泰国和越南，这是因为当地居民有咀嚼烟草和槟榔的习惯。

2. 时间分布 不同国家和地区的口腔癌发病率随时间而变化。根据美国癌症协会 2012 年报道，过去的几十年里，在亚洲、北美、澳大利亚的男性和女性中以及南欧和西欧的男性中，口腔癌的发病率明显下降；而在东欧和北欧的男性和女性中以及南欧和西欧的女性中，口腔癌的发病率明显上升，这与烟草的流行状况是密切相关的。

3. 年龄分布 口腔癌可发生于所有人群，成年人好发。国内发病率的高峰为 40～60 岁，而西方国家的发病高峰在 60 岁以上，但近年来，不管是我国还是西方国家，患病年龄有老龄化的趋势，主要原因可能与人群的平均寿命延长有关。口腔癌的发病率随年龄的增长而升高。

4. 性别分布 男女都可以发生口腔癌，但男性明显高于女性，比例接近 2∶1。近年来这种比例在逐渐下降，女性的发病率在上升，上海张陈平等对 1 751 例口腔黏膜鳞癌的分析表明，女性患者的增长速度远远高于男性，这种现象可能与女性吸烟和饮酒习惯上升有关，也可能与女性参加以前主要由男性从事的职业有关。

5. 种族差异 口腔癌在不同种族发病率不同。在新加坡，印度裔人口腔癌发病率高于华人和马来西亚人，这可能与咀嚼烟草的习惯有关。

六、口腔黏膜疾病

口腔黏膜疾病（oral mucosal diseases）指发生在口腔黏膜和口腔软组织的多种感染和非感染性疾病。可分为两大类，一类是原发于口腔黏膜的疾病；另一类是全身性疾病在口腔的表征，主要表现为口腔黏膜损害。常见的疾病有口腔溃疡、口腔扁平苔藓、口腔白斑病、口腔盘状红斑狼疮、口腔炎、舌炎等。口腔黏膜病多好发于颊、舌、唇、软腭等黏膜，也可与皮肤同时发病。2015年第四次全国口腔健康调查，按照世界卫生组织的标准，发现我国35～44岁年龄人群口腔黏膜异常的患病率为4.20%，65～74岁年龄人群口腔黏膜异常的患病率为6.45%，农村高于城市。

口腔黏膜病的发病原因复杂，有许多疾病的原因至今未明，有些疾病是由感染引起，有些是变态反应性疾病，也有些与内分泌紊乱有关。口腔黏膜疾病近年来有上升趋势。下面仅介绍白斑和扁平苔藓的流行病学情况。

（一）口腔白斑病

世界卫生组织在1979年制定了白斑（leukoplakia）的定义，白斑指发生在口腔黏膜上的白色损害，不能擦去，在临床和组织学上不能诊断为其他疾病。

1. 指标 在流行病学调查时，评价白斑的指标主要用患病率。在过去几十年里，白斑的诊断标准曾有过不少争议，并有数次调整。因此，对不同时期不同地区白斑患病率进行比较时应该慎重。

2. 流行特征 大量流行病学调查表明，白斑发生的部位多见于颊黏膜、上下唇等处。白斑是一种口腔潜在恶性病变，据调查其癌变率为3%～6%。吸烟是导致口腔白斑病的主要危险因素。

（1）地区分布：由于诊断标准不同，选择的人群情况不同，不同国家和地区实际上存在的种种差异导致白斑患病率的报告差异较大。Scheifele（2004）分析了美国第三次全国健康和营养调查（NHANES Ⅲ）结果，得出口腔白斑加权患病率男性为0.66%，女性为0.21%，合计0.42%。我国人口自20世纪80年代以来进行过一些口腔白斑患病情况调查，患病率报告显示从0.4%～10.46%不等，部分比较高的患病率与检查标准包括了烟斑和白斑前期症状有关。

（2）年龄分布：从白斑的流行病学分布来看，白斑好发的年龄为40岁以上中年人，并随年龄增加而增高。Pindborg（1970）对10 169名印度人的调查显示，白斑患病高峰为45岁以上；我国口腔黏膜白斑和扁平苔藓协作组在1980年的调查结果显示，好发年龄为50～59岁。

（3）性别分布：白斑患者以男性居多，1981年Axéll在瑞典调查了20 333人，男女比例为1.6∶1；1978年李辉奉等在武汉调查了15 280人，男女比例是27∶1。

（二）口腔扁平苔藓

扁平苔藓是一种发生于皮肤和黏膜上的伴有慢性浅在性炎症的角化性病变。口腔扁平苔藓（oral lichen planus）的主要表现为黏膜上的白色线状、网状或环状条纹，病因尚未明了，严重者可癌变。

1. 指标 在流行病学调查时，扁平苔藓的评价指标主要为患病率，扁平苔藓的患病率为0.1%～4%。

2. 流行特征

（1）地区分布：不同地区对成人调查所报告的患病率大部分为0.5%～1.5%，很少超过2%。1972年Pindborg在印度调查了7 639名村民，口腔扁平苔藓患病率为1.5%。1967年Axéll则报道了较高的患病率，20 333名瑞典受检者中口腔扁平苔藓患病率达1.9%。1980年我国口腔黏膜白斑和扁平苔藓协作组对134 492人进行调查，我国口腔黏膜扁平苔藓患病率为0.51%。

（2）年龄分布：口腔扁平苔藓从青少年到老年均可发生，发病最多的年龄段是中年。1974年Silverman报道发病年龄最小22岁，最大80岁；1972年Pindborg的调查显示，发病年龄最小为15岁，最大者超过65岁；1980年李辉报道最小年龄为12岁，最大年龄为68岁。

（3）性别分布：多数调查发现口腔扁平苔藓的女性比男性略多，也有调查未发现男女差异。1982年Hersle的调查显示，男女比例为1∶1.5；1983年Landstrom报道，男女比例为1∶2.3。

七、错𬌗畸形

错𬌗畸形（dentofacial anomalies）指儿童在生长发育过程中，由于各种因素的影响，如不良习惯、疾病、替牙紊乱、发育异常、遗传等，导致牙列不齐、关系紊乱等。

（一）指数

由于错𬌗畸形种类很多，临床上使用的分类标准也较多，缺乏统一性，这些标准多适用于临床诊断，不适宜用作流行病学调查。1997 年 WHO 根据错𬌗畸形不同类型，推荐采用牙美观指数（dental aesthetic index，DAI）。该指数一般用于 12 岁以上的年龄组，对以下各种状况予以测量：①前牙和前磨牙缺失；②切牙段拥挤；③切牙段出现间隙；④中切牙间隙过宽；⑤上下颌前牙排列不规则；⑥上颌前牙覆盖；⑦前牙开𬌗；⑧磨牙前后错位关系。具体标准详见相关参考文献。

（二）流行特征

1. 地区分布　由于对错𬌗畸形的诊断标准不同，所以各国和各地区的调查结果难以比较，患病率从 28% 到 90% 不等。我国 2000 年的调查资料显示，中国人错𬌗畸形的患病率为 67.82%，其中乳牙列、混合牙列和恒牙列的患病率分别是 51.84%、71.21% 和 72.97%。

2. 年龄分布　从乳牙全部萌出到恒牙全部萌出，错𬌗畸形的患病率随年龄增长而升高。乳牙期除前牙反𬌗时有发生外，其余类型的错𬌗畸形患病率低；进入替牙期后，由于乳牙早失或滞留，出现恒牙早萌或替牙障碍，产生多种错𬌗，导致患病率上升；进入恒牙期，由于龋齿、替牙时间紊乱、颌骨生长发育异常，口腔不良习惯等原因，使错𬌗畸形患病率进一步升高。

3. 性别分布　错𬌗畸形在男女性别之间无显著差异，男女均可患病。

小结

作为口腔预防医学的基础知识，学习中应重点掌握龋病、牙周病的评价指数、流行特征及其影响因素，氟牙症的评价指数及流行情况。另外，还应熟悉及了解口腔其他常见病，如牙本质敏感、牙酸蚀症、牙外伤、口腔癌、口腔黏膜疾病、错𬌗畸形的评价及流行情况。

（林焕彩　冯希平）

参考文献

1. 林焕彩，卢展民，杨军英. 口腔流行病学. 广东：广东人民出版社，2005.
2. 徐韬. 预防口腔医学. 2 版. 北京：北京大学医学出版社，2013.
3. World Health Organization. Oral health surveys: basic methods. 5th ed. World Health Organization，2013.
4. PETERSEN P E，OGAWA H. The global burden of periodontal disease: towards integration with chronic disease prevention and control. Periodontol 2000，2012，60（1）：15-39.
5. 于阗，陶丹英，冯希平. 牙酸蚀症指数的研究现状. 口腔医学，2015，7：601-604.

第四章 龋病的预防

>> **提要**

本章重点阐述龋病的危险因素、龋病的风险评估、早期龋的诊断方法、龋病的预防方法。预防龋病应采取综合的防治措施。

第一节 龋病的危险因素

龋病(dental caries)是在以细菌为主的多种因素影响下,牙体硬组织发生慢性进行性破坏的一种疾病。龋病危险因素是指可能会发生龋病的潜在因素,也称易感因素或者有害因素,它包含在促使龋病发生的细菌、宿主、食物、时间及相关的因素之中。这些因素与一个人是否有可能发生龋病有关,所以,了解龋病危险因素(图4-1)是做好龋病防治工作的重要内容。

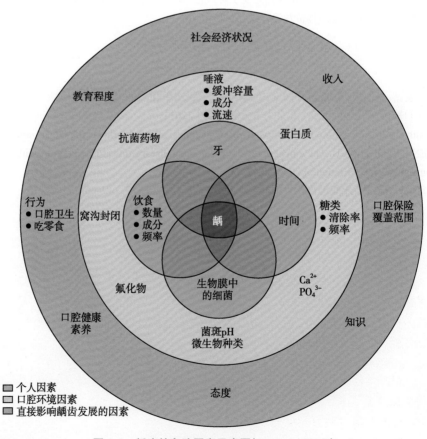

图 4-1 龋病的危险因素示意图(Lancet, 2007)

龋病的四联因素位于图 4-1 的最核心部分。可见致龋菌数量高,牙齿的生理或医源性因素,饮食中糖摄入的数量、成分、频率及时间都对龋齿的发生发展有直接影响。变异链球菌及其他致龋菌的早期定植是导致龋齿发生、发展的一个重要危险因素。牙龈退缩导致牙根暴露会增加患根面龋的风险。配戴正畸矫治器、设计不良或就位不佳的可摘局部义齿也会增加患龋风险。频繁摄入精制的碳水化合物、频繁使用含糖的口服药物等使得致龋菌连续代谢产酸,菌斑 pH 下降。这些因素综合起来,随着时间的推移,便导致了龋齿的发生。

在四联因素以外,也就是图 4-1 核心部分的外环因素,是仅次于核心因素作用的重要的龋危险因素。唾液流速低和唾液保护成分不足会导致唾液缓冲能力下降,牙面脱矿的机会增加。唾液中钙离子与磷酸根离子的浓度对牙面脱矿和再矿化的过程也有影响。进行窝沟封闭、适当的氟化物应用均能够降低龋齿发生的风险。糖类使用的频率与清除率会间接影响菌斑 pH,抗菌药物则可能影响菌斑中的微生物种类,进而对龋齿的发生产生影响。此外,免疫因素、遗传因素也与龋病的发生有关。

龋病与一个人的生活方式密切相关,个人的行为因素明显与之关联,图 4-1 的最外环是这类危险因素。这些因素包括口腔卫生差,不良的饮食习惯,不恰当的喂养方式等。贫困等社会状态、受教育程度、口腔疾病保险覆盖范围、个人的口腔健康素养、口腔健康态度与口腔健康知识也是与龋齿发生有关的危险因素。此外,既往有患龋经历、或主要看护人或兄弟姐妹有严重龋齿的儿童其患龋风险亦增高。另外,出生状况如早产和低出生体重与牙釉质发育缺陷密切相关,进而增加了患龋的风险,因此低出生体重和早产儿童也是龋病发生的高危人群。

总之,综合上述各种危险因素可以看出,龋病是口腔内滞留于牙面菌斑内的嗜糖致龋菌利用碳水化合物连续代谢而产生的酸,促使牙齿脱矿,造成牙体硬组织的腐蚀性损害。因此,龋病是宿主、细菌、食物、时间及相关多种因素长期反复同时作用的结果。由于龋病相关的危险因素是在一直变化的,每个人患龋的风险也会随时间而不同。目前还不能对单一个体或单颗牙齿的龋病活跃性作出准确预测,但是结合多种危险因素,如变异链球菌或乳杆菌的出现、既往患龋经历、氟暴露的程度、唾液流速、社会经济地位,以及口腔科医师的临床经验,能够作出相对客观的判断。

第二节 龋病风险评估

风险评估是指鉴别分析某些肯定或被认为与疾病相关的因素,从而进行进一步诊断、治疗或预防。通过在发病前消除风险因素,进而达到预防疾病发生的目的。龋病虽然是一种多因素的疾病,除宿主(人)本身外,更为相关的是人的饮食行为习惯和口腔保健习惯。因此,从预防龋病的角度来讲,通过龋病的风险评估,有针对性地进行龋病管理,才会达到一个比较理想的预防效果。

一、龋病风险评估

龋病风险评估是指对患者在一定时期内龋病发生的可能性(如新发龋洞数或初期脱矿白斑)进行评估,辨别出最有可能患龋的人群,给这些人群提供合适的预防和治疗方法以阻止龋病的发生和发展。

龋病风险评估的意义在于,如果口腔卫生保健提供者能够发现在最早期阶段的龋病(即脱矿白斑时),便可有效预防龋病在未来形成牙体缺损。具体作用有以下四点:①不只是关注龋病的治疗,而更注重的是控制和消除导致龋齿发生的危险因素;②在进行个性化预防时,应针对某一个体的特定危险因素入手;③个性化地决定某个患者预防性措施及修复治疗的频率和方法;④预估某一个体未来患龋的可能性。

龋病风险指标包括三类:①能够直接导致龋病的风险因素,如菌斑、糖类的暴露、唾液流率、唾液缓冲能力和唾液 pH。长期低唾液流率被认为是预测龋病高危人群的最有效的唾液指标。②已被证明对预测龋病有一定价值的其他因素(如社会经济地位因素等)。③一些可能保护口腔健康避免受到龋病侵扰的保护性因素:如氟化物暴露。患龋经历和现在病损活跃性是最强的风险指征,可通过操作简便快速、花费低廉的口腔检测获取。

二、龋病风险评估系统

关于龋病风险评估系统有多种,本部分主要介绍如下四种,其中 ADA 龋病风险评估系统目前应用最为广泛。

(一) ADA 龋病风险评估系统

龋病风险评估系统由美国牙科协会(American Dental Association, ADA)于 2004 年提出。主要用以帮助口腔科医师评估一位患者发生龋的风险性,包括 0~6 岁和 >6 岁人群的两个评估表。

ADA 龋病风险评估表主要包括三方面,即促进因素、一般健康情况和临床情况。

文档:ER4-1 龋齿风险评估表(0~6岁)

文档:ER4-2 龋齿风险评估表(大于6岁)

促进因素是指可以影响龋病发生和发展的外来因素,包括氟暴露情况、甜食、家人患龋情况等。氟的广泛性使用能显著降低龋病发病率和龋损进展速度。因此,氟暴露情况是评价患龋风险的重要组成部分,也是对患龋的一个重要保护因素。在考虑氟暴露情况时,应考虑到氟的使用频率以及所用氟的形式,如含氟牙膏、含氟漱口水、饮水加氟、定期专业局部用氟等。当患者的患龋风险增加时,氟的干预力度也需相应增加。

一般健康情况是指患者的身体状况,包括放、化疗及药物使用。有些全身性疾病如干燥综合征,或放化疗术后会累及唾液腺,使其功能降低、唾液分泌量减少,从而增加患龋风险。

临床情况与龋病直接相关,包括过去一段时间及现在患龋情况、菌斑情况、矫治器的使用情况等。有患龋经历和现在病损活跃性是最强的风险指征。

前两项(促进因素和一般健康情况)可通过对患者的询问得出,临床情况需口腔科医师通过对患者的检查获得。表中有高度、中度、低度危险时不同的情况,可根据患者具有的危险因素情况,决定患者的龋病风险等级。风险评估在龋病治疗计划中举足轻重,为制订个性化预防措施和龋病的管理提供有效证据,帮助理解特殊人群中危险因素与患病经历的关系以及帮助实施个性化的、有针对性的预防和管理方案。

(二) CAT 龋病风险评估系统(caries-risk assessment tool, CAT)

CAT 由美国儿童牙科学会(American Academy of Pediatric Dentistry, AAPD)提出,龋病风险评估是婴幼儿、儿童、青少年临床口腔护理的基本组成部分。CAT 包括以下三大方面:临床情况、环境因素和一般健康情况。临床情况需通过临床检查和微生物检测得出,包括患龋情况、菌斑、矫治器、变异链球菌;环境因素可通过问卷调查得出,包括氟暴露情况、饮食、社会经济因素和家庭口腔维护;一般健康情况包括需要特殊医疗要求、有减低唾液流速的因素等。表中主要有高度、中度、低度危险等不同等级的情况,可根据龋病危险因素的情况,决定患者风险等级。

(三) CAMBRA 龋病风险评估系统(caries management by risk assessment, CAMBRA)

CAMBRA 由加利福尼亚牙科协会于 2002 年提出,并由 Doméjean - Orliaguet 等通过回顾性研究确认了该表的有效性。之后 Featherstone 等又根据上述研究结果,在保留原来有效内容的基础上更改了龋病风险评估表,使之成为了现在的 CAMBRA 评估系统。包括 0~6 岁和 >6 岁人群的两个评估表,评估表主要包括以下三部分:疾病指标、危险因素和保护因素。其中疾病指标是指临床观察到的过去患龋情况及龋活跃情况;危险因素是指能促使患者在未来有新龋发生或现有病损有危险程度增加的生物因素;保护因素是指能降低现有危险因素的生物或治疗方法,包括各种形式氟的使用以及氯己定、木糖醇、钙磷制剂等的使用。通过以上三大部分之间的平衡关系(当风险因素增加时,为维持平衡,保护因素也相应增加),即可决定患者龋病的风险。

(四) Cariogram 龋病风险评估系统

瑞典学者 Petersson 等研发出的 Cariogram 系统,是将受试者的各种危险因素作为变量输入计算机程序,并将最终结果以饼形图显示出来。考虑到龋病风险中各因素之间的交互关系,该程序可通过权重评估表示出一位患者的龋病风险。除此之外,该程序还可根据结果给患者提供预防新龋发生的方法。Cariogram 所包含的龋病因素有以下九部分:患龋经历、相关疾病、饮食结构、饮食次数、牙菌斑量、变异链球菌、氟化物应用项目、唾液分泌、唾液的缓冲能力。通过输入上述九部分的相应分数(0~3),即可通过程序运算得出饼形图,并以避免新龋实际发生的可能性(1%~100%)显示未来一段时间患龋的风险。

三、实验室检测评估

以致龋菌及酸性产物为指标,检测龋发生危险因素的试验称为龋活性试验(caries activity test, CAT)。目前较成熟的方法如下:

(一)Cariostat 试验

1. 目的　检测牙表面菌斑内产酸菌的产酸能力。

2. 试剂盒　含溴甲酚紫及溴甲酚绿的液体培养管、标准棉签。

3. 检测方法　用标准棉签涂擦一侧牙颊面菌斑4～5次,将棉签放置培养管内,37℃,48小时培养,观察培养液颜色变化(图4-2)。

4. 结果判断　产酸能力由低到高依次是蓝紫色、绿色、黄绿色、黄色,分值分别为0、0.5、1.0、1.5、2.0、2.5、3.0。其中分值为0和0.5为低患龋风险,分值为1.0和1.5为中度患龋风险,分值为2.0、2.5和3.0为高度患龋风险。

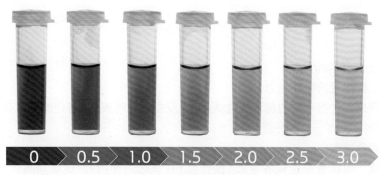

图4-2　Cariostat 试验

(二)Dentocult SM 试验

1. 目的　根据唾液中每毫升变异链球菌菌落形成单位(CFU/mL)的数量来判断龋的活性。

2. 试剂盒　含有轻唾选择培养液的5mL带螺帽的培养试管、标准的塑胶附着板、杆菌肽纸片及石蜡。

3. 检测方法　先令受试者咀嚼一粒石蜡丸1分钟后,持附着板在舌背部翻转涂抹10次,立即将板放置培养试管内,旋上螺帽,37℃,48小时培养后,观察在附着板上的变异链球菌(蓝色)密度情况。

4. 结果判断　分四级:"0和1"$<10^5$;"2"$<10^5～10^6$;"3"$>10^6$;"3"为高龋的活性(图4-3)。

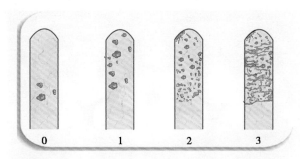

图4-3　Dentocult SM 试验结果判断标准示意图

(三)Dentocult LB 试验

1 目的　主要观察乳杆菌在唾液的数量。

2. 试剂盒　含乳杆菌选择固体培养基(Rogosa agar)试板、带螺帽培养管。

3. 检测方法　受试者先咀嚼一粒石蜡丸1分钟后,收集唾液于容器内,再将唾液均匀浇在培养板上的培养基表面,悬去多余唾液,放置培养管内,35℃,4天培养,观察培养板上附着乳杆菌菌落密度。

学习笔记

4. 结果判断 分四级：1 000/mL（10^3CFU/mL）、10 000/mL（10^4CFU/mL）、100 000/mL（10^5CFU/mL）、1 000 000/mL（10^6CFU/mL）。>10 000/mL（10^4CFU/mL）为高龋的活性（图4-4）。

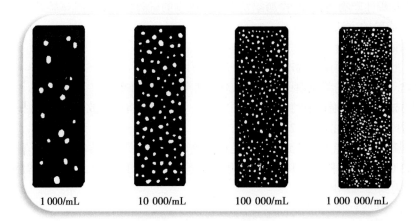

| 1 000/mL | 10 000/mL | 100 000/mL | 1 000 000/mL |

图4-4 Dentocult LB 试验结果判断标准示意图

（四）Dentobuff Strip 试验

1. 目的 了解唾液的缓冲能力。

2. 方法与原理 含指示剂的黄色酸性试条，当浸受试者唾液后，可使酸性试条 pH 提高，则试条变为蓝色，说明唾液有一定缓冲能力。

3. 产品 黄色试条。

4. 结果判读 用试条浸受试者唾液（操作似 pH 试纸的使用）。试条从黄色变为蓝色，表示 pH>6.0，说明唾液有缓冲能力，颜色不变则缓冲能力差。

第三节 早期龋的诊断

龋形成过程中，最初的酸是细菌代谢碳水化合物的正常代谢副产品。因为外层牙釉质较深层牙釉质矿化程度高，因此，大量的脱矿发生于牙釉质表面以下，导致早期的表层下牙釉质脱矿（subsurface demineralization），即临床所观察到的"白斑（white spot）"，这就是早期龋，也称"白斑龋"或"龋白斑"（图4-5）。除非脱矿被抑制或再矿化，否则表层下脱矿继续扩大，最终薄薄的牙釉质表层崩塌，形成明显的龋损。

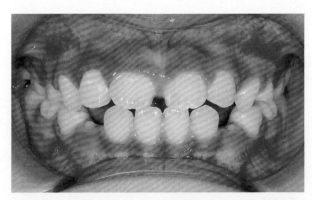

图4-5 早期龋
上颌切牙唇面拆除托槽后，在相当于原来托槽的周边出现早期龋

因此早期龋的发现，在预防上尤为重要。因为早期龋具有可逆性，只要预防和治疗措施得当，可以完全恢复为健康状态，这些措施包括良好的饮食行为习惯、良好的口腔保健行为习惯、局部专业用氟、再矿化治疗以及目前比较流行的渗透树脂治疗等。此外，早期龋对龋临床试验具有重要

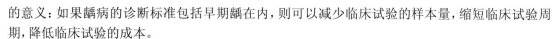

的意义：如果龋病的诊断标准包括早期龋在内，则可以减少临床试验的样本量，缩短临床试验周期，降低临床试验的成本。

早期龋的诊断方法分为三种：常规临床检查（视觉与触觉诊断）、X 线片检查和特殊仪器诊断。

一、常规临床检查

（一）光滑面早期龋

光滑面（包括唇颊面、舌腭面）的牙釉质表层下脱矿，表现为白垩色斑称龋白斑（white spot）。首先应清洁牙面；其次为避免覆盖唾液的折光现象，应隔湿吹干牙表面，观察白垩色斑的存在。为避免破坏表面再矿化，尽量不用尖探针划探，防止对表面的破坏。

（二）窝沟早期龋

清洁干燥后，观察窝沟处可见的白垩色脱矿（有的颜色变暗），探粗糙感，质地变软，可初步确定为龋损。

（三）邻面早期龋

邻面早期龋是容易忽略的部位，呈表面粗糙或 X 线显示牙釉质表面脱矿，呈透影表现。应选择适当 X 线投射方法。𬌗翼片能较好显示邻面表层下脱矿现象。除此之外，也可用根尖片（最好采用平行投照技术）来明确诊断。用口腔科探针感觉粗糙感，再辅助 X 线片检查，可确定早期龋的存在。

以视触觉相结合的 ICDAS 诊断标准（详见相关章节）是目前被广为接受和应用的早期龋诊断标准。

二、X 线诊断

X 线诊断早期龋是临床常用的方法，多用𬌗翼片及根尖片（最好采用平行投照技术），适合邻面龋或继发龋的诊断，𬌗翼片比根尖片准确率更高些。由于 X 线剂量、曝光及投照技术的改进，早期龋的诊断率也在不断提高。

三、特殊仪器检查

随着科技的进步，有许多新的检测技术可以应用于临床，对发现早期龋起了很重要的作用。下面做一个简要的介绍。

（一）激光荧光龋检测仪（DIAGNOdent）

1. 原理 使用 655nm 波长的光照射，正常牙釉质没有或只有微弱的荧光，而龋损的牙会产生荧光，并且荧光的强弱与龋损的程度有关，DIAGNOdent 正是基于此设计的。吹干牙面后，先在正常的牙面上照射以标记为对照牙面，然后用在检测牙面上，观察面板上的读数。0～10：健康牙面；11～20：牙釉质浅层龋损；21～30：牙釉质深层龋损；>30：牙本质龋损。

2. 优点 无创、简单、快速、无痛。患者满意度和可接受性高。将龋损程度量化，检查可重复性好，可用于检测龋的进展状态，辅助视诊检查光滑面上早期牙釉质病损。可以发现封闭剂下的脱矿现象。通过光线可以到达探针尖端无法探及的部位。笔型的 DIAGNOdent 探头尖端为楔形，专为牙齿邻面检查而设计。

3. 缺点 非龋造成的牙釉质低矿化可能会干扰结果，造成假阳性。老年人牙上的诊断表现欠佳。个别牙体结构处的初始读数偏高。使用前必须清洁牙面，确保无菌斑和软垢。仪器需要定期校准，使用时，需要将探针旋转不同角度，以获得数值最高的读数。

4. 应用 应用在𬌗面和光滑牙面上，与龋电测仪（electronic caries moniter，ECM）相比灵敏度和特异性都高。检测邻面白垩斑到牙本质的病损，特异度和灵敏度也较高。有研究报道新型笔型仪器用于牙釉质龋时检测结果好于𬌗翼片，检查牙本质龋时与𬌗翼片相似。

（二）定量光导荧光法（quantitative light-induced fluorescence，QLF）

1. 原理 将激光自体荧光（laser auto-fluorescence，LAF）方法用于口内系统，评估基线时的矿物质含量，及之后出现早期牙釉质改变时的矿物质含量变化。使用 290～450nm 波长的弧光灯，有口内摄像系统，可以滤去波长 >540nm 的光线，使用专门的程序处理图像。

2. **优点** 可显示龋损的面积,龋损深度(荧光减弱的程度),龋损体积。可在最小 3 周内的时间里定量测量牙釉质脱矿程度,也可用于监测牙面局部改变。适用于龋活跃性患者及正畸患者,可用于光滑面、继发龋、正畸托槽周围牙面。使用简单、便捷、无创。判断龋活跃性(细菌发出红色荧光)及预后。图像可存储、传送,用于多次比较和口腔健康教育。与光纤透照(fibre-optic transil-lumination,FOTI)或 DIAGNOdent 相比功能更全面。

3. **缺点** 不能用于邻面。需要专门的软件处理图像。

4. **应用** 荧光减弱的程度与龋损深度、脱矿时间相关性好。光滑面龋的检测灵敏度和特异度较高,而殆面龋相比较低。

(三)光纤透照(fibre-optic transillumination,FOTI)技术

1. **原理** 基于光的散增强龋损和正常牙釉质之间的对比度。龋损组织局部光线透射减低,吸收可见光,并发生散射。强光源从一侧照射,从另一侧接收,应用于磨牙或前磨牙时可以从殆面接收。由于在脱矿的牙釉质上光的散射更强,因此会呈现出一个亮背景上有暗影的图像。龋损的牙本质则表现为牙釉质层下的橘黄、棕或灰色,从而将牙釉质层龋损和牙本质层龋损有效区分开来。

2. **优点** 三维图像,在备洞时使牙体破坏降到最小,简单、快速、价廉,辅助视诊,可以增强早期龋诊断的灵敏度,可用于所有牙面,尤其适用于邻面龋。更适于牙本质龋,与视诊结合可以有效确定殆面龋的深度。

3. **缺点** 需要专门的设备,因而应用并不广泛,使用人员需要经过训练和一定的经验。

4. **应用** 多用于邻面龋。多位学者报道,特异性与殆翼片相似,但灵敏度低于殆翼片。

第四节 龋病的预防方法

一、龋病的分级预防

龋病的分级预防包括一级预防、二级预防和三级预防。一级预防是针对病因的预防,从控制龋病的危险因素入手,预防龋病的发生;二级预防强调的是在龋病的早期进行有效的控制,防止龋病的危害扩大;三级预防是进行龋病的功能修复。三级预防是比较被动的,从预防的角度讲,一级预防最为重要,其次是二级预防,做到龋病的早期控制。

(一)一级预防

1. **进行口腔健康教育** 普及口腔健康知识,了解龋病发生的知识,树立自我保健意识,养成良好的饮食习惯和口腔卫生习惯。

2. **控制及消除危险因素** 对口腔内存在的危险因素,应采取可行的防治措施。定期口腔检查,在口腔医师的指导下,合理使用各种氟化物及其他的防龋方法,如窝沟封闭、防龋涂料等。

(二)二级预防

早期诊断、早期处理,定期进行临床检查及 X 线辅助检查,发现早期龋及时充填,避免龋损的进一步发展和破坏。

(三)三级预防

1. **防止龋病的并发症** 治疗深龋以防止龋病进一步发展伤害牙髓引起牙髓炎并继续发展成根尖周炎。

2. **恢复功能** 对龋病引起的牙体缺损、缺失及牙列缺损,应及时修复,以恢复口腔正常功能,保持身体健康。对不能保留的牙应及时拔除。

二、龋病的预防方法

龋病是多因素导致的慢性进行性破坏的一种疾病,龋病的预防应采取综合的防治措施。其中一级预防,即针对病因的预防,从控制龋病的危险因素入手,是龋病预防的重点。包括菌斑控制、控制糖的摄入和使用糖代用品、增强牙齿抗龋能力。具体叙述如下:

（一）菌斑控制

1. 机械方法 机械清除菌斑是简易的自我保健方法，包括刷牙、使用牙线、牙间隙刷清洁牙齿等。目前牙刷的刷头种类繁多，但基本的功能原则是：最大限度清除牙表面菌斑，减少对牙表面的磨损及牙龈损伤。相关内容详见第八章的相关章节。

2. 化学方法 详见第七章的相关章节。

3. 其他方法

（1）植物提取物：包括有黄芩、厚朴、五倍子、金银花、三颗针、两面针、三七及茶叶等，主要功能是抑制致龋菌，提取物多放入漱口剂及牙膏内使用。

（2）生物方法：主要指酶类，有特异性及非特异性酶。非特异性多是蛋白酶类，能破坏细菌细胞膜。特异性的有葡聚糖酶，用于溶解葡聚糖，减少菌斑在牙表面堆积，可放在牙膏中使用。目前产品主要是非特异性蛋白酶牙膏。

（3）抗菌斑附着剂：包括有茶多酚、甲壳胺等，这些物质除有弱的抑菌作用外，主要作用是阻止菌斑在牙表面附着。甲壳胺是氨基多糖类物质，有表面阳离子活性，可以吸附凝集口腔内细菌，阻止菌斑堆积，同时也有解吸附功能，使已附着牙面的菌斑脱落。一些无机离子如：氟、锌、镧有明显抗附着作用。茶多酚、甲壳胺可以放在含漱剂或牙膏内使用。

（4）替代疗法：是用致龋菌毒性因子缺陷株替代野生株定植于口腔的方法，以达到减少龋发生的作用。

（5）免疫方法：有主动免疫和被动免疫。主动免疫就是使用防龋疫苗，以特异性抗原作为防龋疫苗，使机体产生特异性抗体，中和致龋菌的毒性因子，使机体保持较长时间的预防作用。被动免疫就是用特异性抗原使动物或植物产生抗致龋菌抗体，将这些抗体提取出后制成某种形式的制剂，如漱口水、牙膏等，然后通过漱口、刷牙等形式作用于口腔致龋菌，从而获得防龋效果。

（二）控制糖的摄入和使用糖代用品

1. 控制糖的摄入

（1）糖的致龋性和含糖食品：蔗糖是致龋性最强的糖，但饮食中的果糖、麦芽糖等也具有一定的致龋性，而乳糖的致龋性较弱。从饮食中获取的糖，除了牛奶中的乳糖（奶糖）、水果及蔬菜中的糖（内源糖）外，还有一些外来糖即游离糖。这种分类在饮食建议中十分重要，因为乳糖和内源糖对牙健康的危害非常小，而游离糖才是使龋发生的主要致病因素。以淀粉为主要成分的食物（如马铃薯、面包、米饭等）不易致龋；但精制面粉经过加热处理与糖混合制成的食物（如饼干等）则像糖本身一样具有致龋性。近年来，饮料在中国的消费呈上升趋势，其中的致龋性也不应忽视。

（2）进食频率：摄取糖的频率对龋的发生十分重要，因此要减少摄糖频率。但也不能忽视摄糖量，对于正在发育的儿童及青少年在保证摄糖量满足发育的同时，要控制好摄糖的频率。许多研究表明每天食糖量的大小与龋的发生呈正相关。尤其在散居人群中每天食糖量与摄糖频率是密切相关的。因此，应建议龋易感者减少食糖量和摄糖频率，同时每次摄糖后应注意口腔的清洁。

（3）饮食中糖的来源：对于学龄儿童，2/3的游离糖来源于零食、软饮料和餐桌上的糖。在我国有些地区会更为严重，这也是口腔健康教育的重点。水果味的含糖饮料是口腔健康的最大危害，常常也是猛性龋的致病因素。零食和饮料的糖在儿童甚至成人往往对牙有巨大的破坏作用。另外，也不能忽视奶制品中加入额外的糖，这也是导致儿童易患龋的原因。

（4）在预防龋方面的建议：最主要的建议就是减少摄取游离糖的量和频率。目前儿童、青少年甚至成年人中游离糖的摄取量高，这也是导致儿童乳牙患龋率居高不下、中老年人龋高发的原因。随着食物品种的大量增加，从食物选择的原则总体上讲，就是多食淀粉类食物、新鲜水果及蔬菜。实际上，饮食结构的改变十分困难，但是良好的饮食结构不仅对全身健康，而且对口腔健康是十分重要的。

2. 使用糖代用品 蔗糖代用品有两类：一类为高甜度代用品：如天冬苯丙二肽酯（aspartame）、苯甲酸亚胺、环拉酸盐、甜叶菊糖，这些代用品比蔗糖甜 20～400 倍，有抑菌作用。另一类为低甜度代用品，如木糖醇（xylitol）、山梨醇（sorbitol）、甘露醇（mannitol）、麦芽糖（maltose）、异麦芽酮糖醇（maltulose）等，目前市场上的产品多为木糖醇。这些糖代用品低产酸，pH 下降少，动物实验证

学习笔记

实致龋作用低。

木糖醇等糖的替代品不会被致龋菌利用产酸和形成多聚糖，通常作为甜味剂放在口香糖中，目的是避免蔗糖的不利作用，但对木糖醇本身是否具有抗龋作用，还需要进一步的深入研究。无糖口香糖不仅不致龋，而且还可以通过刺激唾液分泌起到抗龋效果。

木糖醇等非糖甜味剂的应用，尤其是在糖果、软饮料、糕点中的使用，对预防龋起了积极的作用。在实际生活中，糖代用品还不能完全代替蔗糖，因此控制食糖频率及吃糖后及时清洁口腔，减少糖在口腔内的滞留时间尤为重要。

（三）增强牙抗龋力

孕期和婴儿时期是乳牙的发育时期，因此不仅要注意孕妇在孕期的营养和保健，也应注意婴儿期婴儿的营养与保健，避免乳牙发育缺陷。婴幼儿时期及学龄前时期是恒牙的发育时期，因此要注意此时期儿童的营养和保健，避免恒牙发育缺陷。同时通过应用氟化物（详见相关章节）、窝沟封闭（详见相关章节）等措施，增加乳牙和恒牙的抗龋力。

1. 加强孕期及婴幼儿期保健

（1）孕期：①注意口腔保健，对患有龋，尤其是活动性龋的孕妇应及时治疗；对患有龈炎、牙周炎的孕妇应及时治疗，并加强口腔卫生保健，防止早产儿、低出生体重儿的发生。因为早产和低出生体重容易导致乳牙的发育缺陷，出现牙釉质矿化不良和牙釉质发育不全，增加乳牙对龋的易感性。②注意孕期母亲的营养及全身健康，保证婴儿的全身及口腔的正常生长发育。

（2）婴幼儿时期：在乳牙未萌出到恒牙胚发育期（3岁以内）应重视正确喂养及补钙，保持营养和膳食均衡，促使乳牙正常发育、萌出及恒牙正常发育，减少牙齿钙化不全及牙釉质发育不全的发生。尤其在婴幼儿时期，也要注意母亲、看护人的口腔卫生，积极治疗龋，避免这一时期口腔致龋菌对孩子的传播。

2. 加强儿童及青少年口腔保健

（1）在乳牙列时期、乳牙替换及恒牙萌出时期（5～12岁）应合理使用氟化物，增加乳牙的抗龋力，促使年轻恒牙钙化完全，增强年轻恒牙的抗腐蚀能力。

（2）对乳磨牙和恒磨牙进行颊、舌、𬌗面深窝沟的封闭，阻止菌斑滞留及减少龋病发生率。

（3）建立合理的饮食习惯，增强儿童咀嚼功能，促进颌骨发育，保证牙的正常替换，减少因牙替换异常而造成的牙列不齐。加强儿童及青少年健康教育，建立良好的自我口腔保健习惯，增强口腔保健意识。

（四）定期进行口腔健康检查，做到早发现早治疗

对于学龄前儿童建议每隔3～6个月进行一次定期口腔检查，对于学龄儿童应每隔6个月进行一次口腔检查，而成人则每隔6～12个月进行一次口腔检查。当然，对于龋易感者，建议缩短定期复查的时间。

小结

1. 龋病是多种因素影响下牙体硬组织发生慢性进行性破坏的一种疾病，是宿主、细菌、食物、时间以及相关因素等相互作用引起的口腔微环境失调的结果。

2. 对龋危险因素的了解及控制是评估龋风险的依据和防止早期龋的重要环节。综合多个指标采用龋病风险评估量表进行龋风险评估是目前临床上比较认可的方法。

3. 对早期龋的诊断，除重视临床检查标准以外，有条件者应尽量结合仪器作为辅助诊断，以便减少遗漏，防止早期龋的进一步发展。

4. 龋病的防治应该是采用多种措施的有计划的综合防治。

（郑树国）

参考文献

1. 马军, 郑树国. 儿童口腔疾病防治：学校健康教育指导手册. 北京：人民卫生出版社, 2012.

2. 徐韬. 预防口腔医学. 2版. 北京：北京大学医学出版社, 2013.

学习笔记

第四章　龋病的预防

3. 冯希平. 中国龋病防治指南. 北京：人民卫生出版社，2016.

4. SELWITZ R H，ISMAIL A I，PITTS N B. Dental caries. Lancet，2007，369：51-59.

5. American Academy of Pediatric Dentistry Council on Clinical Affairs. Policy on use of a caries-risk assessment tool（CAT）for infants，children，and adolescents. Pediatr Dent，2008-2009，30（Suppl）：29-33.

6. DOMÉJEAN-ORLIAGUET S，GANSKY S A，FEATHERSTONE J D. Caries risk assessment in an educational environment. J Dent Educ，2006，70（12）：1346-1354.

7. FEATHERSTONE J D，DOMÉJEAN-ORLIAGUET S，JENSON L，et al. Caries risk assessment in practice for age 6 through adult. J Calif Dent Assoc，2007，35（10）：703-713.

8. HANSEL P G，TWETMAN S，BRATTHALL D. Evaluation of a computer program for caries risk assessment in schoolchildren. Caries Res，2002，36（5）：327-340.

9. PETERSSON G H. Assessing caries risk-using the Cariogram model. Swed Dent J Suppl，2003，158：1-65.

10. JENSON L，BUDENZ A W，FEATHERSTONE J D，et al. Clinical protocols for caries management by risk assessment. J Calif Dent Assoc，2007，35（10）：714-723.

学习笔记

59

氟化物与龋病预防

>> **提要**

本章介绍氟化物在自然界的分布、人体摄入的途径和在体内的分布以及氟对人体健康的影响。重点介绍了氟化物的防龋机制与局部应用的方法。同时,还介绍了全身用氟的途径和方法,以及氟牙症的临床特点和防治措施。

第一节　概　　述

一、氟在自然界的分布与人体氟来源

(一)氟在自然界中的分布

画廊:ER5-1
氟在自然界的分布

氟是自然界固有的化学物质,在自然界中的分布十分广泛。地壳中各种岩石和土壤中均含有一定量的氟化物,岩石如磷灰石、萤石、冰晶石等含有的氟化物主要以硅酸盐类化合物的形式存在,其含量约为 650mg/kg(0.065%)。土壤中水溶性的氟对生物体是最有价值的。火山爆发和工业污染可使其附近区域土壤的氟含量升高。

各种植物普遍含有一定量的氟,植物中的氟多数来源于土壤。植物中含氟量最高的是茶树,据报道有的茶树含氟量每公斤高达几百毫克。工业大气污染时,植物可通过吸收沉积在树叶表面的氟和大气中的氟而使自身的含氟量升高,使用化肥、农药也可使环境受到氟的污染。

由于地壳中普遍存在氟化物,因此,水会含有不同浓度的氟化物。全球地下水中的氟化物含量差异很大,低者可有 0.1mg/L,最高的可达 67mg/L。多数地区的地面水氟浓度低于 0.1mg/L;大多数河水氟浓度低于 0.5mg/L。海水的含氟量较高,在 1.2～1.4mg/L 之间。雨水中含氟量约为 0.1mg/L。我国长江、黄河、珠江水的含氟量偏低,大多数大城市自来水含氟量都较低。中国预防医学科学院环境卫生监测所 1995 年报告显示,我国约有 7 亿人饮用的水氟含量低于 0.5mg/L。

大气中的氟是以尘埃微粒或气体的形式存在,主要来源于火山爆发、工业废气和煤的燃烧。我国受到生活燃煤氟污染的地区,室内空气的含氟量最高可达到 0.5mg/m³。经过高氟煤烘烤的粮食、蔬菜(主要是辣椒)中的含氟量超过卫生标准几倍到几十倍,用此煤烧开的饮水含氟量可比原水升高 1～10 倍。

(二)人体氟来源

图片:ER5-2
人体氟来源

人体氟大部分来源于摄入的食品和水。由于多种氟的暴露途径,在一些国家和地区,人体氟的摄入量有增加趋势。

1. **饮水**　人体氟的主要来源是饮水,约占人体氟来源的 65%。水中氟很容易被吸收。机体从饮水中摄入氟量的多少直接受到饮水氟浓度和饮水量的调控。饮水摄入量又与个体的年龄、生活习惯及当地的气温等因素有关,12 岁以前的饮水量约占液体总摄入量的 50%,成人饮水量每日约 2 500～3 000mL。热带地区饮水量显著大于严寒地区。

2. **食物**　人体每天摄入的氟约有 25% 来自于食品。所有食品,包括植物或动物食品中都含有一定量的氟,但差异很大。

植物食品如五谷种子类、蔬菜、水果、调味剂等,常因地区的不同其含氟量有较大差异。如印度茶的含氟量比中国高,我国北方茶叶的氟含量较南方低。习惯饮茶可增加人体氟的摄入量。一个嗜好饮茶的人,每日从茶叶中可摄入 1～3mg 的氟。动物性食品中以骨、软骨、肌腱的含氟量较高,其干品中含氟 45～880mg/kg;其次是表皮等,含氟 10～100mg/kg。海鱼的含氟量高于淡水鱼,如大马哈鱼为 5～10mg/kg,罐头沙丁鱼则可高达 20mg/kg 以上。海生植物含氟量平均约为 4.5mg/kg。调味剂中以海盐的原盐含氟量最高,一般为 17～46mg/kg,精制盐为 12～21mg/kg。同一地区的不同种类的食品,不同地区的同类食品的氟含量都存在着一定的差异,故从食品中摄取的氟量不是恒定的。

3. 空气　虽然空气中的氟不是人体氟的主要来源,但在某些特殊环境条件下可引起空气氟污染,这样,空气中的氟可通过呼吸道进入人体,造成机体氟中毒。

4. 其他可能的氟来源　某些口腔局部用氟产品的氟浓度很高,如果不在医师指导下适量应用,可导致机体氟摄入量增高。

二、人体氟代谢

氟的代谢过程可分为吸收、分布与排泄(图 5-1)。

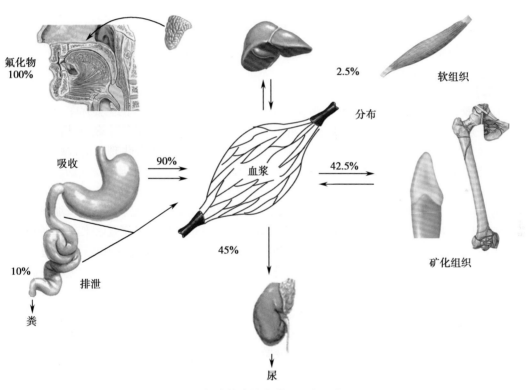

图 5-1　氟在体内的代谢和分布示意图

(一) 吸收

氟可以通过消化道、呼吸道和皮肤接触等途径进入人体。通常氟随饮水、食物或借助一种氟载体被摄入。

1. 吸收率和程度　大多数水溶性氟化物被机体摄取后,迅速被吸收,在几分钟内血浆氟浓度可明显上升,30～60 分钟内达到高峰(图 5-2)。易溶解的氟化物如 NaF 片剂或溶液,几乎可以全部被吸收;而低溶解性的氟化物如 CaF_2、MgF_2 和 AlF_3,则不易被迅速或全部吸收。

2. 吸收机制及部位　氟吸收是一个简单扩散过程。氟在胃、肠道均可被吸收。氟在胃部吸收机制与胃的酸度有关。实验表明,由于胃酸导致氟氢酸形成非离子化氟氢酸能穿透细胞壁,因此,氟在胃中能大量被吸收。

由于小肠表面黏膜的皱褶和指状绒毛及无数微绒毛覆盖每个上皮细胞,使小肠表面积增加,

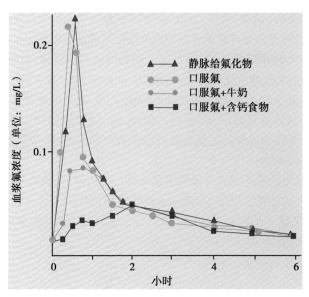

图 5-2 不同方式摄取氟化物的血浆浓度

形成了一个巨大的吸收贮备库,因此,大多数没有被胃吸收的氟迅速在小肠被吸收。研究结果表明通过肠黏膜吸收氟不依赖 pH,而通过口腔和胃黏膜吸收则主要依赖 pH。除了胃肠道外,呼吸道、皮肤和口腔黏膜也能吸收部分氟。

（二）分布

1. 血液、乳汁和软组织 人体血液中 75% 的氟存在于血浆中,其余的主要存在于红细胞。

血浆氟通常有两种存在形式,一种为离子型(游离氟),另一种为非离子氟(结合氟)。几乎所有血浆氟都是离子型,它不与血浆蛋白等血浆成分或软组织结合参与生理代谢过程。正常情况下,血浆游离氟一般为 0.01～0.02mg/L,它对口腔医学、医学与公共卫生是有意义的。另一种血浆氟的形式为非离子氟(结合氟),由几种脂溶性氟化物组成,一般来自食品加工或包装的污染。乳汁氟的含量很低,为血浆氟的 1/2,其游离氟浓度在 0.01mg/L 以下。大多数软组织细胞内液体中的含氟量与血浆氟浓度之间存在着稳定状态。软组织含氟量一般低于血浆水平,健康的肾除外,因为肾产生尿,偶尔可导致氟累积。母体内的氟化物可通过胎盘进入胎儿体内,胎儿血氟水平约为母体血氟水平的 75%,说明胎盘起到了部分屏障作用。脑的氟含量最低,提示氟不易通过血脑屏障。

2. 骨和牙 成人体内约 99% 的氟沉积在钙化组织中。氟以氟磷灰石或羟基氟磷灰石(fluorhy-droxyapatite)的形式与骨晶体相结合。

牙的氟蓄积与骨基本相似,也是随着年龄增长和摄氟量的增加而增加。个体牙氟含量相对低于其骨氟含量。氟在牙形成、矿化时期以及矿化后进入牙组织,牙釉质的氟主要聚积在表层,其含量在牙釉质表层较深层高 5～10 倍。牙本质的氟浓度介于表层和深层牙釉质之间。

3. 唾液和菌斑 一般来说,唾液中的氟浓度低于血浆氟浓度,约为血浆氟的 2/3。全唾液的氟含量不仅与腺体分泌有关,还与日常摄入的饮食以及氟制剂的使用有关。菌斑中氟含量为 5～10mg/L(湿重),约为全唾液的 100～200 倍。其含量取决于外源性氟化物的使用频率和氟浓度的高低。在非氟化地区,菌斑中的氟主要来源于食物、唾液和龈沟液。

（三）排泄

肾脏是排泄体内氟的主要途径,一般成人摄氟量的 40%～60% 由尿排出。肾的氟清除率与尿 pH 和流速呈正比关系。pH 高(碱性尿),尿流速快,肾清除氟的速度则快；pH 低(酸性尿),尿流速慢,则清除较慢。一般尿氟的排泄速度,在摄入氟的最初 4 小时最快,3～4 小时可排出摄入氟的 20%～30%,24 小时可排出摄入氟的 50% 以上。氟的快速排出对人体是一种保护作用。

机体还可通过其他途径排出部分氟,由粪便排出 12.6%～19.5% 的氟,由汗腺排出的氟约占 7%～10%。还有微量的氟可由泪液、头发、指甲排出。

三、氟化物对人体健康的影响

氟化物对人体健康的影响与氟的摄入量有关,在一定范围内,氟具有维护机体正常生理机能和预防疾病的作用,而超过一定剂量则会导致机体急慢性中毒情况的发生。

(一)氟的总摄入量

氟的总摄入量为机体每日从空气、水、膳食等摄取氟量的总和(mg/d)。氟的总摄入量包括两个含义,一是适宜总摄氟量,简称适宜摄氟量,是指防龋和维护其他正常生理功能的生理需要量;另一个是安全总摄氟量,简称安全摄氟量,是指人体最大可能接受的量。当机体长期摄入超过安全摄氟量的氟化物时将会导致慢性氟中毒的发生。

氟的适宜摄入量和安全摄入量的标准难以统一,因此只提供一个范围,即每公斤体重每天的摄氟量在 0.05~0.07mg 为适宜的,一般不应超过上限。

目前推荐 5mg F⁻/kg 的摄入剂量为氟化物(氟离子)的可能中毒剂量(probably toxic dose,PTD),这个剂量是很可能引起中毒症状和体征(包括致死),且应立即进行治疗性干预和住院治疗的最低剂量。

(二)氟化物的生理作用

1. 氟是人体必需的 14 种微量元素之一,也是人体组成成分之一。适宜剂量的氟化物可维持人体生理功能的需要,对机体的代谢产生一定的积极影响,起到预防疾病发生的作用。

2. 在唾液中维持一定浓度的氟化物可有效预防和减少龋病的发生(详见本章第二节)。

3. 低氟地区居民的骨密度降低,骨质疏松比高氟区多见。临床上应用氟化物治疗骨软化和骨质疏松有一定的效果,实验性骨折后补充适量氟能加速骨折愈合。

(三)氟化物的毒性作用

当人体摄入过量氟后,会导致氟中毒,甚至死亡。氟中毒可分为一次性大量误服氟化物造成的急性氟中毒,如服毒(农药)或误吞误咽大剂量的含氟牙膏等;或长期摄入过量的氟导致的慢性氟中毒。

1. **急性氟中毒**　一次性大量误服氟化物,可造成急性氟中毒,主要症状是恶心、呕吐、腹泻,甚至肠道出血等;重者引起心、肝、肾器质性损害,以致昏迷。患者通常可在 4 小时内死亡或康复,这一关键时期是非常短的。急救处理的原则:催吐、洗胃、口服或静脉注射钙剂、补糖、补液以及对症治疗。可根据摄入剂量的不同分别采取以下救治方案:①当氟摄入量在 5mg F⁻/kg 以下时,可服用一定量钙、铝、镁作为解毒剂;②当摄入氟量达到或超过 5mg F⁻/kg,应先迅速采用急救措施,然后住院观察;③当服用氟量接近或超过 15mg F⁻/kg,应采取紧急措施,立即将患者收入医院急诊室进行急救处理、心脏监护、抗休克疗法。

2. **慢性氟中毒**　机体长期摄入过量的氟可导致慢性氟中毒。根据氟来源的不同,慢性氟中毒可分为地方性氟中毒和工业氟中毒。

地方性氟中毒是在特定的地理环境中发生的一种生物地球化学性疾病,是人在自然条件下,通过饮水、空气或食物等介质,摄入过量的氟而导致的全身性慢性蓄积性中毒。地方性氟中毒又可分为饮水型氟中毒和生活燃煤污染型氟中毒。氟中毒时机体的受损程度主要取决于摄入氟的剂量,不同来源的氟对机体的影响无明显差异。多数资料指出,饮水氟浓度达到 3mg/L 以上可产生氟骨症(skeletal fluorosis)。生活燃煤污染型氟中毒是指某些地区居民以高氟煤为生活燃料,煤燃烧时释放出大量的氟,污染室内空气和烘烤中的粮食和蔬菜等。机体长期进食被污染的粮食和蔬菜,吸入被污染的空气,导致摄入过量的氟,引起氟中毒。

工业氟中毒主要是指从事冰晶石或矾土作业的工人,通过吸入、食用或饮水摄入的氟,每日可达 20~80mg,这种状况持续 10~20 年,骨中的氟可导致骨硬化症。

慢性氟中毒的主要临床表现是氟牙症、氟骨症。氟骨症主要表现为骨质硬化和骨旁软组织骨化。

预防慢性氟中毒可从以下 3 个方面着手:①寻找适宜氟浓度的饮水来源和对含氟浓度较高的水源采取除氟措施;②消除因生活燃煤带来的氟污染;③预防工业氟污染。

学习笔记

ER5-3

画廊:ER5-3
氟骨症

四、氟牙症

氟牙症（dental fluorosis）又称氟斑牙或斑釉症，是在牙发育矿化时期机体摄入过量的氟所引起的一种特殊的牙釉质发育不全，是地方性慢性氟中毒最早出现的体征。其表现为：牙釉质出现白色条纹，条纹可融合形成白垩色斑块，或波及整个牙面；暴露于口腔后可有色素沉着，部分条纹或斑块呈黄褐色；严重者出现牙釉质缺损或牙冠缺损。

（一）临床特点

1. 氟牙症多发生在恒牙，乳牙较少。这是因为乳牙牙釉质的发育主要在胚胎期和哺乳期，胎盘对由母体进入胚胎的氟有部分屏障作用，而母乳氟含量也很低且较恒定。

2. 患氟牙症牙数的多少取决于牙发育矿化时期在高氟区生活时间的长短，出生后一直在高氟区居住，可使全口牙受侵害；如 2 岁前生活在高氟区，以后迁移至非高氟区，恒牙氟牙症可仅累及前牙和第一恒磨牙；如果 6～7 岁以后再迁入高氟区，则不会出现氟牙症。

3. 受损牙釉质可出现白色斑纹，甚至整个牙为白垩样牙釉质；有的牙出现黄褐色；严重者出现牙实质性缺损，以致牙失去整体外形，其严重程度取决于过量摄入氟的程度。

4. 牙釉质和牙本质变脆，耐磨性差，但对酸蚀的抵抗力较强。

（二）鉴别诊断

在进行氟牙症流行病学调查时，应注意与以下几种牙釉质异常相鉴别：

1. 牙釉质发育不全（enamel hypoplasia） 表现为：①牙釉质发育不全白垩色斑的周界比较明确，且其纹线与牙釉质的生长发育线相吻合；氟牙症的斑块是散在的云雾状，周界不明确，与生长发育线不相吻合。②牙釉质发育不全可发生在单颗牙或一组牙；而氟牙症发生在多颗牙，以上颌前牙多见。③氟牙症患者有在高氟区的生活史。

2. 四环素牙 四环素牙牙釉质表面有光泽，但由于牙本质中沉积了一种四环素正磷酸钙复合物，使整个牙变暗，呈黄褐色，患者在牙齿的生长发育期有四环素类药物的服用史。

（三）防治

预防氟牙症的基本原则是在牙齿的生长发育和矿化期避免摄入过量的氟，如选择新的含氟量适宜的水源，应用活性矾土或活性骨炭去除水源中过量的氟，消除其他致摄氟量高的影响因素。

对于已形成的氟牙症，可用以下方法处理：①对无实质性缺损的氟牙症，前牙可采用脱色法；后牙不予处理。②对有实质性缺损的氟牙症，前牙适合用光固化复合树脂修复，重者可用贴面、烤瓷冠或全瓷冠修复；后牙氟牙症影响咀嚼功能者，可采取充填法或全冠修复。

第二节　氟化物的防龋机制

局部用氟时，直接给唾液中提供了大量的氟离子，这些氟离子一部分与唾液中的钙离子结合 $Ca^{++}(F^--Ca^{++})$，形成氟化钙沉积于菌斑、牙齿和黏膜表面；一部分以氟磷灰石的形式进入细菌体内，或通过菌斑细菌表面的负电荷结合在细菌表面很快进入菌斑和菌斑液中，使菌斑或菌斑液中的氟化物在短时间内达到较高的浓度，并滞留其中，这一过程在短时间内（1～4 分钟）即可完成。无论是储存于牙齿和黏膜表面，还是进入到细菌或菌斑中的氟化钙均可在酸性环境下释放再矿化所需要的氟离子。由于牙齿和黏膜表面、细菌或菌斑均可储存和释放氟，因此称为"氟库"。

当口腔环境中的 pH 下降时，氟库中的氟化钙溶解，释放出氟离子和钙离子。氟离子的作用：一方面可结合因为牙釉质溶解而游离的羟基磷灰石，重新沉积在脱矿的牙釉质表面，形成新的晶体表层，即再矿化。而且，其通过吸附在部分溶解的晶体表面，并吸引钙离子来加速这一再矿化过程。另一方面，氟离子也可直接进入晶体形成氟化羟基磷灰石或与牙釉质中羟离子交换形成氟磷灰石（FA）。富含氟离子的氟磷灰石晶体溶度积低于羟基磷灰石，降低了牙釉质的溶解度。第三方面，当氟离子被吸收进入再结晶的磷灰石晶体中后，羟基离子被释放出来，这些羟基离子中和一些细菌产生的氢离子（羟基离子和一些氢离子结合形成水分子）。氢离子的减少升高了菌斑液或唾液的 pH，促使磷灰石晶体的溶解反应趋向于沉积方向。

学习笔记

因此，氟化物的防龋机制可归结为抑制牙釉质的脱矿和促进早期脱矿区域的再矿化作用。牙釉质的溶解性降低和局部 pH 升高，终止和预防了龋病的发生，而再矿化过程可使牙釉质早期脱矿的区域得到修复。

第三节　氟化物的局部应用

局部用氟（topical application of fluoride）是采用不同方法将氟化物直接用于牙的表面，目的是抑制牙齿表面的溶解脱矿和促进再矿化，以提高牙齿的抗龋力。

局部用氟的途径包括使用含氟牙膏、含氟漱口液、含氟凝胶、含氟泡沫与含氟涂料等。其中含氟牙膏可由个人直接使用；含氟漱口液漱口需要在学校医务人员的帮助和督促下使用；含氟凝胶、含氟泡沫与含氟涂料等应由经过培训的专业人员进行实施。

局部用氟的范围较广，既适用于未实施全身用氟的低氟区或适氟地区，也可与全身用氟联合使用，以增强其防龋效果。同时，局部用氟适用于大多数人群，尤其多用于儿童和青少年。

一、含氟牙膏

含氟牙膏是指含有氟化物的牙膏。用于含氟牙膏的氟化物有氟化钠、单氟磷酸钠及氟化亚锡等。与不加氟牙膏相比，含氟牙膏能更好地减少龋。牙膏的含氟量与龋的减少之间存在剂量 - 效应关系。

（一）几种主要的含氟牙膏及特点

1. 氟化钠（sodium fluoride）牙膏　氟化钠是首先在牙膏中采用的一种"离子"型氟化物，但早期由于氟化钠与牙膏中的碳酸钙、磷酸钙等摩擦剂不相容，使氟离子失去活性，防龋效果不明显。经过对磨料进行了合理选择后，如选用丙烯酸塑料或焦磷酸钙、二氧化硅作磨料，证明其防龋效果是肯定的。新的氟化钠牙膏中含氟化钠的浓度是 0.24%（含 0.11%F），遇水即刻释放出氟离子。氟化钠牙膏的 pH 接近中性，一般比较稳定，没有使牙染色的缺点。

2. 单氟磷酸钠（sodium mono-fluorophosphate，SMFP）牙膏　其是一种共价型氟化物牙膏，含单氟磷酸钠（Na_2PO_3F）的浓度为 0.76%（含 0.1%F）。主要特点是：①单氟磷酸钠与多种摩擦剂的相容性好，不溶性偏磷酸、无水磷酸二钙、二水合磷酸二钙、三氧化铝、二氧化硅及磷酸钙等多种摩擦剂均可与单氟磷酸钠进行配方；②对牙不染色；③pH 接近中性且比较稳定。

3. 氟化亚锡（stannous fluoride）牙膏　可以在防龋的同时提供抑菌和抗敏等多种功效。代表性的产品是 0.4% 氟化亚锡牙膏，摩擦剂为焦磷酸钙。该牙膏首次实现了氟的有效释放，起到防龋作用，但其中的亚锡离子在有水的牙膏中容易反应沉淀而失效。使其因有效期短，以及牙染色和有金属异味的缺点，被其他含氟牙膏所取代。

氟化亚锡的功效能否在牙膏中充分发挥，取决于氟化亚锡与牙膏中其他组分的相容性。近年来使用的新配方，首先通过复合螯合技术，使亚锡离子在牙膏的储运过程中得以有效稳定在牙膏中，而在刷牙过程中又可以快速释放出来。同时通过复合螯合技术中稳定亚锡的大分子，对抗氟化亚锡原来的染色问题。通过使用芳香剂可有效掩盖亚锡的金属味。

（二）含氟牙膏的使用和防龋效果

对于 6 岁以上的儿童和成人，每天用含氟浓度高于 1 000mg/kg 的牙膏刷牙两次，每次用量约 1g（约 1cm 长度的牙膏量），可达到有效的预防效果。3～6 岁的儿童，每次牙膏用量约为"豌豆"大小，同时，应在家长监督与指导下使用。

半个多世纪以来，大量的临床试验研究结果表明，含氟牙膏的防龋效果是肯定的。各种含氟牙膏的防龋效果没有显著性差异。Cochrane 系统评价显示：用含氟牙膏刷牙可使龋病患病率降低 24%。目前认为，含氟牙膏的广泛应用是工业化国家龋病患病率大幅度下降的主要原因之一。

（三）与含氟牙膏的防龋效果有关的一些因素

1. 牙膏的摩擦剂系统　具有防龋作用的游离氟离子在牙膏中的含量及稳定状态依赖于所用摩擦剂的种类。牙膏中的某些摩擦剂可与氟化物发生反应，氟离子很快形成沉淀，丧失其防龋作用。因此，含氟化钠牙膏不能使用碳酸钙或磷酸钙作摩擦剂，氟化亚锡应避免与磷酸氢钙配伍。

2. 牙膏的含氟浓度　牙膏中的含氟浓度与防龋效果间存在着剂量 - 效应关系，含氟浓度高（1 500mg/kg）的牙膏其防龋效果高于含氟浓度低（1 000mg/kg）的牙膏。为避免儿童吞咽牙膏而导致氟牙症的发生，可使用含氟浓度较低（500ppm）的牙膏作为替代品。中国的国家标准要求牙膏中的总含氟量应不低于 500～1 500mg/kg（适用于成人），或 500～1 100mg/kg（适用于儿童）。

3. 基线水平　含氟牙膏的防龋效果与人群中患龋（DMFS）的基线水平呈正相关，即基线水平越高，防龋效果越显著。

4. 有无指导　在专业人员的指导下使用含氟牙膏可获得较高的防龋效果。

5. 使用次数　用含氟牙膏一天刷两次牙的防龋效果优于一天刷一次。

6. 其他来源氟化物的影响　含氟牙膏与其他来源的氟化物同时使用其效果更好。

由于含氟牙膏的使用方法简便，易于接受，效果显著，无副作用，是值得大力推广的一种理想的口腔保健措施，在预防龋病和促进口腔健康方面发挥着重要作用。

二、含氟漱口液

含氟漱口液（fluoride mouthrinse）是指用中性或酸性氟化钠、氟化亚锡、氟化胺或氟化铵等配成的漱口液。含氟漱口液适用于 6 岁以上的龋活跃性较高或易感人群，尤其是配戴正畸固定矫治器者、头颈部肿瘤需做放疗的患者，以及一些不能实行自我口腔护理的残疾人等。

（一）使用方法

使用漱口液时，根据儿童的年龄，用量筒或注射器取 5mL 或 10mL 配好的溶液于漱口杯中，6 岁以上儿童每次用 10mL，嘱儿童将溶液含入口中，鼓漱一分钟后吐出，半小时内不进食或漱口。含氟漱口液的常用浓度有以下两种：

1. 0.2% NaF（900F⁻mg/L）溶液　每周使用一次。适用于学校的防龋项目，需要在老师或专业人员的监督下使用。

2. 0.05% NaF（230F⁻mg/L）溶液　每天使用一次。可交由患者在家使用，若给儿童使用，需在家长的监督下使用。

（二）防龋效果

漱口是一种使用方便、容易掌握、价格较低、适用性广（低氟区及适氟区的多种人群均可使用）的口腔公共卫生措施之一，尤其适用于学校儿童的龋病预防。Marinho 对 34 项符合要求的临床试验结果进行了系统评价，结果表明：使用含氟漱口液漱口可获得 26% 的防龋效果。

三、含氟涂料

含氟涂料（fluoride varnish）是一种加入了氟化物的有机溶液，将其涂布于牙齿表面，可预防龋病。含氟涂料种类较多，最常用的有含 5% 氟化物（22 600ppm F⁻）和含 0.9% 氟化物（1 000ppm F⁻）两种浓度的含氟涂料。

（一）使用方法

使用含氟涂料非常简单，只需用小刷子或棉签将约 0.3～0.5mL 涂料直接涂抹于各个牙面上待其凝固即可。涂布后要求患者最好在 2～4 小时内不进食，当晚不刷牙，以保证涂料与牙面的最大接触。涂料一般保持 24～48 小时。

一般情况下，含氟涂料 1 年两次即可达到有效的预防效果。对易患龋人群，1 年可用 2～4 次。

（二）防龋效果

乳恒牙含氟涂料的防龋效果可达 38%，且不仅可预防光滑面龋，对邻面龋和窝沟点隙龋也有一定的预防作用。

含氟涂料的优点：①含氟浓度高，由于所需剂量少（涂布全口约需 0.3～0.5mL），减少了被吞咽的危险。因此，涂料中可含较高的氟浓度。②快速凝固并黏附到牙面。这样不但提高了牙釉质表面的氟化物浓度，而且延长了氟化物与牙釉质表面的接触时间。③操作简单，需时少，每例患者仅需 3～5 分钟。④少有恶心、呕吐等不适反应，患者易于接受。

视频：ER5-7 含氟漱口液的使用

视频：ER5-8 含氟涂料的使用

学习笔记

使用涂料的缺点：①涂布后可导致牙齿短暂的变色，刷牙可使其恢复正常；②少数患者可对其产生接触性过敏；③牙龈出血者禁用。

四、含氟凝胶与含氟泡沫

（一）含氟凝胶

含氟凝胶（fluoride gel）是一种用于局部防龋的、含有酸性氟磷酸钠或氟化钠的凝胶。

1. 含氟凝胶的使用 含氟凝胶有不同的含氟浓度。个人自我保健使用的 0.5%（5 000mg/L）的 APF（acid phosphate flouride）凝胶和 NaF 凝胶以及 0.1%（1 000mg/L）的 SnF_2 凝胶；供专业人员使用的 APF 凝胶的含氟浓度为 1.23%（12 300mg/L）。

供个人使用的凝胶可以放置在托盘内使用或直接用于刷牙。供专业人员使用的含氟凝胶可用于医院和口腔科诊所，由口腔专业人员实施；也可用于学校或幼儿园，在口腔科医师监督指导下，由经过培训的卫生人员来操作。其操作方法为：将凝胶放置于合适的托盘内，然后将装有含氟凝胶的托盘放入上下牙列，嘱其轻咬使凝胶布满牙面及牙间隙。在口腔内保留 4 分钟后取出。半小时内不漱口和进食。每年至少使用两次。

当供专业人员使用的含氟凝胶用于体重 10～20kg 的儿童时，用量可达到可能中毒剂量。因此，临床应用时应该严格掌握适应证，严格操作，尽量减少氟的摄入。

2. 含氟凝胶的防龋效果及评价 系统评价表明：使用含氟凝胶的防龋效果为 28%。含氟凝胶的优点是：①用托盘放置含氟凝胶一次可以处理全口牙；②操作简单；③花费时间少；④可被大多数儿童接受。其缺点是：①对胃肠道有刺激，可引起恶心和呕吐反应；②使用之后血浆及尿氟浓度较高；③操作过程中须使用吸唾装置。

（二）含氟泡沫

含氟泡沫（fluoride foam）是一种富含氟离子的泡沫。含氟泡沫的氟浓度和 pH 与含氟凝胶相同。由于是泡沫，其用量只有含氟凝胶的 1/5～1/4，但防龋效果尚待更多的临床试验来证实。

加氟凝胶、泡沫和含氟涂料均需由专业人员来应用和实施，因此被称为专业用氟。然而，有证据表明专业人员使用的局部用氟对于低风险患龋人群则不是很有效。美国牙科科学委员会建议患龋风险低的人群不应使用专业人员使用的氟化物，中度风险的患者每 6 个月使用一次，而高风险患者每 3～6 个月使用一次。从这些建议中我们可以得知，专业人员使用的氟化物并不适合每个患者，而应该根据个体的需要而实施。

学习笔记

视频：ER5-9
含氟泡沫的使用

第四节　全　身　应　用

氟化物的全身应用（systemic use of fluoride）是机体通过消化道摄入氟化物，经胃肠道吸收进入血液循环，然后转运至牙体及唾液等组织，达到预防龋病的目的。

一、饮水氟化

饮水氟化（water fluoridation）是将饮用水的氟浓度调整到最适宜的水氟浓度，以达到既能防止龋病的发生，又不引起氟牙症流行的目的。饮水氟化已得到全球 150 多个科学和卫生组织的认可，如 WHO、FDI、IADR 等。

（一）历史发展

经过约 40 年的调查研究，1938 年美国学者 Dean 在发现"水氟含量高是引起氟牙症的主要原因"的同时发现"饮水氟浓度与龋病的患病呈负相关"。随后 Dean 开展的一系列流行病学研究发现：当饮水氟浓度由 0.1mg/L 升高到 1.0mg/L 时，人群中的龋均由 7 降到 3.5；当饮水中的含氟浓度继续增加（到 2.6mg/L），龋均继续下降，但非常有限。然而，随着水氟浓度的增加，氟牙症的患病率也在增加。当水氟浓度在 1.0mg/L 时，轻度氟牙症的患病率可达 20%。从而显示当水氟浓度为 1.0mg/L 时有着最佳的防龋效果和最少量的氟牙症（图 5-3）。

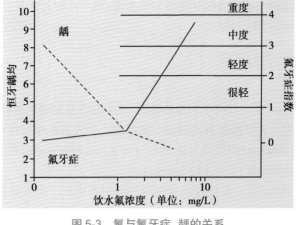

图5-3 氟与氟牙症、龋的关系

（二）饮水氟化的原则

在预防龋病和预防氟牙症之间存在着一个可供选择的既安全又有效的饮水氟浓度范围。因人体氟的来源是多方面的，环境条件和生活方式不同，则人体氟的来源也不同，故在进行人工饮水加氟时，应综合考虑，不能单纯以饮水自然氟含量为依据。

综合世界卫生组织的推荐意见和我国的具体情况，饮水加氟应遵循以下原则：

1. 饮水的适宜氟浓度一般应保持在0.7～1mg/L。

2. 饮水氟含量在0.5mg/L以下时，应根据该地区氟牙症和龋病的流行情况决定是否需要加氟。

3. 饮水氟含量超过1.5mg/L或氟牙症指数超过1时，应采取措施，减少氟的摄入量。

4. 饮水含氟量应按季节、气温的变化进行调整。

5. 自来水加氟需要严格的管理和监测，保证安全有效。

（三）饮水氟化的评价

50多年来的实践证明：饮水氟化仍然是一个具有安全、有效、经济、公平又简单易行等特点的、值得推荐的社区防龋措施。

首先，饮水氟化的安全性已得到充分肯定。半个多世纪以来人们已经对自来水氟化的安全性做了广泛和系统的研究，结论是氟化到适宜浓度的自来水对人类安全没有任何威胁，即不致癌、不致畸、不致冠心病和不助长衰老等。

其次，饮水氟化的防龋效果非常显著。主要表现为龋的减少和龋病进展的减慢。McDonagh通过系统文献回顾分析表明：饮水氟化可使龋病患病率降低15%，每人减少2.25个龋失补牙面；Truman等学者发现：饮用氟化水，可使龋病的患病率减少30%～50%。

第三，与其他方法相比，饮水氟化的费用低廉。美国、瑞士、英国和德国用于饮水氟化的费用平均每人每年只有0.04～0.3美元。

第四，饮水氟化具有初级卫生保健要求的公平性。饮水氟化具有突出的公共卫生特征，一旦得到实施，不管个人的经济状况、文化水平、自觉程度及口腔卫生服务的资源如何，都可平等享用。

第五，简单易行。当饮水氟化开始后，只需少数人管理，即可使众多的人受益。

饮水氟化的不足之处：①可引起轻度氟牙症的患病率升高，尽管大多数学者认为这种轻度的氟牙症不影响美观，但仍有人对此表示忧虑；②人群饮用的氟化水的量仅占氟化水总量的2%～3%，这样可能会造成氟的浪费以及环境中氟的污染；③需要通过立法程序，增加了实施的难度。

二、食盐氟化

食盐氟化（salt fluoridation）是调整食盐的氟浓度并以食盐作为载体，使氟被摄入体内，以达到适量供氟、预防龋病的目的。瑞士学者Wespi于1946年最早应用食盐氟化预防龋病。目前，世界已有20多个国家应用氟化食盐防龋。

（一）食盐氟化的应用

食盐氟化适用于没有开展饮水氟化或没有自来水的低氟区。不同国家或地区由于饮食习惯的不同，人群对盐的摄入量也不尽相同，因此在选用食盐氟化时，其含氟量也有所不同，一般为 90～350mg/kg。

（二）食盐氟化的评价

食盐氟化的优点主要包括：①覆盖人群广泛，不受地区条件限制，可大规模的生产和供应；②不需要设备完好的供水系统；③与饮水氟化相比，减少了氟的浪费；④生产和控制方法简单，费用较低；⑤每个家庭可自由选择，无心理上的压力。

氟化食盐的不足之处在于：①防龋效果与大众接受程度和范围有关；②难以精确控制每一个体的耗盐量；③食盐摄取量在不同地区与不同人群之间差异很大，这对氟化食盐氟含量的确定带来一定困难；④氟化食盐的销售范围难以控制，如果进入高氟或适氟地区会造成危害。

三、牛奶氟化

牛奶氟化（milk fluoridation）是将适量的氟化物添加到牛奶之中，使牛奶达到所需要的氟化物浓度。

（一）牛奶氟化的应用

氟化牛奶可以不同形式生产，如液体奶和奶粉。用于牛奶氟化的氟化物有氟化钠、氟化钙、单氟磷酸钠和硅氟。牛奶含氟浓度可根据饮用者年龄、当地饮水含氟量等适当调整如下：3～6 岁一般为 0.5mgF/d，也有 0.75mgF/d 或 1mgF/d。

（二）牛奶氟化的评价

有报道表明：每天饮用氟化奶可降低乳牙患龋率 40%～53%，而对恒牙龋可减少 44%～89%。我国北京开展的社区牛奶氟化的试点工作，两年结果显示可降低乳牙新生龋 33%。对于氟化奶的防龋效果还需做更多的研究观察。

四、氟片、氟滴剂

（一）氟片

氟片（fluoride tablet）是由氟化钠或酸性氟磷酸盐加香料、赋形剂、甜味剂制成的片剂，是没有实行饮水加氟地区儿童氟的补充来源。

1. 氟片的应用　口服氟片必须由口腔科医师根据服用对象的年龄、体重和当地饮水氟浓度计算出适宜的剂量，指导家长或幼儿园（学校）老师督促幼儿或学生服用。每次处方氟化钠总剂量不得超过 120mg。口服氟片适用于未能实施其他全身性用氟防龋的低氟区儿童［附：美国儿童牙科学会（the American Academy of Pediatric Dentistry，AAPD）推荐的不同年龄儿童的日需供氟标准］。

2. 应用氟片的注意事项和评价

（1）注意事项：口服氟片时，应先将片剂嚼碎或含化并布满整个口腔，使它兼有局部作用，以增加效果。服用后嘱半小时内不漱口、不进食。家庭服用氟片，需要家长的高度重视和积极配合，医师要向家长和儿童讲清每日服用的剂量和用法，家长要认真监督儿童服用。在学校和幼儿园服用氟片，要有专人负责实施和监督，并长期坚持。

（2）评价：口服氟片可有效降低龋病的患病率，同时具有成本低廉、方法简单，以及能精确控制氟的摄入量的优点。但由于家长易忘记、怕麻烦等因素，致使不易长期坚持。

系统回顾分析表明：口服氟片对乳牙龋的预防效果不明显，而对学龄儿童的恒牙龋预防有效果，龋面均降低 20%～70.5%。

（二）氟滴剂

氟滴剂是一种含氟的溶液，每滴含氟离子 0.125mg，适用于 2 岁以下的幼儿。每日睡前将氟滴剂滴于幼儿颊黏膜或舌部，不漱口、不饮水，可获得全身和局部的双重作用。选择应用的原则和每天补充的氟化物量与氟片相同。研究显示，使用氟滴剂可使龋病降低 40%。

ER5-10

文档：ER5-10
不同年龄儿童
的日需供氟标
准

小结

学习本章应熟悉氟的防龋机制,掌握氟化物防龋的局部应用措施,包括其方法、剂量和优缺点等,同时,还应熟悉慢性氟中毒的临床表现和防治措施。了解全身用氟的方法,对氟的适宜摄入量、可能中毒剂量有清晰的认识,可以使我们在充分利用氟化物为人类造福的同时避免氟对人体的危害。

(阮建平)

参考文献

1. HARDY L. Comprehensive Preventive Dentistry. Oxford, UK: Wiley-Blackwell, 2012: 251-282.
2. DEAN H T, AMOLD F A, ELVOVE E. Domestic water and dental caries. Additional studies of the relation of fluoride domestic water to dental aries experience in 4425 white children aged 12 to 14 years, of 13 cities in 4 states. Pub Health Rep, 1942, 57: 1155.
3. FAWELL J, BAILEY K, CHILTON J, et al. Fluoride in Drinking-water. World Health Organization. UK: TJ International(Ltd), Padstow, Cornwall, 2006.
4. HELLWIG E, LENNON A M. Systemic versus Topical Fluoride. Caries Res, 2004, 38: 258.
5. OULTS C J, RAADAL M, MARTENS L. Guidelines on the use of fluoride in children: an EAPD policy document. EJPD, 2000, 1: 7.
6. ESPELID I. Caries preventive effect of fluoride in milk, salt and tablets: a literature review. Eur Arch Paediatr Dent, 2009, 10: 149.
7. WALSH T, WORTHINGTON H V, GLENNY A M, et al. Fluoridetoothpastes of different concentrations for preventing dental cariesin children and adolescents. Cochrane Database Systematic Reviews, 2010, 20(1): CD007868.
8. American Dental Association Council on Scientific Affairs. Professionally applied topical fluoride. Evidence-based clinical recommendations. JADA, 2006, 137: 1151.
9. MARINHO V C, WORTHINGTON H V, WALSH T, et al. Fluoride varnishes for preventing dental caries in children and adolescents. Cochrane Database Syst Rev, 2013, 11(7): CD002279. Doi: 10.1002/14651858. CD002279.pub2.
10. CHERSONI S, BERTACCI A, PASHLEY D H, et al. In vivo effects of fluoride on enamel permeability. Clinical and Oral Investigations, 2011, 15: 443.
11. PETERSSON L G, TWETMAN S, DAHLGREN H, et al. Professional fluoride varnish treatment for caries control: a systematic review of clinical trials. Acta Odontol Scand, 2004, 62: 170.
12. PETERSEN P E, LENNON M A. Effective use of fluorides for the prevention of dental caries in the 21st century: the WHO approach. Community Dent Oral Epidemiol, 2004, 32: 319.
13. 卞金有. 口腔预防医学. 5 版. 北京: 人民卫生出版社, 2008.
14. 中华人民共和国国家质量监督检验检疫总局, 中国国家标准化管理委员会. 牙膏 GB8372—2008, 2008.

学习笔记

第六章　临床口腔预防技术

>> 提要

> **提要**
>
> 　　本章将结合儿童𬌗面龋的患病状况及其特点，介绍常用的临床口腔预防技术——窝沟封闭、预防性树脂充填以及非创伤性修复治疗等的临床应用。

第一节　窝　沟　封　闭

　　窝沟封闭又称点隙窝沟封闭（pit and fissure sealant），是指不去除牙体组织，在𬌗面、颊面或舌面的点隙窝沟涂布一层树脂或玻璃离子材料，保护牙釉质不受细菌及代谢产物侵蚀，达到预防龋病发生的一种有效防龋方法。窝沟封闭使用的黏性高分子材料，包括树脂、玻璃离子等称为窝沟封闭剂。

一、儿童窝沟解剖及患龋情况

（一）窝沟龋的流行病学状况

　　在牙发育时期，由于牙尖融合障碍，将会在牙釉质间或釉牙本质界之间留下深的沟裂，这些部位容易滞留菌斑，用自我口腔保健措施难以清洁这些部位，从而导致龋发生。窝沟龋在儿童牙齿萌出的早期即可发生，约有 1/3 的儿童在 3 岁时即罹患龋病，而在这个年龄窝沟龋占了 67%。我国2015 年开展的第四次全国口腔健康流行病学调查资料显示，12 岁年龄组儿童龋好发的牙位依次是下颌第一磨牙、下颌第二磨牙、上颌第一磨牙，提示防止窝沟龋发生是龋病预防的关键。

（二）窝沟解剖形态及患龋特点

　　牙齿咬合面的形态因牙而异，不同个体同一颗牙的点隙窝沟形态和深度也不尽相同。通常典型的前磨牙有一条主沟和 3~4 个点隙，典型的磨牙有几条发育沟和 10 多个点隙，另外，还有一些只有在高倍显微镜下才能看到，临床上不易察觉到的多孔结构，长期观察证明，𬌗面龋的易感性与窝沟的形态和深度有关。

　　窝沟易患龋与很多因素有关：①点隙窝沟的解剖形态易为细菌聚集定植；②窝沟的深度不能直接为自我与专业人员清洁所达到；③窝沟口被有机填塞物阻挡，阻止局部用氟的进入；④点隙窝沟接近釉牙本质界，甚至在一些特殊情况下，可能实际位于牙本质内，牙釉质层较薄或缺如，因此龋的发生，较平滑面早且进展迅速。

　　窝沟可以简单地分为两类：①浅、宽的 V 形沟；②深而窄的 I 形沟（图 6-1）。后者沟裂狭窄而长，类似瓶颈，底端膨大朝向釉牙本质界。这类沟裂可有大量分支，典型的沟通常还包括缩余釉上皮、菌斑与食物残渣组成的有机填塞物。它为细菌生长定植、菌斑集聚提供了一个微生态环境，漱口刷牙很难使窝沟清洁（图 6-2）。

　　窝沟龋首先发生在窝沟壁，表现为狭窄处相对的沟壁上牙釉质龋损的形成（图 6-3，图 6-4）。因而在龋形成的早期阶段，窝沟底部没受到影响，随着龋病继续发展，沟壁病损逐渐扩大，最后累及沟底，形成金字塔形的损害。病损一旦累及沟底，病变向邻近牙釉质和釉牙本质界两个方向发展，当病损累及牙本质时，损害进程加速，逐渐形成临床可探查到的龋洞。

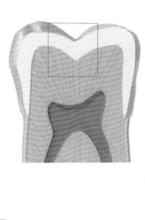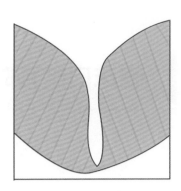

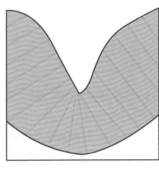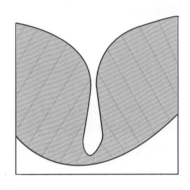

A　　　　　　　　　　　　　B

图 6-1　船面窝沟示意图
A. 浅、宽的 V 形沟　B. 深而窄的 I 形沟

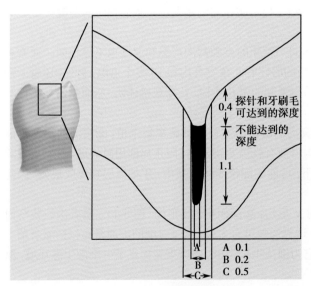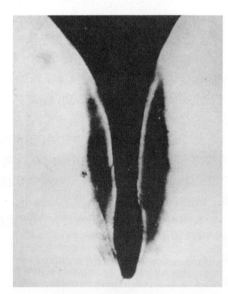

图 6-2　船面窝沟横切面示意图　　　　　图 6-3　窝沟龋的病理改变

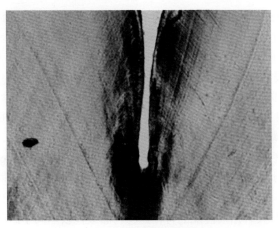

图 6-4 窝沟龋的病理改变(磨片观察)

二、窝沟龋预防方法的发展

窝沟封闭的发明是基于 Buonocore(1955 年)对牙釉质酸蚀作用的研究,发现用磷酸酸蚀牙釉质会增加树脂材料的粘接性和改善边缘封闭性。20 世纪 60 年代开始使用的窝沟封闭剂为氰基丙烯酸酯和聚氨基甲酸乙酯,由于材料性能不好,短时期在口腔内即可被细菌和唾液分解,达不到预期的预防效果,现已不采用。随后发现了一种不易脱落的树脂,能进入酸蚀后的牙釉质微孔形成树脂突,与牙釉质形成机械性的结合,有较强结合力。此材料由双酚 A 和甲基丙烯酸缩水甘油酯,或双酚 A 二缩水甘油醚环氧与甲基丙烯酸反应而成,属于双酚 A- 二甲基丙烯酸缩水甘油酯(bisphenol A-diglycidyl dimethacrylate,Bis-GMA)系统,它既有甲基丙烯酸树脂迅速聚合的特点,又兼有环氧树脂聚合后收缩小的优点,目前绝大多数封闭剂与复合树脂充填材料都采用含有 Bis-GMA 或氨基甲酸乙酯(urethane)的配方。

窝沟封闭剂的发展经过四个阶段。

第一代封闭剂是 365nm 紫外线光固化封闭剂,由于此材料表面过多吸收紫外线,阻止深部封闭剂完全固化,加之光输出密度不稳定,输出光斑小,能量低,固化需要较长时期,效果较差。

第二代封闭剂采用 Bis-GMA 配方,为自凝固化。它包括两种系统,一种为树脂基质,另一种为催化剂,混合之后 1~2 分钟发生放热的固化反应。

第三代是可见光固化剂及固化剂,使用波长为 430~490nm 的高强度的可见光为固化光源。在 10~20 秒内即可固化。可见光固化使操作更方便。

第四代封闭材料是近年来开发的含氟和释放氟的窝沟封闭剂。这类封闭剂可以释放氟,因此增加了牙釉质对龋的抵抗力。

由于玻璃离子材料在使用聚丙烯酸处理牙表面后,以物理 - 化学机制黏附于牙釉质和牙本质,因此,近年来出现了以玻璃离子材料作为封闭剂。玻璃离子材料可释放氟,通过氟的不断释放进一步加强牙釉质的抗龋力,促进再矿化。一些临床及实验室研究已证明玻璃离子材料作为封闭剂在预防龋病中的作用,但从已有的临床研究来看,其长期防龋效果目前还不如树脂基质的窝沟封闭剂,尤其是其脱落率明显较高。

三、窝沟封闭的临床应用

(一)窝沟封闭的适应证与非适应证

决定是否采用窝沟封闭防龋涉及很多因素,其中最重要的是窝沟的形态。

窝沟封闭的适应证

(1)有深窝沟的牙齿,特别是可以插入或卡住探针的牙(包括可疑龋)。

(2)对侧同名牙已经患龋或有患龋倾向的牙。

封闭时机以磨牙萌出后达到咬合平面最为合适。一般乳磨牙在 3~4 岁,第一恒磨牙在 6~7

岁,第二恒磨牙在 11～13 岁为最适宜封闭的年龄。牙釉质发育不全,殆面有充填物但存在未做封闭的窝沟,可根据具体情况决定是否做封闭。总之,封闭的最佳时机是牙齿完全萌出,龋尚未发生的时候。适应证则取决于儿童牙齿的解剖情况、龋病活跃性、患龋的风险及儿童合作情况。

（二）封闭剂的组成、类型与特点

目前有 4 种窝沟封闭剂:①树脂类封闭剂(resin-based sealants):含有氨基甲酸乙酯或双酚 A- 二甲基丙烯酸缩水甘油酯(Bis-GMA)单体,可被化学催化剂、引发剂或特殊强度的光及波长的光照聚合。可为不含填料、无色或着色的透明材料,也可为含有填料、不透明的牙色或白色材料。②玻璃离子水门汀(glass ionomer cement)/玻璃离子封闭剂(glass ionomer sealants),由氟铝硅酸盐玻璃粉末和聚丙烯酸溶液发生酸碱反应生成,具有释放氟的特性。③聚酸改性树脂封闭剂(polyacid-modified resinsealants),又称复合体,结合了传统树脂类封闭剂中树脂基材料和玻璃离子封闭剂释放氟离子且具有粘接性能的特性。④树脂改性玻璃离子封闭剂(resin-modified glass ionomer sealants)是加入了树脂成分的玻璃离子封闭剂。该封闭剂既保持了玻璃离子释放氟的特性,又比传统玻璃离子封闭剂的工作时间更长,受水的影响更小。这 4 种窝沟封闭剂以前两种较为常用。下面就临床应用最广泛的树脂类封闭剂做详细介绍。

1. 窝沟封闭剂的组成 封闭剂通常由有机高分子树脂、稀释剂、引发剂和一些辅助剂(如溶剂、填料、氟化物、涂料等)组成。

（1）树脂基质:为封闭剂主要成分,目前广泛使用的是双酚 A- 二甲基丙烯酸缩水甘油酯。

（2）稀释剂:常在树脂基质中加入一定量活性单体作为稀释剂,以降低树脂黏度。一般有甲基丙烯酸甲酯、二缩三乙二醇双甲基丙烯酸酯、甲基丙烯酸缩水甘油酯等。

（3）引发剂:可分为自凝引发剂与光固引发剂两种,前者常由过氧化苯甲酰(BPO)和芳香胺,如 N-N 二羟乙基对甲苯胺(DHPT)组成。光固引发剂中,采用 α- 二酮类光敏剂如樟脑酯。

2. 封闭剂的类型与特点 封闭剂依照固化方式可以分为光固化(light-autopolymerization, light-cure)与自凝固化(autopolymerization)两种,其中有些封闭剂添加了一定量的填料或染料,或两者兼有之。

光固化封闭剂目前常用的光源为 430～490nm 的可见光。可见光光固化封闭剂的优点是:①抗压强度较大且封闭剂表面光滑,可在医师认为适当的时间使封闭剂固化,且花费时间较少(10～20秒);②操作方便,容易掌握,不需调拌,克服了自凝固化时易产生气泡的现象及固化过快或太慢的缺点,但操作需要特殊设备——光固化机,在使用可见光固化机时,其波长、光密度与固化深度和硬度有关,应注意其性能。

自凝固化的方法不需要特殊设备,花费较少。但由于涂布前调拌混合树脂基质与催化剂,材料经聚合反应在 1～2 分钟内即固化,因此调拌后术者须及时涂布,在规定时间内完成操作过程,否则就会由于操作时间长,在未涂布时就开始固化,或增加污染的机会而影响到封闭的质量。此外,调拌过程也可能产生气泡。

为了提高封闭剂的压缩强度、硬度和耐磨性,有的封闭剂中还会加一定量的填料,其粘接强度、固化时间和保留率不受影响。有的专家认为,加填料的光固化封闭剂较无填料的封闭剂更好,但加入填料后,封闭剂的流动性会受到些影响。

封闭剂可以是无色透明的,但为了便于检查识别保存率,可在封闭剂中加入少量染料。常见者为白色、红色、粉色、蓝色等,加入染料后其防龋效果与保留率无明显区别。

（三）窝沟封闭的操作方法与步骤

窝沟封闭的操作可分为清洁牙面、酸蚀、冲洗和干燥、涂布封闭剂、固化、检查六个步骤(图 6-5)。封闭是否成功依赖于每一个步骤的认真操作,这是封闭剂完整保留的关键。尽管操作并不复杂,但对每一步骤及细节的注意是绝对必要的。

1. 清洁牙面 酸蚀与封闭前首先应对牙面,特别是窝沟做彻底清洁,方法是在低速手机上装好锥形小毛刷或橡皮杯,蘸上适量清洁剂来回刷洗牙面(也可不使用清洁剂,蘸水后进行清洁),同时使用探针清洁窝沟。清洁剂可以用浮石粉或不含氟牙膏,要注意不使用含有油质的清洁剂或过细磨料。彻底冲洗牙面后应冲洗漱口,再用尖锐探针清除窝沟中残余的清洁剂。

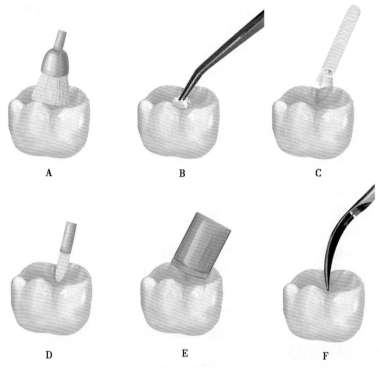

图 6-5　窝沟封闭操作示意图

A. 清洁牙面　B. 酸蚀　C. 冲洗和干燥　D. 涂布封闭剂　E. 固化　F. 检查

2. 酸蚀　清洁牙面后即用棉纱球或棉卷隔湿，将牙面吹干后用细毛刷、小棉球或小海绵块蘸上酸蚀剂放在要封闭的牙面上。酸蚀剂可为磷酸液或含磷酸的凝胶，酸蚀面积应大于接受封闭的范围，一般为牙尖斜面 2/3。恒牙酸蚀的时间一般为 20～30 秒，乳牙酸蚀 60 秒。注意酸蚀过程中不要擦拭酸蚀牙面，因为这样会破坏被酸蚀的牙釉面，降低粘接力。放置酸蚀剂时要注意酸的用量适当，不要溢出到口腔软组织，还要注意避免产生气泡。

3. 冲洗和干燥　酸蚀后用水彻底冲洗，通常用水枪或注射器加压冲洗牙面 10～15 秒，边冲洗边用吸唾器吸干，去除牙釉质表面的酸蚀剂和反应产物。如用含磷酸的凝胶酸蚀，冲洗时间应加倍。冲洗后立即更换干棉球或干棉卷隔湿，随后用无油无水的压缩空气吹干牙面约 15 秒，也可采用挥发性强的溶剂如无水酒精、乙醚辅助干燥。

封闭前保持牙面干燥，不被唾液污染是封闭成功的关键。实践证明使用棉卷可做到很好的隔湿，其他还可使用专用吸唾器或橡皮障等。

酸蚀牙面干燥后呈白垩色外观，如果酸蚀后的牙釉质没有这种现象，应重复酸蚀。操作中要确保酸蚀牙面不被唾液污染，如果发生唾液污染，则应再冲洗牙面，彻底干燥后重复进行酸蚀操作。

4. 涂布封闭剂　采用自凝封闭剂时，每次封闭前要取等量 A、B 组分（分别含有引发剂和促进剂）调拌混匀。调拌时要注意掌握速度以免产生气泡，影响固化质量。自凝封闭剂固化时间一般为 1～2 分钟，通常调拌 10～15 秒。A、B 组分一经混合，化学反应即刻开始，完全混匀后在 45 秒内即应涂布，此后自凝封闭剂进入初凝阶段，黏度增大，流动性降低，故调拌涂布要掌握好时机，在初凝阶段前完成。涂布后不要再污染和搅动。

光固化封闭剂不需调拌，直接取出涂布在牙面上，然后使用光固化机固化，由于光固化封闭剂在自然光下也会逐渐凝固。如连续封闭多颗牙，注意不宜取量过多或避免已取出封闭剂暴露（时间过长可以使用暗盒储存）。

涂布方法：用细刷笔、小海绵或制造厂家的专用供应器，将封闭材料涂布在酸蚀的窝沟点隙处。注意使封闭剂渗入窝沟，使窝沟内的空气排出。在不影响咬合的情况下尽可能有一定的厚度，有时可能会有高点，需要调𬌗。如果涂层太薄就会缺乏足够的抗压强度，容易被咬碎，导致封闭剂脱落。

5. 固化　自凝封闭剂涂布后 1～2 分钟即可自行固化。光固化封闭剂涂布后，立即用可见光源照射。照射距离约离牙尖 1mm，照射时间要根据采用的产品类型与可见光源性能决定，一般为20～40 秒。照射的部位要大于封闭剂涂布的部位。

6. 检查　封闭剂固化后，用探针进行全面检查，了解固化程度，粘接情况，有无气泡存在，寻找遗漏或未封闭的窝沟并重新封闭，观察有无过多封闭材料及是否需要去除，如发现问题应及时处理。如检查发现𬌗面有咬合高点，应调整咬合。封闭后还应定期（3 个月、0.5 年或 1 年）复查，观察封闭剂保留情况，脱落时应根据脱落的情况做相应处理或重新封闭。

四、窝沟封闭的临床效果和评价

窝沟封闭的防龋效果和窝沟封闭的成功与否直接相关，在窝沟封闭一定的时间后需要对窝沟封闭的保留情况进行检查，进行临床效果评价。

（一）临床效果评价方法

窝沟封闭的临床效果评价，常采用封闭剂保留率和龋降低率两个指标。很多窝沟封闭剂的研究设计采用自身半口对照方法，这样可以大大减少样本量。方法是在口内选择一对同名牙（如两侧下颌第一恒磨牙），随机选择一颗牙做封闭，另一颗牙作为对照不做处理，经过一定时间之后评价封闭剂的保留率，并与对照牙比较计算龋降低率。封闭剂保留率的统计常以牙为单位，可分为完整、部分脱落、全部脱落三种情况，分别计算所占总封闭牙的百分比。

计算封闭剂保留率的公式如下：

$$封闭剂保留率 = \frac{封闭剂保留的牙数}{已封闭的总牙数} \times 100\%$$

龋齿降低率的计算，可采用龋齿降低相对有效率和龋齿降低实际有效率。计算公式分别如下：

$$龋降低相对有效率 = \frac{对照组龋齿数 - 试验组龋齿数}{对照组龋齿数} \times 100\%$$

$$龋降低实际有效率 = \frac{对照组龋齿数 - 试验组龋齿数}{已封闭的总牙数} \times 100\%$$

Weintraub 在 1989 年对之前 20 年间发表的临床研究进行了总结（表 6-1），所列举的保留率为完全保留，龋发生以及龋降低的预防效果。临床研究结果表明，单次封闭操作即有显著的预防窝沟龋的作用。耐磨性很小的树脂材料在 7 年之后仍然有 2/3 完全保留，50% 在 10 年后仍然完全保留。同时也注意到即使封闭剂部分脱落或完全脱落，仍然有防龋作用。说明这些已做封闭的牙虽然在临床上观察不到封闭剂，但其仍存在于窝沟深处，起到保护的作用。

表 6-1　窝沟封闭剂完全保留率、龋发生率及龋降低率

年份	完全保留率	龋发生率	龋降低率
1 年	92%	4%	83%
2 年	85%	7%	81%
3 年	71%	14%	69%
4 年	71%	23%	62%
5 年	67%	26%	55%
6 年	67%	27%	56%
7 年	66%	31%	55%
10 年	57%	22%	68%

注：Weintraub. The effectiveness of pit and fissure sealants. J Public Health Dent, 1989, 49: 317.

关于窝沟封闭保留率的研究发现，窝沟封闭的保留率，年龄大的儿童较年龄小的高，下颌牙较上颌牙高，恒牙较乳牙高，前磨牙较磨牙高，𬌗面较颊舌沟高。封闭的成功在于牙的选择、术者训练程度、临床操作技术、工作态度等因素。在临床开展窝沟封闭时，如能 6～12 个月随访，对封闭

剂脱落的牙重新封闭,将会得到更满意的效果。研究结果还表明防龋效果与保留率直接相关,只要封闭剂完整保留,就能达到理想的防龋效果。

美国牙医学会(ADA)在 2009 年发表了针对窝沟封闭防龋效果的回顾性研究(表 6-2)。

表 6-2　不同研究对象的窝沟封闭防龋效果(ADA)

研究对象	观察时间(年)	保留率	龋齿降低率
儿童和成年人	1		86%
	2		78.6%
	4		58.6%
儿童第一恒磨牙	4		76.3%
	9		65%
乳磨牙	1	74.0%~96.3%	
	2.8	70.6%~76.5%	

使用玻璃离子作封闭剂的研究结果各不相同,12 个月保留率的报道在 39% 到 82% 之间,3 年后的保留率报道仅有 16%。虽然脱落率比较高,但龋的发生在 1 年后仅有 1%,这可能是由于玻璃离子释放氟,因而对牙釉质有一定程度的保护作用,或者虽然临床上不能观察到用作封闭的玻璃离子,但其可能存在于窝沟深处,依然能起到保护作用。

(二)影响窝沟封闭效果的因素

Liodra 等人(1993)对窝沟封闭防龋效果做了系统评价和 Meta 分析。将 17 项自凝固化封闭剂与 18 项光固化封闭剂的研究结果合并,探讨影响其效果的各种因素。主要结论:①窝沟封闭剂预防龋病是有效的;②自凝固化封闭剂比光固化封闭剂更有效;③封闭剂的效果随着时间而降低;④封闭剂与饮水氟化有肯定的联系;⑤操作人员对封闭效果的影响尚需进一步研究。

第二节　预防性树脂充填

预防性树脂充填是一种充填与窝沟封闭相结合修复小的窝沟龋和窝沟可疑龋的措施。1977 年 Simonsen 提出对小的窝沟龋和窝沟可疑龋进行"预防性树脂充填术"(preventive resin restoration, PRR),为窝沟龋的治疗提供了一种新方法。预防性树脂充填方法是仅去除窝沟处的病变牙釉质或牙本质,根据龋损的大小,采用酸蚀技术和树脂材料充填龋洞并在牙面上涂一层封闭剂,这是一种窝沟封闭与窝沟龋充填相结合的预防性措施。由于不采用传统的预防性扩展,只去除少量的龋损组织后即用复合树脂或玻璃离子材料充填龋洞,保留了更多的健康牙体组织,同时又阻止了早期龋的发展。

预防性树脂充填的优点是使用复合树脂或玻璃离子材料作为充填剂与牙釉质机械或物理性的结合,再与封闭剂化学性粘接,以减少微渗漏产生的可能性。

自从 1978 年开始采用预防性树脂充填技术以来,对该技术的保留率与龋发生率进行了长期的临床研究观察(表 6-3)。结果表明,预防性树脂充填与窝沟封闭的保留率相似,较单纯封闭的防龋效果更好。同时证明,预防性树脂充填是处理局限于窝沟的早期龋的一种较理想的临床技术。

表 6-3　预防性树脂充填保留率、完全脱落率及龋病发生率

封闭后的年份	保留率		完全脱落率	龋病发生率
	完全保留	部分保留		
5 年	76%	19%	4%	6%
5 年	72%	22%	6%	7%
6.5 年	65%	19%	15%	11%

注: Houpt M, et al. Pediatr Dent, 1988, 10: 304.

一、预防性树脂充填的适应证

1. 深的点隙窝沟有患龋倾向,可能发生龋损。
2. 沟裂有早期龋迹象,牙釉质混浊或呈白垩色。
3. 殆面窝沟和点隙有龋损能卡住探针。

二、预防性树脂充填的分类

基于龋损范围、深度和使用的充填材料,可将预防性树脂充填分为以下三种类型:

1. **类型 A**　需用最小号球钻去除脱矿牙釉质,用不含填料的封闭剂充填。
2. **类型 B**　用小号或中号球钻去除龋损组织,洞底基本在牙釉质内,通常用流动树脂材料充填。
3. **类型 C**　用中号或较大球钻去除龋损组织,洞底已达牙本质故需垫底,涂布牙本质或牙釉质粘接剂后用复合树脂材料充填,其余窝沟做封闭。

三、操作步骤

预防性树脂充填除了去除龋坏组织和使用粘接剂外,其操作步骤与窝沟封闭相同。

1. 用手机去除点隙窝沟龋损组织,球钻大小依龋坏范围而定,不作预防性扩展。
2. 清洁牙面,彻底冲洗干燥、隔湿。
3. C 型在酸蚀前应将暴露的牙本质用氢氧化钙垫底。
4. 酸蚀殆面及窝洞。
5. A 型只需用封闭剂涂布殆面窝沟及窝洞;B 型用流动树脂材料或加有填料的封闭剂充填,固化后在殆面上涂布一层封闭剂;C 型在窝洞内涂布一层牙釉质粘接剂后用后牙复合树脂充填。
6. 术后检查充填及固化情况,有无漏涂、咬合是否过高等。

操作中术者应特别注意避免唾液污染酸蚀后的牙釉质和保持酸蚀面绝对干燥。

第三节　非创伤性修复治疗

非创伤性修复治疗(atraumatic restorative treatment,ART)指使用手用器械去除龋损组织,然后用有粘接性、耐压和耐磨性能较好的新型玻璃离子(glass-ionomer)材料充填龋洞的技术。ART 具有的优点:不需电动口腔科设备、术者容易操作、患者易于接受、避免去除过多牙体组织、玻璃离子中氟离子的释放可使牙本质硬化以阻止龋的发展、兼有治疗和预防效果等。该项技术适合在偏远山区、农村等缺少电力和复杂口腔科设备的地区使用,因此得到世界卫生组织的推荐,已先后在许多国家得到推广。

一、ART 的适应证及操作方法

(一)适应证
适用于无牙髓暴露、无可疑牙髓炎的恒牙和乳牙的中小龋洞,能允许最小的挖器进入。

(二)基本材料和器械
1. **材料**　玻璃离子粉、液,牙本质处理剂。
2. **器械**　口镜、镊子、探针、调拌纸、调拌刀、挖匙、牙用手斧(或称锄形器)、雕刻刀等。治疗的成功有赖于操作者掌握各种不同器械的作用和正确的使用。

口镜:牵拉口角,反射光线到术区,观察龋损牙。

探针:探查龋损牙,但髓腔暴露时不应直接进行探查。

镊子:从盘中取用棉卷或棉球。

挖匙:去除软的腐质,清洁窝洞;一般分为 3 个号,小号直径 0.6～1.0mm,中号直径 1.5mm,大号直径 2.0mm。

牙用斧形器或锄形器：扩展洞形，用于进一步扩大洞口使挖器易于进入。

玻璃盘和调拌刀：用于混合玻璃离子材料。

雕刻刀：有两种作用，扁平的一端用于将材料放入龋洞，尖锐的一端用于去除多余的充填材料及修复牙的外形。

树脂条和 T 形带：用于恢复牙的邻间隙外形，前者用于恒牙，后者用于乳牙。

木楔：用于放入邻面固定树脂条，使材料不压入牙龈，预防悬突，应用软木制成。

（三）操作步骤

1. 备洞 使用棉卷隔湿保持干燥，用湿棉球擦去牙面菌斑，再用干棉球擦干表面，确定龋损大小；如牙釉质开口小，使用牙用斧形器扩大入口，使用湿棉球去除破碎牙釉质，再用棉球擦干；洞口大到挖匙能进入，湿润龋洞，用挖匙去除腐质，进一步扩大龋洞进口，将腐质去除干净；用棉球保持龋洞干燥清洁；要求患者咬合，观察牙是否接触龋洞，这有助于充填后修整及调整咬合。应注意：使用挖匙应垂直围绕洞的边缘转动；接近牙髓腔的牙本质应保留，避免牙髓暴露；在用挖匙去除龋损组织时应及时清洁器械。

2. 清洁 用处理剂清洁窝洞以促进玻璃离子材料与牙面的化学性粘接。处理剂一般为弱聚丙烯酸（10%）。用小棉球或小海棉球蘸一滴涂布全部窝洞 10 秒，立即冲洗二次。如窝洞被血及唾液污染，及时止血，冲洗并干燥，用干棉卷隔湿再涂处理剂。

3. 混合与调拌 根据厂家推荐的粉液比例，将粉在调拌纸上分为两等份，将液体瓶水平放置片刻使空气进入瓶底，然后将一滴液体滴到调拌纸上。使用调拌刀将粉与液体混合而不要使其到处扩散。当一半粉剂湿润后，再混合另一半粉。调拌应在 20～30 秒内完成，然后尽快将调拌好的材料放入要充填的洞内。充填应在材料失去光泽之前进行，如果材料已经失去光泽变干，应重新调拌。

注意事项：仅在调拌时才打开包装瓶，取出粉、液，使用之后将装粉剂的瓶盖旋紧，以防受潮。并立即将器械上的材料去除干净或放入水中，便于清洁。

4. 充填

（1）单面洞：注意工作环境保持干燥，用棉球擦干龋洞，调拌好玻璃离子后用雕刻刀钝端将其放入备好的洞内，用挖匙凸面压紧玻璃离子。注意避免气泡，充填材料稍高于牙面、包括将余下的点隙窝沟一并充填。

在充填材料失去光泽之前，将戴手套的手指涂少许凡士林放在其上向龋洞内紧压，使玻璃离子进入龋洞内，当材料不再有黏性后再移开手指（约 30 秒）。用器械去除多余材料，使用凡士林覆盖玻璃离子表面，维持充填物干燥时间 30 秒。充填后用咬合纸检查咬合情况，如咬合高用器械去除多余材料，调整到正常咬合，再涂一层凡士林。最后让患者漱口并嘱患者一小时内不要进食。

（2）复面洞：复面洞充填与单面洞操作基本相同，一般将复面洞区分为前牙和后牙，通常复面洞龋损较大并涉及多个牙面。因此，充填时应特别注意确保充填体外形正常。

1）前牙复面洞充填：使用棉卷保持工作环境干燥；用棉球擦干龋洞；在牙的邻面正确放置成形片使充填体符合设计的邻面外形；将软木楔放置在牙龈缘之间保持成形片位置；根据前述方法调拌玻璃离子并稍许超填；使用手指紧紧平行牙面方向压住成形片，围绕唇面将其紧紧裹住使材料进入龋洞，用大拇指紧约 30 秒直到材料固化。此时充填体将接近正常外形。去除成形片，用雕刻刀去除多余材料，检查咬合并再涂一层凡士林。最后请患者漱口并嘱患者一小时内不要进食。

2）后牙复面洞充填：乳后牙不一定要求完全修复邻面外形。保持充填牙干燥、涂处理剂，放置成形片，将木楔放在牙龈缘支持成形片保持接触点；使用玻璃离子充填龋洞并涂凡士林；使用雕刻刀去除多余材料以保证对颌牙不破坏修复体，与对颌牙不接触为好。修整邻面牙龈缘，需要时再涂凡士林，保持充填体干燥 30 秒。最后让患者漱口并嘱患者一小时内不要进食。

二、ART 的优点

1. 符合现代预防观点，现代的口腔健康观念最重要的是预防而不是充填治疗。ART 技术符合现代预防基本观点，采用有粘接性的玻璃离子材料，要求最少的洞型预备，最少的牙体损伤以尽可能保存完好的牙体组织。

2．采用手用器械，不需要电源，不需要昂贵的口腔设备。

3．可随身携带，操作者能采用任何形式的交通工具，如自行车，就可以到患者生活的环境中工作，如老年居民家中，交通不便的地方，到社区、学校、家庭中提供口腔治疗。

4．操作简单、易学，研究表明由口腔医师和护士完成的治疗结果相似。有研究指出，由医师和经过训练的学校老师所做的非创伤性充填和玻璃离子窝沟封闭效果相似。

5．控制交叉感染的方法简便，不需要高压消毒的手机，每次使用后，手用器械容易清洁和消毒。

6．患者容易接受，没有令人恐惧的口腔科设备和口腔科操作，也没有牙钻或吸唾器的噪音，减少了患者的心理创伤。这种治疗尤其在儿童中更易得到普及。

7．玻璃离子中氟离子的释放能预防和阻止龋病，有助于牙体组织的健康。

总之，ART 最大的优点是使口腔医师可以离开诊所深入到患者生活的环境，让更多的人们获得口腔保健的机会。

第四节　树脂渗透术

树脂渗透术是避免磨除牙体组织的一种新型微创治疗方法。早期龋病的树脂渗透术是指将低黏度、高渗透性的树脂渗透到龋损体部，以阻塞因脱矿而产生的微孔和晶间空隙，可治疗早期龋的白垩色病变，改善患牙的美观性，并阻断早期龋继续发展。

一、作用机制

龋病形成初期，在酸等因素的作用下，牙釉质表层出现脱矿，形成许多微小孔隙，这些微小孔隙相互连通构成"微孔网络"，它是酸和溶解矿物质的扩散通道，也是低黏度液体发生虹吸的通道。低黏度、高渗透性流动树脂可由此渗透到脱矿牙体组织中，填充这些微孔，封闭酸和细菌进入牙体组织的路径，阻断龋病进展；还可以为牙体组织提供机械性的支持，阻止牙釉质表层塌陷、龋洞形成。

二、适应证

树脂渗透治疗仅适用于尚未形成龋洞的、病损范围局限于牙釉质表层至牙本质浅 1/3 的邻面及光滑面早期龋，而不适合治疗早期窝沟龋。它的优点是可以稳定脱矿龋损，保存硬组织，永久封闭牙釉质表面微孔，阻止病变发展，无术后敏感及牙髓感染风险，降低龈炎和牙周炎的概率。其用于正畸患者的白垩色脱矿唇面时，美观效果好，患者接受度高。

三、临床操作方法

1．术前先清洁患牙及邻牙，橡皮障隔离操作区域。

2．涂布 15% 盐酸凝胶，酸蚀 2 分钟，大量清水加压冲洗。

3．干燥牙面，无水乙醇注入病变区保持 30 秒，吹干术区，涂布渗透树脂 30 秒，避光静置 3 分钟，牙线清理邻面多余树脂，光固化 40 秒，重复涂布，静置 1 分钟，清理干净后光固化 40 秒。

4．拆除橡皮障后抛光牙面。

使用渗透树脂应常规使用橡皮障隔离术区，避免盐酸凝胶酸蚀邻牙、灼伤黏膜，同时可以有效隔离唾液，防止污染牙面。酸蚀后的牙釉质表面呈白垩色，如未呈现白垩色应重新酸蚀。渗透树脂涂布后充分静置，重复涂布有利于树脂渗透至病变深部，光固化灯应尽量贴近牙面进行固化。

四、临床效果及影响因素

渗透树脂治疗效果受到多方面因素的影响：①患牙釉质表面孔隙状况，如数量、体积均会影响渗透治疗的效果；②材料的物理性质，如树脂动态黏度、表面张力、渗透时间、渗透深度等。乙醇作为溶剂加入渗透树脂中，能使渗透剂黏度降低、接触角减小，从而显著提高树脂的渗透系数，增加渗透深度,但不能增加显微硬度。低黏度树脂在早期龋损中的渗透深度和渗透率直接决定其抑制脱矿的效果和为牙体组织提供机械支持的能力。渗透系数及病损区微孔隙率与渗透深度、渗透率呈正相关。

小结

本章介绍了窝沟封闭、预防性树脂充填、非创伤性充填以及树脂渗透术。应了解儿童牙面龋的患病状况及其特点,熟悉窝沟封闭的有关问题,掌握窝沟封闭、预防性树脂充填、非创伤性修复治疗和树脂渗透术的适应证、临床应用、操作步骤以及各种方法的特点。

（胡德渝 卢友光）

参考文献

1. MESSER L B, CALACHE H, MORGAN M V. The retention of pit and fissure sealants placed in primary school children by Dental Health Services, Victoria. Australian Dental Journal, 1997, 42（4）: 233-239.
2. SONGPAISAN Y, BRATTHALL D, PHANTUMVANIT P, et al. Effects of glass ionomer cement, resin-based pit and fissure sealant and HF applications on occlusal caries in a developing country field trial. Community Dentistry & Oral Epidemiology, 1995, 23（1）: 25-29.
3. WILLIAMS B, LAXTON L, HOLT R D, et al. Fissure sealants: A 4-year clinical trial comparing an experimental glass polyalkenoate cement with a bis glycidy1 methacrylate resin used as fissure sealants. Br Dent J, 1996, 180（3）: 104.
4. SIMONSEN R J, STALLARD R E. Sealant-restorations utilizing a diluted filled composite resin: one year results. Quintessence Int Dent Dig, 1977, 8（6）: 77-84.
5. GOOCH B F, GRIFFIN S O, GRAY S K, et al. Preventing dental caries through school-based sealant programs: updated recommendations and reviews of evidence. J Am Dent Assoc, 2009, 140（11）: 1356-1365.
6. FRENKEN J E, HOLMGREN C J. 龋病非创伤性充填. 胡德渝, 主译. 成都: 四川科学技术出版社, 2001.
7. MEJÀRE I, LINGSTRÖM P, PETERSSON L G, et al. Caries-preventive effect of fissure sealants: a systematic review. Acta Odontol Scand, 2003, 61（6）: 321-330.
8. AHOVUO-SALORANTA A, HIIRI A, NORDBLAD A, et al. Pit and fissure sealants for preventing dental decay in the permanent teeth of children and adolescents. Cochrane Database Syst Rev, 2004, 3: CD001830.
9. LLODRA J C, BRAVO M, DELGRADO-RODRIQUEZ M, et al. Factors influencing the effectiveness of Sealants-a meta-analysis. Community Dent Oral Epidemiol, 1993, 21（5）: 261-268.
10. MULLER-BOLLA M, LUPI-PÉGURIER L, TARDIEU C. Retention of resin-based pit and fissure sealants: A systematic review. Community Dent Oral Epidemiol, 2006, 34（5）: 321-336.
11. SIMONSEN R J. Pit and fissure sealant: review of the literature. Pediatr Dent, 2002, 24（5）: 393-414.
12. SIMONSEN R J, NEAL R C. A review of the clinical application and performance of pit and fissure sealants. Aust Dent J, 2011, 56（Suppl 1）: 45-58.
13. MICKENAUTSCH S, MOUNT G, YENGOPAL V. Therapeutic effect of glass-ionomers: an overview of evidence. Aust Dent J, 2011, 56（1）: 10-15.
14. SASA I, DONLY K J. Sealants: a review of the materials and utilization. J Calif Dent Assoc, 2010, 38（10）: 730-734.
15. JAMES P, PARNELL C, WHELTON H. The caries-preventive effect of chlorhexidine varnish in children and adolescents: a systematic review. Caries Res, 2010, 44（4）: 333-340.
16. FONTANA M, ZERO D T, BELTRÁN-AGUILAR E D, et al. Techniques for assessing tooth surfaces in school-based sealant programs. J Am Dent Assoc, 2010, 141（7）: 854-860.
17. LYGIDAKIS N A, WONG F, JÄLEVIK B, et al. Best Clinical Practice Guidance for clinicians dealing with children presenting with Molar-Incisor-Hypomineralisation（MIH）: An EAPD Policy Document. Eur Arch Paediatr Dent, 2010, 11（2）: 75-81.
18. FRENCKEN J E, LEAL S C. The correct use of the ART approach. J Appl Oral Sci, 2010, 18（1）: 1-4.
19. HIIRI A, AHOVUO-SALORANTA A, NORDBLAD A, et al. Pit and fissure sealants versus fluoride varnishes for preventing dental decay in children and adolescents. Cochrane Database Syst Rev, 2010, 17（3）: CD003067.

20. GOOCH B F，GRIFFIN S O，GRAY S K，et al. Preventing dental caries through school-based sealant programs：updated recommendations and reviews of evidence. J Am Dent Assoc，2009，140（11）：1356-1365.

21. WRIGHT J T，CRALL J J，FONTANA M，et al. Evidence-based clinical practice guideline for the use of pit-and-fissure sealants：A report of the American Dental Association and the American Academy of Pediatric Dentistry. J Am Dent Assoc，2016，147（8）：672-682.

22. DEERY C. Clinical Practice Guidelines Proposed the Use of Pit and Fissure Sealants to Prevent and Arrest Noncavitated Carious Lesions. J Evid Based Dent Pract，2017，17（1）：48-50.

学习笔记

第七章

牙周病的预防

>> **提要**

　　本章主要介绍了牙周病分级预防的概念和主要措施。菌斑控制是预防龈炎和牙周炎最主要的措施。消除局部刺激因素、控制相关危险因素和提高宿主的抵抗力是牙周炎预防的有效措施。

　　牙周病是一种多因素疾病,牙菌斑生物膜是主要的致病因素。牙菌斑生物膜内的细菌及其产物是引发牙周病必不可少的始动因子,它们直接或间接地参与了牙周病发生发展的全过程。同时,牙周病的发生和发展还受其他局部刺激因素的影响和全身因素的调控,各因素之间相互联系、互为协同,或又相互影响、互为拮抗。因此,细菌、宿主和环境三方面决定了牙周感染能否形成。影响牙周动态平衡的一些局部刺激因素可增强细菌的积聚和侵袭力;宿主免疫反应过程中产生的一些细胞因子等可介导牙周结缔组织和骨组织的破坏;一些全身促进因素可降低宿主的防御力或加重牙周组织的炎症反应。

第一节　牙周病的分级预防

　　与牙菌斑生物膜有关的龈炎是可以预防、可以治愈的,绝大多数的慢性牙周炎也是可以预防和控制的。牙周病的预防应遵循三级预防的原则,强调一级预防措施。菌斑控制是预防龈炎和牙周炎最主要的措施。消除局部刺激因素、控制相关危险因素和提高宿主的抵抗力是牙周炎预防的有效措施。

　　牙周病的一级预防是指在疾病发生之前,去除炎症始动因子和局部危险因素,包括个人一生中不断地彻底地清除菌斑,保持牙面的清洁;定期接受口腔专业人员的预防性清洁术;修复牙周组织的解剖缺陷或异常、调𬌗、纠正不良习惯、修整不良修复体等。一级预防包括所有针对牙周病的病因和危险因素采取的干预措施。

　　牙周病的二级预防是在疾病发生的早期,早发现、早诊断、早治疗。刷牙出血是龈炎的指征,出现刷牙出血的症状要尽早就诊。牙周病的早期,通过口腔专业人员的龈上洁治术、龈下刮治术及根面平整等措施,改善牙周组织的健康状况。早期的牙周炎是可以控制的。二级预防的效果是在一级预防基础上取得的,其远期效果与患者是否能长期坚持各种预防措施有关。牙周病的三级预防是指牙周组织遭到破坏,牙周病发展到严重和晚期阶段所采取的治疗措施以及修复失牙,重建功能。并通过随访、牙周维护治疗,维持其疗效,预防复发。同时,还应治疗相关的全身性疾病,如糖尿病,增强牙周组织的抵抗力。

　　总之,牙周疾病的预防需要健康教育和具体预防措施相结合,个人自我口腔保健与专业口腔维护相结合,而且其效果更有赖于患者对家庭防护措施的坚持和正确实施。

第二节　控　制　菌　斑

　　牙菌斑生物膜是口腔中不能被水冲去或漱掉的细菌性斑块,是黏附牙面的软而未矿化的细菌性群体,是口腔细菌生存、代谢和致病的基础。在经过彻底清洁的牙面上,数分钟内便可形成一层透明、无细胞、无细菌的非均质性薄膜,1 小时后即可有细菌选择性黏附,细菌通过黏附和共聚有序地相互连接、增殖,从而导致菌斑不断增厚,12 小时后便可被菌斑染色剂所染色显示出来。菌斑控制需要一生中不断地、长期坚持和终生实施,才能有效地维护口腔健康,预防口腔疾病。

要达到控制菌斑的目的,必须掌握对菌斑的临床评估方法,以了解牙面的清洁状态,菌斑的控制程度,指导有效清除菌斑、评价菌斑控制效果。

一、显示菌斑的方法

画廊:ER7-1
常用的菌斑显示液和显示片

常用的菌斑显示剂有赤藓红、碱性品红、荧光素钠等制成的溶液或片剂。荧光素钠在特殊的蓝色光源下,菌斑显出黄色,因此,荧光素钠制成的菌斑显示液需要在蓝相光固化灯下观察。

(一)溶液使用方法
溶液使用方法有两种:

1. 棉球涂布法　将蘸有菌斑显示液的小棉球轻轻涂布于全口牙的唇(颊)舌(腭)面,漱口 1 分钟后,牙面的菌斑即可着色,显示为红色。

2. 舌尖法或漱口法　将菌斑显示液滴在患者舌尖数滴,让其用舌尖舔各牙面,或将菌斑显示液稀释后漱口,菌斑即可被显示。

目前还有一种即用型菌斑显示棉签(图 7-1),使用低浓度的菌斑显示液,便于家长使用菌斑显示棉签监督儿童刷牙效果。使用方法是掰断棉签标有红色标识线的一端,棉签中的菌斑显示液自动流到另一端,将浸有菌斑显示液的棉签轻轻涂布于全口牙的唇(颊)舌(腭)面,然后漱口。

(二)片剂使用方法

菌斑显示片需要咀嚼 30～60 秒后,用舌尖舔到各牙面,然后漱口,菌斑即可被显示。菌斑显示片主要成分为荧光素二钠盐,个别人可能对显示剂中的某些成分发生过敏反应,故使用前要仔细询问过敏史。儿童要在家长的监督下使用。

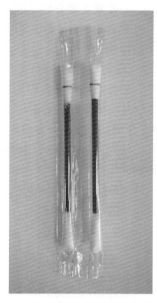

图 7-1　即用型菌斑显示棉签

二、菌斑控制的临床评估

菌斑的有效控制需要医师和患者的共同努力,但在更大程度上依赖患者的自我保健意识和行动,让患者亲眼看到菌斑的存在有利于调动患者清除菌斑的积极性。

国际上广泛采用菌斑记录卡来记录菌斑的量和分布,并评价菌斑控制效果(图 7-2)。

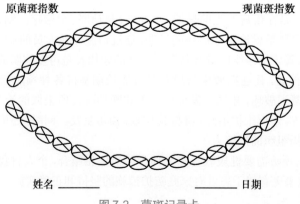

图 7-2　菌斑记录卡

记录方法:每颗牙分 4 个牙面(唇面、舌面、近中面、远中面),凡显示有菌斑的牙面,在记录卡中相应部位的格内画横道,用"一"表示;凡未萌出或缺失的牙,用"×"表示(图 7-3)。

学习笔记

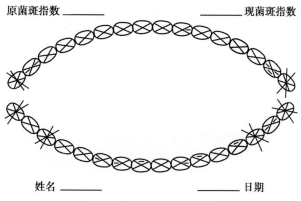

原菌斑指数 _____　　　　_____ 现菌斑指数

姓名 _____　　　　_____ 日期

图 7-3　菌斑控制效果图

菌斑百分率的计算方法如下：

1. 受检牙面数 = 受检牙总数 × 4

2. 菌斑百分率 =（有菌斑牙面数 / 受检牙面数）× 100%

菌斑记录卡能反映患者自我菌斑控制效果。通常，在首次菌斑染色记录时，菌斑百分率较高，但接受口腔卫生指导后，若能认真有效刷牙，菌斑百分率会明显下降。若菌斑百分率达到 20% 以下，可认为菌斑基本被控制。

菌斑控制的效果评价还可选择简化口腔卫生指数、Silness 和 Loe 菌斑指数、Turesky 改良的 Q-H 菌斑指数等。

三、菌斑控制的方法

去除菌斑需要采用机械性措施，如刷牙、使用牙线等邻面清洁工具等。化学制剂通常只起辅助作用。常规的漱口是利用水在口内流动的冲击力去除滞留的食物残屑，一过性减少口腔微生物的数量，保持口腔清新，但漱口的力量不足以去除菌斑。

（一）刷牙

刷牙被普遍认为是维护口腔卫生、机械性去除菌斑和软垢最常用、最有效的方法。刷牙适用于所有人群。刷牙是自我口腔保健的主要手段，使用设计合理的牙刷和科学的刷牙方法能有效地清除菌斑，通常建议每天早晚刷牙，也可午餐后增加一次。但与刷牙次数相比，更应强调刷牙的效果。

刷牙虽然是维护口腔卫生的有效方法，但仅靠刷牙通常只能清除唇（颊）舌（腭）面和咬合面的菌斑，不足全口菌斑的一半，难以清除邻面菌斑。因此，除了刷牙外，还需要采用一些特殊的邻面清洁工具如牙线、牙间隙刷等帮助去除牙间隙的菌斑及软垢。

（二）牙线

牙线（dental floss）是由多股平行排列的尼龙丝组成，也可用细丝或涤纶线制成。有含蜡或不含蜡牙线，也有含香料或含氟牙线，还有一种膨胀牙线（puffy floss），专用于清洁义齿桥体下的区域，包括桥基牙的邻面（图 7-4）。使用牙线之前，应首先去除牙石，有深牙周袋的需要平整根面，有邻面充填体需要磨光悬突使之与牙齿的解剖外形一致，以免钩住牙线使牙线磨损而易拉断。

1. 牙线的使用方法（图 7-5）

（1）取一段长约 30～40cm 长的牙线，通常是手指捏住牙线的一端，另一端到肘弯部。将牙线的两端合拢打 3 个结形成一个圆圈；或将这段牙线的两端各绕在左右手的中指上。然后用双手的示指和拇指将线圈绷紧，两指间距离 1.0～1.5cm。

（2）对着镜子练习使用牙线，可以清楚地看到每个牙缝的方向。

（3）先在上颌前牙使用牙线，正常情况下，相邻两颗牙紧密接触，牙线要前后做拉锯样动作便可通过邻面接触点，进入牙间隙到达龈缘下，不要过分向下加压，以免损伤牙龈。

（4）将牙线紧贴一侧牙面的颈部，并呈 C 形包绕牙面，使牙线和牙面接触面积最大。

视频：ER7-2
牙线的使用

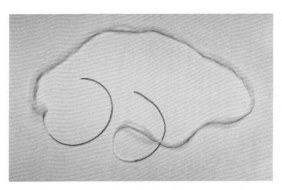

图7-4　膨胀牙线

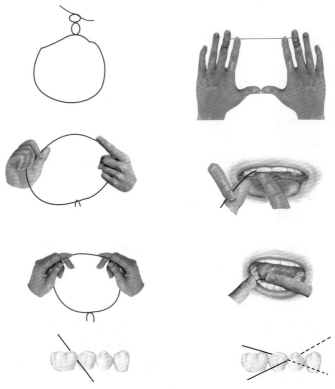

图7-5　牙线的使用方法示意图

（5）牙线紧贴牙面并进入龈缘以下，由龈沟向切（殆）方向移动，以刮除牙面上的菌斑，每个邻面重复3～4次。随即将牙线包绕该牙间隙中的另一侧牙面，重复上述动作。

（6）将牙线从该牙间隙中取出，放入相邻的牙间隙中，重复（4）和（5）步骤。

（7）清洁右侧上颌后牙时，用右手拇指及左手示指绷紧牙线，然后将牙线轻轻从殆面通过两牙之间的接触点，拇指在颊侧协助将面颊牵开。如接触点较紧不易通过时，可做颊舌向拉锯式动作，即可通过。

（8）清洁左侧上颌后牙时转为左手拇指及右手示指执线，方法同上。

（9）清洁所有下颌牙时，可由两手示指执线，将牙线轻轻通过接触点。

如此按照一定的顺序，依次逐个将全口牙的邻面菌斑彻底清除，不要遗漏，包括最后一颗磨牙的远中面。每清洁一个区域的菌斑后，以清水漱口并漱净被刮下的菌斑。牙线对清除牙邻面的菌斑很有效，尤其对牙间乳头无明显退缩的牙间隙最为适用。

2. 使用持线柄　如果手指执线不便，可用持线柄（floss holder）固定牙线，方便牙线通过邻面接触点，清洁邻面（图7-6）。成品的有持线柄的牙线又称叉式牙线，牙线与持线柄在一个平面，或与持线柄垂直。前一种便于清洁前牙；后一种便于清洁后牙。叉式牙线可用于家长帮助儿童清除邻面菌斑。

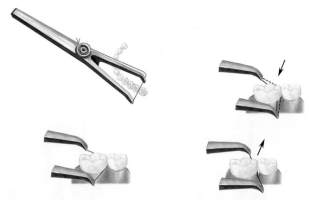

图 7-6　有持线柄牙线的使用方法示意图

（三）牙签

在龈乳头退缩或牙周治疗后牙间隙增大时，可用牙签（toothpick）清洁邻面和根分叉区。常用牙签有木质牙签、塑料签、橡胶牙签（图 7-7）。木质牙签要有足够的硬度和韧性，避免折断；表面要光滑，没有毛刺，以免刺伤牙龈；横断面以扁圆形或三角形为佳。塑料牙签则根据牙间隙和龈乳头的解剖形态，设计成匕首形尖端，刀口圆钝且薄，易于进入牙间隙。橡胶牙签的尖端在塑料牙签的外面包裹一层有弹性的橡胶，避免刺伤牙龈。

使用方法：将牙签以接近水平方向进入牙间隙，牙签尖端指向咬合面，侧面紧贴邻面牙颈部，做颊舌向里外拉动，清除邻面菌斑和嵌塞的食物，然后漱口（图 7-8）。

注意事项：①无龈乳头退缩者，不宜使用牙签；②使用牙签时动作要轻，勿将牙签强行压入健康的龈乳头区，以免损伤牙龈。

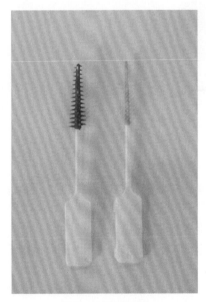

图 7-7　橡胶牙签

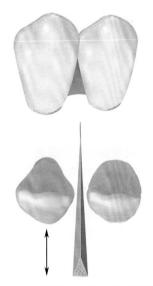

图 7-8　牙签的使用方法示意图

（四）牙间隙刷

牙间隙刷（interdental brush）状似小型的试管刷，为单束毛刷。有粗细、大小之分，种类较多，有刷毛和持柄分开的，有刷毛和持柄固定的；刷毛和持柄固定在一起的牙间隙刷，其刷毛和持柄间呈各种角度，如直的、钝角的、圆弧弯曲的（图 7-9）。

牙间隙刷适用于牙龈退缩者，也可用于根分叉贯通病变的患牙。例如清除邻面菌斑与食物残渣、矫治器、固定修复体、种植牙、牙周夹板、间隙保持器以及其他常规牙刷难以达到的部位，如前磨牙邻面凹陷处，不论牙线或牙刷都无法清洁，可选用形态适当的牙间隙刷清除根分叉、凹的根

视频：ER7-3
牙间刷的使用

面、最后磨牙远中面等部位的菌斑。当牙排列齐时，口腔内有复杂的修复体或牙龈萎缩、根分叉暴露时，可用特制的牙间隙刷清除邻间污垢，其效果优于牙线。对于牙邻面外形不规则或有凹面时，牙间隙刷较牙签更利于去除菌斑（图7-10）。

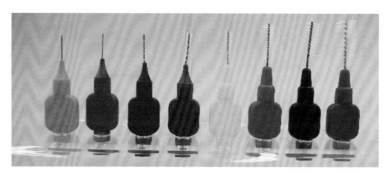

图7-9　牙间隙刷

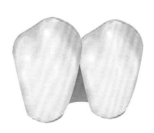

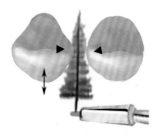

图7-10　牙间隙刷的使用方法示意图

（五）化学制剂控制菌斑

应用有效的化学药物来抑制菌斑的形成或杀灭菌斑中的细菌是控制菌斑的另一条途径。化学制剂必须依靠一些载体，如含漱剂、牙膏、口香糖、牙周袋冲洗液、缓释装置等才能被传递到局部，起到控制菌斑的作用。下面介绍几种常用控制菌斑的化学制剂。

1. 氯己定　又称洗必泰（hibitane），化学名称为双氯苯双胍己烷，是二价阳离子表面活性剂。氯己定的作用机制主要是减少细菌在牙面的黏附和定殖。

氯己定主要用于局部含漱、涂擦和冲洗。常用剂型为0.12%或0.2%的含漱液。使用方法是每天早晚2次，每次10mL，在刷牙和使用牙线之后含漱1分钟，可减少45%~61%的菌斑，减少27%~67%龈炎的发生。

氯己定溶液长期使用可能会出现牙面染色，味苦，轻度黏膜刺激等，应遵医嘱。

2. 酚类化合物　又称香精油（essential oils），主要为麝香草酚、薄荷醇和甲基水杨酸盐混合而成的抗菌制剂，常用作含漱液。每天2次使用含香精油的含漱液与不使用者相比，6个月后可减少28%的菌斑，减少16%的龈炎的发生。

3. 季铵化合物　是一组阳离子表面活性剂，对革兰阳性菌有较强的杀灭作用。常用剂型为0.05%的含漱液，可抑制菌斑的形成和龈炎的发生。

4. 三氯羟苯醚（triclosan）　是一种广谱抗菌剂，主要用于牙膏、含漱液等。

第三节 专业人员的菌斑控制

自我口腔保健的主要内容是菌斑控制,但个人清除菌斑的能力和效果有限,牙的有些部位是很难被清洁干净的。因此,建议每6～12月进行一次口腔检查,由口腔专业人员采用预防性清洁术或龈上洁治术帮助个人彻底去除牙石,清除菌斑。

一、预防性清洁术

预防性清洁术(dental prophylaxis)是口腔专业人员针对牙龈健康者的牙周维护措施。采用洁治和抛光技术去除牙冠上的菌斑、牙石及着色,是为牙龈健康者定期口腔检查时提供的主要口腔卫生服务内容。

预防性清洁术仅用于没有龈下牙石或牙周袋的牙龈健康者。通常是针对能够每6个月进行一次口腔检查、自我口腔清洁效果较好、牙龈组织健康、没有探诊出血、没有超过4mm牙周袋的个体。

操作方法如下:

1. 用菌斑显示剂显示患者菌斑;
2. 指导患者用牙刷清除难刷部位的菌斑;
3. 使用邻面清洁器或牙线清除邻面菌斑;
4. 若有龈上牙石,使用洁治器去除;
5. 用橡皮杯蘸抛光膏清洁、抛光牙面。

二、龈上洁治术

龈上洁治术是由口腔专业人员使用器械去除牙冠和根面牙石的方法,是一项贯穿牙周病三级预防的措施。龈上洁治术比预防性清洁术需要更多的技能和经验。

牙周病患者,无论是活动期还是非活动期,都要面临的疾病结局——全口广泛的牙槽骨丧失和牙周袋形成。牙周病不能被治愈,但大多数情况下可以被控制。因此,对牙周病患者,要通过长期规范的牙周治疗和定期的监测才能有效控制牙周病,而龈上洁治术是最常用的措施之一。

三、牙周维护治疗

牙周维护治疗(periodontal maintenance procedures)也称牙周支持治疗(supportive periodontal therapy,SPT),是牙周治疗如洁治和根面平整之后的随访治疗,目的是去除龈沟区域的菌斑微生物,控制疾病的复发和发展。

经过彻底的牙周洁治,3个月后复查一般没有牙石。当然,有的患者3个月便堆积了大量的牙石,但通常是龈上牙石而非龈下牙石。通常把牙周病控制后的所有随访均称为牙周维护治疗。

牙周维护治疗的内容包括针对已经完成牙周治疗的患者去除牙颈部、牙周袋区域的菌斑,洁治和抛光牙面,牙周评估,以及患者的菌斑控制效果评价。若出现新的牙周病症状或牙周病复发,必须考虑进一步的诊断和治疗。

牙周维护治疗与预防性清洁术是不同的,牙周维护是牙周治疗之后的随访治疗,预防性清洁术是对牙龈健康者的牙周维护;牙周维护治疗与牙周治疗也不同,牙周维护治疗的目的是去除龈沟区域的菌斑微生物,而牙周治疗的目的是尽可能去除龈下菌斑、牙石,阻止细菌的聚集。

另外,牙周维护治疗应使用细的超声洁治头,选用低于75%的速度。超声洁治去除菌斑和牙石比手动洁治效率更高。

患者的自我口腔清洁护理主要是控制龈上菌斑。专业人员的口腔护理可帮助患者获得并保持良好的口腔卫生。这并不是说个人的自我口腔清洁护理没有价值,而是说口腔专业人员具备专业技能,可深入患者难以企及的牙周袋内,对于保存天然牙,定期的牙周维护治疗比牙周治疗、个人口腔清洁护理都更重要。牙周维护治疗对于完成牙周治疗的患者来说,依然是最可靠的治疗措施。

第四节　控制局部相关危险因素

去除与牙周病关系密切的危险因素,是预防和控制牙周病不可缺少的有效措施。

一、改善食物嵌塞

由于引起食物嵌塞的原因是多方面的,因此只有明确造成食物嵌塞的原因,才能采取相应的方法,及时矫治食物嵌塞。用选磨法矫治部分垂直食物嵌塞。对于牙面的重度磨损或不均匀磨损,可通过选磨法重建食物溢出沟,恢复牙的生理外形,调整边缘嵴,恢复外展隙,防止食物嵌塞。也可重新制作引起食物嵌塞的修复体,并矫治牙列不齐等。对于水平食物嵌塞,可考虑制作食物嵌塞矫治器,或用牙线、牙间隙刷清除嵌塞的食物。

二、调𬌗

创伤虽然不是引起牙周炎的直接原因,但它能加重和加速牙周炎的破坏进程,妨碍牙周组织的修复。调𬌗是通过磨改牙外形、牙体和牙列修复、正畸方法使牙移动、正颌外科手术以拔牙等消除早接触和咬合干扰,建立起有利于牙周组织的功能性咬合关系,减少对牙周组织的创伤,促进牙周组织的修复,改善功能。

调𬌗一般适用于因𬌗干扰或早接触而引起的咬合创伤的病理改变者。调𬌗一般应在控制了龈炎和牙周炎之后进行。因为在炎症期有些牙有移位,而炎症消退后,患牙又有轻度的复位,此时调𬌗更准确些。

三、破除不良习惯

吸烟对牙周健康的影响是一个普遍问题,应引起广泛关注。如广泛宣传戒烟,改革烟草生产工艺,减少烟气中的有害成分;加强口腔卫生保健措施,改善吸烟者的口腔卫生状况,减少和消除吸烟对牙周组织造成的危害。有试验表明,在口腔健康教育中加入戒烟内容是减少患者吸烟、保护牙周健康的有效辅助措施。

去除引起磨牙症的致病因素,制作𬌗垫,并定期复查。通过口腔健康教育,让人们了解不良的口腔习惯对牙周组织造成的损伤,使人们自觉地去除不良习惯,维护牙周健康。

四、预防、矫治错𬌗畸形

错𬌗畸形可造成菌斑滞留,咬合力不平衡,导致牙周组织损伤。因此,对错𬌗畸形进行预防和矫治是治疗和预防牙周病的必要手段。预防错𬌗畸形包括:①宣传教育,提高母亲的预防意识;②给予儿童有利于颌面部组织正常生长发育的食物;③预防和治疗乳牙龋,保持乳牙牙体和牙列的完整;④及时处理乳恒牙替换障碍;⑤处理额外牙、先天缺牙;⑥及时纠正口腔不良习惯。矫治已经发生的各种错𬌗畸形,如牙错位、牙列拥挤、反𬌗、深覆𬌗、锁𬌗等。在正畸治疗中应注意:①设计和用力要恰当,避免对牙周造成创伤;②矫治器位置安置适当,以免损伤牙龈;③随时观察矫治牙的动度,如出现咬合创伤,立即纠正;④矫治过程中实施严格的菌斑控制措施,以减少牙周病的发生。

五、制作良好的修复体

制作精良合理的修复体、重新恢复咀嚼的功能性刺激是维持牙周健康必不可少的基础。因此在修复体制作过程中应注意:①固定修复体的边缘应放在适当的位置;②修复体的邻面和𬌗面应有良好的外形接触区和接触点,避免食物嵌塞;③桥体、卡环、基托的设计制作要尽可能减少菌斑和食物残渣的堆积,便于自洁;④可用金刚石针磨除充填悬突,然后用细砂纸磨光邻面,或去除充填物重新充填。

第五节　提高宿主抵抗力

全身因素关系到牙周组织对局部刺激因素的反应,影响着牙周组织破坏的严重程度和修复能力。因此,牙周病的预防不仅要消除和控制局部刺激因素,还需要提高机体的抵抗力,增强牙周组织对致病因子的免疫力。

积极治疗和控制与牙周病发生有关的全身性疾病,如内分泌紊乱、糖尿病及遗传性疾病等。

加强对高危人群的监测。青春期和妊娠期是牙周病特别是龈炎发生的高危期,除了积极保持内分泌平衡外,特别要注意对高危人群的专业性口腔卫生护理,定期口腔检查,进行常规的牙周冲洗和洁治。同时加强个人的口腔卫生护理,免于细菌及其毒性物质对牙龈组织的侵袭。

综上所述,牙周病的预防必须采取自我口腔保健与专业性防治相结合的综合性措施,才能消除引起牙周病的始动因子,控制其他局部因素对牙周组织的影响,提高宿主的抗病能力,降低牙周组织对疾病的易感性。

为了保证治疗后牙周组织迅速恢复健康,并防止复发,治疗后的维护和牙周病的预防同样重要。所有牙周病在接受系统治疗后都应进行长期的、终身的牙周维护即牙周支持治疗。最好的牙周维护治疗期一般为每3个月一次。在牙周治疗完成后3个月即应开始复查,详细了解患者的全身情况和牙周局部状况,有无新的问题发生;仔细检查牙龈,龈沟深度,有无牙龈出血,骨质的修复动态,牙松动度,菌斑控制的情况。有目的地针对具体情况进行口腔卫生指导,要求患者继续进行个人口腔卫生护理,控制菌斑,定期行龈上洁治和根面平整,清除菌斑和牙石,维持健康、卫生的口腔生态环境,使愈合或正在愈合的牙周组织免受细菌的再侵袭,防止牙周附着再丧失;使受损的牙周组织康复,长期处于健康状态。

小结

牙周病是口腔常见病,通过对本章的学习,应在复习牙周病的始动因素、局部危险因素和全身危险因素的基础上,掌握牙周病的三级预防概念和措施、菌斑控制的方法、控制其他局部危险因素以及提高宿主抵抗力的方法,并应用于临床实践。

（荣文笙）

参考文献

1. 曹采方,孟焕新,阎福华,等. 牙周疾病新分简介. 中华口腔医学杂志,2001,36(5):391-393.

2. 孟焕新. 牙周病学. 4版. 北京:人民卫生出版社,2012.

3. ARMITAGE G C. Development of a classification system for periodontal diseases and conditions. Ann periodontal,1999,4:1-6.

4. KLINGE B,NORLUND A. A socio-economic perspective on periodontal diseases:a systematic review. Journal of Clinical Periodontology,2005,32:314-325.

5. NORMAN O H,FRANKLIN Garcia-Godoy,CHRISTINE N N. Primary Preventive Dentistry. 8th ed. Prentice Hall,2013.

6. MARCELO W B A,CHRISTINE C,RACHEL B. Weinstein,et al. Meta-analysis of the effect of an essential oil-containing mouthrinse on gingivitis and plaque. JADA,2015,146(8):610-622.

7. CORBET E F. Oral diagnosis and treatment planning:part 3. Periodontal disease and assessment of risk. Br Dent J,2012,213(3):111-121.

8. CORBET E F,SMALES R. Oral diagnosis and treatment planning:part 6. Preventive and treatment planning for periodontal disease. Br Dent J,2012,213(6):277-284.

9. BAKER P,NEEDLEMA I. Risk management in clinical practice. Part 10. Periodontology. Br Dent J,2010,209(11):557-565.

》提要

　　本章以刷牙为主介绍自我口腔保健方法,主要内容包括牙刷的种类、设计、选择和保管;牙膏的基本成分、作用;各种功效牙膏的作用和特点;水平颤动拂刷法等刷牙方法和刷牙应注意的问题;同时简要介绍了自我口腔保健的其他方法。

　　自我口腔保健在预防口腔疾病和维护人们口腔健康方面所占的地位越来越重要。研究表明,在专业保健、社会保健、自我保健三类卫生保健中,自我保健是最有潜力、最有前景的一个卫生保健领域。自我口腔保健方法是开展自我口腔保健的重要手段。

第一节　刷　　牙

　　刷牙(toothbrushing)是去除菌斑、软垢和食物残渣,保持口腔清洁的重要自我口腔保健方法。刷牙的目的在于清除牙面和牙间隙的菌斑、软垢与食物残屑,减少口腔细菌和其他有害物质,减少菌斑的堆积,防止牙石的形成。

一、牙刷

　　牙刷(toothbrush)是刷牙的工具,随着人类进步和时代发展,牙刷也在不断变化改进。

(一) 手动牙刷

　　牙刷通常指的是手动牙刷,由刷头、刷颈和刷柄构成(图8-1),刷头处植入刷毛,刷毛呈束状排列,称为刷毛束。针对不同年龄和口腔具体情况的人群,牙刷的设计从尺寸、外形、质地方面有各种各样,如儿童和成年人使用的牙刷大小不同;牙周组织的健康状况不同,使用的牙刷刷毛软硬程度要有一定区别。根据刷头形状,刷毛排列的不同,牙刷又可分为通用型与特殊型两大类。通用型牙刷一般设计为刷头大小适中,刷柄以直柄为主,刷毛软硬适度,排列平齐,毛束排列一般为 10～12 束长、3～4 束宽,各束之间有一定间距。特殊型牙刷是为了适应口腔的特殊情况和特殊目的而设计的,特殊型牙刷的刷头形状、刷毛的排列形式各有不同,刷柄的设计也不尽相同。

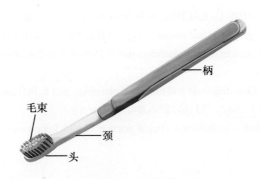

图 8-1　牙刷的基本构成示意图

1. 刷头的设计 包括刷头的形状设计和刷毛设计。

（1）刷头的形状和大小：刷头的外形应光滑，无锐边、无毛刺。传统牙刷刷头一般为长圆形，新型的刷头设计成多种样式，如尖圆形、小圆形、椭圆形、小长方形、菱形等（图8-2）。刷头的形状和大小应设计成便于其进入口腔内的难刷部位。

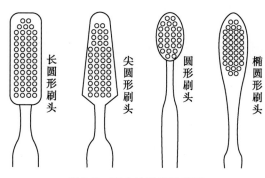

图 8-2　刷头的形状示意图

（2）刷毛的设计：刷毛的排列形式各有不同（平面型、波浪型、半球型、中凹型、交叉型等）（图8-3）。通用型牙刷的刷毛采用平面型设计；特殊型牙刷的刷毛排列有不同的设计。

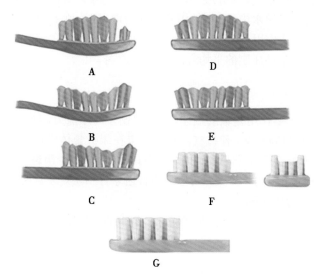

图 8-3　牙刷刷毛的排列形式示意图
A～G. 示意刷毛不同的排列形式

刷毛的材料多为尼龙丝，优点是制造可塑性好、不吸水、回弹力好、易洗涤和干燥、无味。刷毛一般分为硬毛、中软毛、软毛和超软毛。刷毛太硬可能损伤牙面和牙龈；超软毛的牙刷容易进入龈缘下和牙间隙，但清除菌斑效果不佳；中软刷毛柔韧易弯，并能进入龈缘以下和牙间隙清除菌斑，比较受欢迎。

2. 刷柄的设计 刷柄材料目前多为塑料制品。刷柄应有足够的硬度、强度，能负担刷牙时所用的力量，不易弯曲与折断，防潮，不吸收水分，易干燥。刷柄应有适当的长度与宽度，还要符合人体工程学特点，便于握持，不易滑脱。

（二）电动牙刷

电动牙刷（powered toothbrush）是以电力方式驱动牙刷头运动，用于清洁牙齿和口腔的器具。常用的电动牙刷主要有机械电动牙刷和声波电动牙刷。刷头和刷毛的基本运动形式有：旋转运动（rotation）、往复运动（reciprocation）、振动（oscillation）。现代电动牙刷设计常将几种运动形式相结合，如钟摆式旋转加上脉冲式振动，形成三维运动形式。随着技术发展，电动牙刷越来越智能化，如通过内部的芯片连同无线传输技术实现多种刷牙模式的转换、刷牙时间和刷牙压力的提醒、刷

学习笔记

图片：ER8-1
特殊型牙刷刷毛排列示例

视频：ER8-2
电动刷头运动形式

牙方法的指导等辅助功能。

多数电动牙刷并不要求使用特定的刷牙方法，一般推荐按照牙齿不同牙面将刷头轻轻放置使用；不同牙齿及其牙龈区域要分别刷；使用轻柔且持续的压力，施加过大压力会损伤口腔组织。电动牙刷的主要优点是能够提高刷牙效率和依从性，对于手部动作受限或不够灵活者推荐使用电动牙刷。一些临床试验表明，电动牙刷在降低菌斑数量和龈炎方面优于手动牙刷。

（三）牙刷的选择

影响个人选择牙刷的因素包括一个人用牙刷去除菌斑而又不损伤口腔中软硬组织结构的能力，手的灵巧性以及按刷牙操作程序进行的意愿和能力，牙龈与牙周的健康状况与解剖特点，牙错位与拥挤程度，个人爱好，医师的推荐和指导。选择牙刷的基本原则包括：①刷头大小合适；②刷毛硬度为中软毛；③刷柄易把握；④对于儿童，牙刷选择要适合生长发育的不同阶段。已经掌握正确刷牙方法并养成良好刷牙习惯的人可根据自己的喜好进行选择。

还有很多特异型的牙刷是针对口腔内的特殊解剖情况或修复体而设计的，如正畸牙刷、牙缝刷和义齿刷，可以根据具体情况选择几种牙刷组合使用，以最大程度帮助控制菌斑，维护口腔健康或延长修复体的使用寿命。

（四）牙刷的保管与维护

刷牙后，牙刷毛间往往粘有口腔中的食物残渣，同时，也有许多细菌附着在上面。因此，要用清水多次冲洗牙刷，并将刷毛上的水分甩干，置于通风处充分干燥。牙刷应每人一把以防止交叉感染。尼龙牙刷不可浸泡在沸水中，更不能用煮沸法消毒，因为刷毛受高热易弯曲变形。牙刷用旧后刷毛卷曲不仅失去清洁作用且会擦伤牙龈，应及时更换。牙刷的磨损（如张开、弯曲、纤维破损）受到刷牙方法的影响，手动牙刷的平均寿命为 2～3 个月。

二、牙膏

牙膏（toothpaste）的主要作用是辅助刷牙，可增强刷牙的摩擦力，帮助去除食物残屑、软垢和菌斑，有助于消除或减轻口腔异味，使口气清新。如果在牙膏膏体中加入其他有效成分，如氟化物、抗菌药物和抗牙本质敏感等的化学物质，则分别具有防龋、减少菌斑、抑制牙石形成和抗敏感等作用。目前我国市场上出现的牙膏大致可以分为普通牙膏和功效牙膏两大类。

（一）牙膏的基本成分和作用

牙膏的基本成分包括摩擦剂、洁净剂、保湿剂、胶黏剂、芳香剂、甜味剂、防腐剂、色素和水（表 8-1）。另外，根据不同的目的加入一些有保健作用的制剂。

表 8-1　普通牙膏的基本成分和主要作用

基本成分	代表性原料	主要作用
摩擦剂	碳酸钙、磷酸钙、不溶性偏磷酸钠、焦磷酸钙、二氧化硅等	与牙刷配合，通过摩擦作用，使牙面光洁，有助于清除菌斑及外源性色素沉着
洁净剂	十二醇硫酸钠、脂肪硫酯钠月桂醇硫酸酯钠盐、月桂酰肌氨酸钠、蔗糖脂肪酸酯	降低表面张力，增进洁净效果，松解牙面附着物，使残屑乳化和悬浮，发泡利于除去食物残屑，抑菌作用
保湿剂	甘油、山梨醇、丙二醇	维持一定湿度使之呈膏状，防止空气中脱水，延迟变干，分散或溶解其他制剂，有助于制得防腐稳定的膏体
胶黏剂	羧甲基纤维素、钠或镁铝硅酸盐复合体	稳定膏体，避免水分同固相成分分层
芳香剂	薄荷、薄荷油、香芹酮、丁香酚、冬青油等	改善口感和味道，减轻口臭，给口腔留下愉快、清新、凉爽感觉
防腐剂	醇类、苯甲酸钠、二氯化酚类等	防止膏体变质，膏体硬化，抑菌作用，增加牙膏稳定性
水	蒸馏水、去离子水	作为溶媒、介质，溶解作用

1. 摩擦剂(abrasives) 通过刷牙时的机械摩擦作用,摩擦剂可帮助清洁与磨光牙面,使牙面清洁、光滑、发亮,去除色素沉着、菌斑。理想的摩擦剂清洁能力强,对牙面无损伤,提供高度磨光,能防止色素再沉着。摩擦剂约占牙膏含量的20%~60%。常用的摩擦剂有碳酸钙、焦磷酸钙、磷酸氢钙、氢氧化铝、二氧化硅、硅酸盐等。

2. 洁净剂(detergents) 又称发泡剂(foaming agents)或表面活化剂(surfactants),约占1%~2%。它可以降低表面张力,穿通与松解表面沉积物与色素,乳化软垢,刷牙时易被清除,以及有助于产生许多人喜欢的发泡作用。现在多用合成洁净剂,如月桂醇硫酸钠(sodium lauryl sulfate)、n-十二烷基氨酸钠(sodium n-lauryl sarcosinate)、椰子单酸甘油酯磺酸钠(sodium cocomonoglyceride sulfonate)、椰油酰胺丙基甜菜碱(cocamidopropyl betaine)。

3. 保湿剂(humectants) 占20%~40%。作用是保持湿润,防止膏体接触空气而硬化并使剂型保持稳定,常用的有甘油(丙三醇)、聚乙二醇和山梨醇,这些制剂需防腐,以防止微生物生长。

4. 胶黏剂(Binding agents, thickeners) 约占1%~2%,作用是防止膏体在贮存期间固体与液体成分分离,保持均质性,常用的有机亲水胶体,如羧甲基纤维素钠(sodium carboxy methyl cellulose)及合成纤维素衍生物(synthetic derivatives of cellulose),有机胶体需防腐,以阻止微生物生长。

5. 芳香剂(flavoring agents) 牙膏中加入适量芳香剂以调节牙膏的味道和口感。常用的调味剂有薄荷、冬青油、肉桂油、香草等。牙膏中还使用甜味剂(sweetening agents)和色素,常用非致龋性的合成甜味剂,例如糖精、山梨醇、甘露醇和木糖醇等。芳香剂和甜味剂成分共占约2%~3%。

6. 防腐剂(preservatives) 约占0.1%~0.5%,作用是防止细菌生长,延长贮存期限,并使其他成分相容,常用乙醇、苯甲酸盐(benzoates)及二氯化酚(dichlorinated phenols)等。

7. 水(water) 水分作为溶媒,约占20%~40%。

(二)功效牙膏

功效牙膏是指在牙膏中添加某些功效成分,除具有牙膏的基本功能之外,兼有辅助预防或减轻某些口腔问题、促进口腔健康的牙膏。主要功效包括:防龋、抗菌或抑制菌斑、减轻龈炎、抗牙本质敏感、除渍增白、抑制牙石、减轻口臭等。原卫生部发布的《牙膏功效评价》(WS/T 326—2010)是评价功效牙膏口腔护理效果的标准。牙膏中除加入有防龋效果的氟化物外,其他加入的药物或化学制剂有氯己定、三氯羟苯醚、可溶性焦磷酸盐、柠檬酸钠、氯化锶、硝酸钾、氟化亚锡及一些中草药提取物等,研究表明这些成分都具有各自的功效。

1. 防龋 牙膏防龋功效主要是通过抑制牙面脱矿或促进再矿化来预防龋病的发生和发展,还可通过抑制菌斑及细菌产酸防龋。具有防龋功效的牙膏最常见的是含氟牙膏(见第五章 氟化物与牙健康);牙膏中含有磷酸钙有助于促进再矿化;一些牙膏中使用酪蛋白磷酸肽-无定型磷酸钙(CPP-ACP)作为钙、磷的来源能够促进牙釉质再矿化。

2. 抑制菌斑与减轻牙龈炎症 通过在牙膏中添加某些化学或生物制剂达到抑制菌斑或减轻牙龈的红肿、出血等炎症表现的作用。研究表明,牙膏中添加一些化学成分例如三氯生(triclosan)、西吡氯铵(CPC)和氯己定,有抗菌斑和减轻牙龈炎症的功效。

3. 抗牙本质敏感 抗牙本质敏感牙膏具有缓解牙本质敏感症状(即冷、热、酸、甜、探诊等理化刺激引起牙齿异常的短而尖锐疼痛)的作用。抗牙本质敏感牙膏主要通过两种机制缓解牙本质敏感。一类作用于神经细胞外部,通过去极化抑制神经疼痛信号传导而减轻外部刺激带来的痛觉。这一类以可溶性钾盐为主,如硝酸钾和氯化钾。另一类抗牙本质敏感牙膏通过堵塞暴露的牙本质小管口阻隔外界刺激而减轻牙本质敏感。这一类常见的有氟化亚锡或其他亚锡盐类、乙酸锶、生物活性玻璃材料、磷硅酸钙钠、柠檬酸钠、精氨酸等。

4. 美白 牙着色通常分为外源性着色和内源性着色。外源性着色主要来源于日常饮食或吸烟带来的颜色。内源性着色是有色物质沉积在牙釉质下的牙本质中。去渍美白牙膏主要通过改进摩擦剂和使用化学制剂(表面活性剂或漂白/氧化剂)发挥作用,以去除外源性色素为主。一些增白牙膏中增加了摩擦剂的含量或摩擦系数,许多化学制剂被用来作为有效去除外源性着色的途径,如表面活性剂、化学螯合剂和酶类。针对内源性色素,目前主要使用的是过氧化物成分,如过氧化氢或过氧化脲等,这些产品需要在临床医师的指导下使用。

中草药牙膏是一个值得研究的重要领域。有些中草药牙膏经实验室抑菌试验,证实其有一定的抑菌作用,但是尚缺乏足够临床试验研究的证据来证实其功效,其作用机制也不十分清楚。因此需要进一步深入研究,才能对其功效与安全性做出客观评价。

目前,含有各类活性成分的功效牙膏已在世界范围内广泛应用,几乎完全取代了普通牙膏。现在工业化国家生产和销售的含氟牙膏已占市场份额的80%~90%以上。

三、刷牙方法

刷牙方法很多,没有一种刷牙方法能适合于所有的人。不适当的刷牙方法可引起软、硬组织损伤,例如,牙龈组织萎缩、牙面磨损及楔状缺损等。好的刷牙方法应该是去除菌斑效果好,不损伤牙体和牙周组织,同时尽量简单易学。这里介绍两种主要的刷牙方法。

1. 水平颤动拂刷法(改良 bass 刷牙法) 是一种有效清除龈沟内和牙面菌斑的刷牙方法。水平颤动拂刷法适合于成年人使用,能够掌握此方法的青少年也可使用。水平颤动主要是去除牙颈部及龈沟内的菌斑,拂刷主要是清除唇(颊)舌(腭)面的菌斑。具体操作要领如下:

(1)将刷头放置于牙颈部,刷毛指向牙根方向(上颌牙向上、下颌牙向下),与牙长轴约呈45°角,轻微加压,使刷毛部分进入龈沟内,部分置于牙龈上。

(2)从后牙颊侧以2~3颗牙为一组开始刷牙,用短距离水平颤动的动作在同一个部位数次往返,然后将牙刷向牙冠方向转动,拂刷颊面。刷完第一个部位之后,将牙刷移至下一组2~3颗牙的位置重新放置,注意与前一部位保持有重叠的区域,继续刷下一部位,按顺序刷完上、下颌牙齿的唇(颊)面。

(3)用同样的方法刷后牙舌(腭)侧。

(4)刷上颌前牙舌面时,将刷头竖放在牙面上,使前部刷毛接触龈缘,自上而下拂刷。刷下颌前牙舌面时,自下而上拂刷。

(5)刷咬合面时,刷毛指向咬合面,稍用力做前后短距离来回刷(图8-4)。

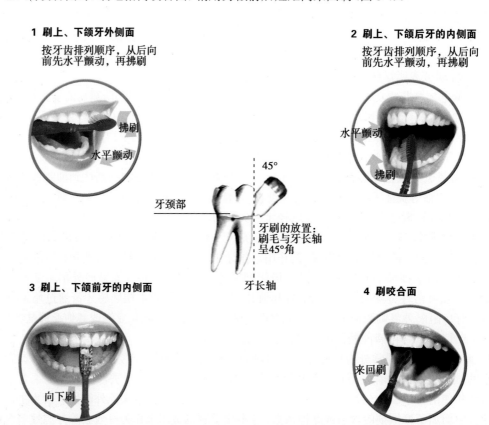

图 8-4　水平颤动拂刷法示意图

2. 圆弧刷牙法 又称 Fones 刷牙法（图 8-5），这种方法适用于儿童。操作要领如下：

刷后牙颊侧时，上、下颌牙齿呈闭合状态，牙刷进入颊间隙，刷毛轻度接触上颌最后磨牙的牙龈区，用较快、较宽的圆弧动作从上颌牙龈拖拉至下颌牙龈，再从下颌牙龈到上颌牙龈，依次前行至前牙区；刷前牙唇侧时，上、下颌前牙切端相对，刷头同样做连续圆弧形刷牙动作；刷后牙舌（腭）侧时，将刷头水平放置于最后磨牙舌（腭）面，用轻微压力往返颤动，依次前行至尖牙；刷前牙舌（腭）侧时，将刷头竖起放置于舌（腭）面，轻微压力自龈缘向切缘往返颤动；刷咬合面时，将刷毛指向咬合面，稍用力做前后短距离来回刷。

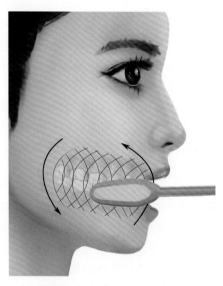

图 8-5 圆弧刷牙法示意图

视频：ER8-5 圆弧刷牙法

四、刷牙的注意事项

1. 刷牙的顺序 为保证刷牙时不遗漏某些部位，建议按照一定的顺序刷牙、每个牙面都应刷到。每次牙刷放置的位置一般占 1~3 颗牙牙面的距离，每个部位至少刷 5~10 次，然后移至下一个邻牙刷牙位置，两个刷牙位置之间均应有重叠。

2. 刷牙的时间 建议每次刷牙时间至少为 2 分钟。

3. 刷牙的次数 每天早晚刷牙，晚上睡前刷牙更重要。

4. 难刷的部位 刷牙时，有些部位常被忽视，如上下颌最后一颗牙的远中面和邻近无牙区的牙面、上颌牙的腭面和下颌牙的舌面、排列不齐的牙、异位萌出的牙等。这些部位容易被忽视或牙刷难以达到，在刷牙时都应特别注意。

图片：ER8-6 难刷部位示意图

第二节 自我口腔保健的其他方法

一、漱口

漱口（mouth rinsing）是利用液体含漱从而清洁口腔的常用方法。一般漱口用清水含漱即可，餐后漱口可去除口腔内的食物残渣和部分软垢，保持口腔清洁。应注意，漱口不能代替刷牙，使用含某些药物的漱口液虽能抑制菌斑的生长，但不能替代刷牙对菌斑的机械性清除作用，只能作为刷牙之外日常口腔护理的辅助手段。

1. 漱口方法 漱口时将少量漱口液含入口内，紧闭嘴唇，上下牙稍微张开，使液体通过牙间隙区轻轻加压，然后鼓动两颊及唇部，使溶液能在口腔内充分地接触牙面、牙龈及黏膜表面，同时运动舌，使漱口水能自由地接触牙面与牙间隙区。利用水力前后左右，反复几次冲洗滞留在口腔各处的碎屑和食物残渣，然后将漱口水吐出。

视频：ER8-7 漱口方法

2. 漱口注意事项 漱口时间通常为餐后漱口，可清除食物碎屑，清新口气，每次含漱 2～4 口即可。漱口的效果与漱口液用量、含漱力量、鼓漱的次数有关，应根据各人口腔大小含入适量的漱口液，用力鼓漱，才能有效地清除口腔内的食物残渣或异物，达到含漱的目的。通常含漱一次用量为 5～10mL。

为了辅助预防和控制某些口腔疾病，常加入一些药物作为漱口剂。根据加入药物的不同，漱口液可具有抗菌、消炎和防龋等作用。

二、牙间隙清洁

牙间隙容易滞留菌斑和软垢。刷牙时刷毛难以进入邻间隙或不能完全伸入牙间隙，需要采取其他措施清除邻面菌斑。牙间隙清洁常用方法包括牙线、牙签、牙间隙刷、口腔冲洗等。

1. 牙线（dental floss） 牙线有助于邻面间隙或牙龈乳头处的清洁，特别对平的或凸的牙面最合适。近年来把牙线的作用与刷牙同等看待，目前在欧美各国被广泛使用。研究表明，使用牙线可更好地清除牙间隙内的食物残渣和邻面菌斑，因此提倡使用牙线清洁牙间隙（详见第七章）。

2. 牙签（toothpick） 是用来剔除嵌塞在牙间隙内的食物碎屑和软垢的工具，适用于牙龈退缩、根面暴露、邻面间隙较大的部位。使用牙签时应避免用力过大而损伤牙龈，以加重牙龈退缩和增大牙间隙（详见第七章）。

3. 牙间隙刷（interdental brush） 状似小型的试管刷，为单束毛刷，有多种大小不同的形态和型号，较小型的牙间隙刷一般会插上手柄，以便于握持使用。牙间隙刷适用于牙龈退缩处的邻间区、暴露的根分叉区以及排列不整齐的牙邻面。主要用于清除刷牙难以达到的邻面菌斑，特别对去除颈部和根面上附着的菌斑。例如清除邻面菌斑与食物残渣、矫治器、固定修复体、种植牙、牙周夹板、缺隙保持器，以及其他常规牙刷难以达到的部位（详见第七章）。

4. 电动冲牙器（oral irrigator） 作为家用口腔冲洗的工具目前主要是电动冲牙器。冲牙器可辅助去除牙间隙部位的食物残渣和软垢，如大的邻间隙、正畸患者的弓丝与托槽间、固定修复体的组织面等。冲牙器通过泵体对水加压，产生直线形或螺旋形的高压水柱冲刷到口腔许多部位，包括牙刷、牙线、牙签不易达到的牙缝和牙龈深处。冲牙器的高压脉冲水流产生的柔性刺激，可能还有按摩牙龈的作用。

三、无糖口香糖

咀嚼无糖口香糖（sugar-free chewing gum）对口腔健康有益。其基本益处是可以辅助清除菌斑和食物残渣。咀嚼无糖口香糖还可以通过增加唾液的分泌、减少菌斑堆积形成、抑制细菌糖酵解产酸等，达到辅助防龋的作用。

咀嚼无糖口香糖能刺激唾液分泌，提高口腔缓冲能力，减少菌斑形成和细菌产酸，同时提高菌斑 pH、增加菌斑生物膜中 Ca^{2+}、PO_4^{3-}、F^-、OH^- 等离子浓度，促进早期龋的再矿化。多元糖醇如木糖醇、山梨醇、麦芽糖醇等能降低菌斑的聚集，同时，这类糖醇不被细菌代谢或很少代谢，在一定条件下能阻止糖酵解产酸。

小结

通过对本章的学习，应该熟悉牙刷的设计和基本特点，掌握刷牙的基本方法，特别应对手动牙刷的特点、水平颤动拂刷法的特点、刷牙的注意事项等有深入理解；应该掌握牙膏的基本作用，熟悉功效牙膏的作用和特点。同时，应熟悉自我口腔保健的其他方法。

（王胜朝 李 刚）

参考文献

1. NORMAN O H，FRANKLIN Garcia-Godoy，CHRISTINE N N. Primary Preventive Dentistry. 8th ed. Pearson Education，Inc.，2014.

2. BASS C C. An effective method of personal oral hygiene. Part Ⅱ. J La State Med Soc，1954，106（3）：100-112.

3. KHOCHT A，SIMON G，PERSON P，ct al. Gingival recession in relation to history of hard toothbrush use. J Periodontal，1993，64（9）：393-396.

4. SHARMA N C，QAQISH J，WALTERS P A，et al. A clinical evaluation of the plaque removal efficacy of five manual toothbrushes. J Clin Dent，2010，21（1）：8-12.

5. 李刚，宋超峰，杭大磊，等. 刷牙后菌斑再生长的临床评价. 广东牙病防治杂志，2004，12（3）：195-196.

6. ROBINSON P，DEACON S A，DEERY C，et al. Manual versus powered toothbrushing for oral health. Cochrane Database of Systematic Reviews，2005：CD002281. DOI：10.1002/14651858.CD002281.pub2.

7. GOYAL C R，SHARMA N C，QAQISH J G，et al. Efficacy of a novel brush head in the comparison of two power toothbrushes on removal of plaque and naturally occurring extrinsic stain. J Dent，2005，33（Suppl 1）：37-43.

8. European Food Safety Authority（EFSA）. Scientific opinion. EFSA Journal，2009，7（9）：1271.

9. DARBY M L，WALSH M M. Dental Hygiene：Theory and Practice. St. Louis：Saunders，2010.

10. 李箐，胡德渝. 咀嚼口香糖和龋病. 上海口腔医学杂志，2003，12（6）：208-211.

学习笔记

第九章

其他口腔疾病的预防

提要

　　龋病和牙周病是常见的口腔疾病，其他口腔疾病，如口腔癌、牙本质敏感、牙外伤、牙酸蚀症、错𬌗畸形以及口臭在临床上也多见，了解这些口腔疾病的情况，掌握它们的危险因素和预防措施，有助于人们加深对这些口腔疾病的了解，避免其对机体造成影响。

第一节　口腔癌的预防

画廊：ER9-1
口腔癌

学习笔记

　　口腔癌是常见的恶性肿瘤之一。在国际疾病分类法（international classification of diseases，ICD）中口腔癌与咽癌归为一类，称为口咽癌。狭义的口腔癌指发生于舌、口底、腭、牙龈、颊和牙槽黏膜的恶性肿瘤，以鳞状细胞癌最为多见，约占 80%。

一、危险因素

　　研究认为口腔癌的发生与多种因素有关。

（一）不良生活方式

　　1. 吸烟　口腔癌的危险度与吸烟量、吸烟时间的长短成正相关。假设不吸烟的危险度是 1，每天吸 10～19 支，危险度上升为 6.0，每天吸 20 支以上危险度为 7.7，每天吸 40 支以上危险度高达 12.4；吸烟时间越长，发生口腔癌的危险度越高。吸烟还可增加口腔癌复发的危险性。不同地区和民族，吸烟方式不同也与口腔癌的危险度有关，如纸烟、烟斗、雪茄、嚼烟、鼻烟、无烟型烟草等。

　　2. 咀嚼槟榔　许多亚洲国家，如印度、斯里兰卡、巴基斯坦、孟加拉国、缅甸、泰国、柬埔寨、马来西亚、印度尼西亚、菲律宾及中国部分地区等都有咀嚼槟榔的习惯。槟榔嚼物一般由槟榔果、老花藤和煅石灰组成。对口腔黏膜的危害主要包括槟榔碱、鞣质和亚硝胺等化学刺激和槟榔粗纤维的机械刺激。咀嚼槟榔与口腔黏膜的纤维性变呈正相关，也是口腔癌的危险因素之一。口腔癌的发生与嚼槟榔的时间、槟榔在口腔的滞留时间呈正相关，最常发生的部位是颊部，嚼槟榔者患颊癌的危险性是不嚼槟榔的 7 倍。

　　3. 饮酒　饮酒量越大发生口腔癌的危险性越高。酒精导致患口腔癌危险性增加的具体机制目前还没有定论，可能与酒类饮品中的乙醇和乙醛有关。

　　以上几种危险因素在口腔癌的发生过程中具有协同作用，饮酒伴吸烟、饮酒伴口腔卫生差、饮酒伴咀嚼槟榔，均可导致患口腔癌的风险增高。饮酒伴吸烟可使口腔癌的风险增加 2.5 倍，饮酒伴咀嚼槟榔者口腔癌的风险增加约 5 倍。口腔癌治疗后，吸烟伴饮酒的患者复发率更高。

（二）环境因素

　　1. 光辐射　光辐射（波长 320～400nm）是皮肤癌的主要危险因素，长期强烈光照是引起唇癌的危险因素。唇癌多发生在下唇，患者有明显的职业特点，如农民与户外工作人员患病率高。

　　2. 核辐射　核辐射对人有致癌作用。可能是由于射线对人体易感细胞的作用，临床上常见癌症患者放射治疗后易引起黏膜表皮样癌和唾液腺癌。

　　3. 环境污染　环境污染也是口腔癌的致病因素，如高度工业化所造成的煤烟污染、纺织工业中的纤维刺激、土壤中的重金属等。

（三）生物因素

1. 感染　病毒、细菌的感染与癌症有着密切的关系。研究指出，单纯疱疹病毒Ⅰ、EB病毒和人乳头瘤病毒与口腔癌发生有关。其中人乳头瘤病毒HPV（human papilloma virus，HPV）是一种常见的可以通过性传播的病毒，约有200种亚类。HPV16被认为与口腔癌的发生有关，特别是与发生在口腔后部，如口咽、舌根、扁桃体及周边组织的癌症密切相关。在中国口腔癌患者中HPV的总感染率为52%，HPV16感染率为42%。HPV16感染还与低年龄组口腔癌患病率增高有关。

此外，口腔菌群也被认为与口腔癌的发生有关。特别是牙周炎的口腔微生物菌群，如牙龈卟啉单胞菌、聚合梭杆菌、中间普雷沃菌等均有报道与口腔鳞状细胞癌的发生有关。细菌致癌的作用机制目前尚未明确，推测口腔细菌致癌可能与细菌的直接毒性或细菌代谢产物的毒性相关，也有可能与细菌导致的慢性炎症相关。

2. 慢性刺激与损伤　口腔卫生不良、尖锐牙尖及不良修复体的长期刺激，被认为是口腔癌危险因素之一。

（四）其他

口腔癌的致病因素是复杂的、综合的，它还与营养不良、缺乏运动、遗传、年龄、种族、药物等有关系。

二、预防

通过合理有效的控制危险因素，有些癌症是可以预防的；如果早期发现，有些肿瘤是可以治愈的；通过合理有效的治疗，癌症患者的生存质量是可以改善的。因此口腔癌的预防和早期发现是关键所在。

（一）口腔癌的分级预防

口腔癌的预防包括预防口腔癌的发生、预防口腔癌对邻近组织的侵袭、预防口腔癌的转移、预防因口腔癌丧失生命。口腔癌的一级预防包括消除和减少可能致癌的因素，防止口腔癌的发生；二级预防包括早发现、早诊断、早治疗，防止口腔癌的发展；三级预防主要是治疗后的康复，患者要采取合适的措施，尽可能恢复咀嚼功能和美观，促进健康。

（二）口腔癌的预防措施

1. 加强口腔健康教育　去除口腔癌的危险因素对口腔癌的预防至关重要，应戒除吸烟、过量饮酒、嚼槟榔等不良嗜好。注意对光辐射的防护，在直接日照下长时间工作，应采取适当遮阳以防辐射。避免过热饮食刺激口腔黏膜组织。避免口腔长期的不良刺激，及时调磨尖锐牙尖和义齿锐利边缘，防止对软组织反复刺激，并保持良好的口腔卫生。

2. 控制环境污染　无论是工作环境还是生活环境都应该注意控制污染，特别是公共场所禁止吸烟、保护水源、防止核污染，降低口腔癌的发病率和死亡率。

3. 定期口腔检查　癌症的发生是一个多阶段、多步骤的过程，其疗效的关键在于早发现、早诊断、早治疗，如果能早期发现癌症，对提高患者5年生存率和生存质量具有极其重要的意义。因此必须强化口腔癌高危人群的定期检查，做好潜在恶性病变的阻断和逆转。

口腔癌的发生过程常伴有一些明显的体征，提高公众对这些体征的认识，加以警惕，及时到医院检查，有利于口腔癌的早期发现。如：①口腔内有2周以上未愈合的溃疡；②口腔黏膜有白色、红色和发暗的斑；③口腔与颈部有不明原因的肿胀和淋巴结肿大；④口腔内有不明原因的反复出血；⑤面部、口腔、咽部和颈部有不明原因的麻木与疼痛。

4. 自我口腔检查　除了请医生定期进行口腔检查外，还要学会自我检查的方法，以便早期发现，早期就医。自我检查的方法和步骤如下：

在充足的照明下，患者面对镜子；

（1）对头颈部进行对称性观察。注意皮肤颜色的变化。

（2）触摸面部：用示指触摸面部，如颜色变化、触痛或肿块、疣痣增大，2周内就医检查。

（3）触摸颈部：从耳后触摸至锁骨，注意触摸疼痛与肿块。检查左右两侧颈部。

视频：ER9-2
口腔癌的自我
检查方法和步骤

（4）上、下唇检查：先翻开下唇，观察唇红部与唇内侧黏膜，用示指与拇指从内往外，从左往右触摸下唇；对上唇做同样检查。触摸是否有肿块，观察是否有创伤。

（5）牙龈与颊部：用示指拉开颊部，观察牙龈，并用示指与拇指挟住颊部，进行触摸。

（6）舌与口底：伸出舌，观察舌的颜色与质地，用消毒纱布包住舌尖部，然后把舌拉向左或右，观察舌的边缘部位。用示指与拇指，触摸舌体，注意是否有异常肿块。检查口底需用舌舔上腭部，以观察颜色与形态的变化，然后用示指触摸口底。

（7）上腭部：对上腭部检查有时需要牙刷柄压住舌，头略后仰，观察软腭与硬腭的颜色和形态。

（三）政策与措施

近年来，我国卫生行政部门协同其他部门制订了控烟限酒的政策，如禁止烟草广告与促销活动，印制"吸烟有害健康"的忠告等。我国于 2003 年 11 月 10 日正式签署《烟草控制框架公约》。2005 年 8 月 28 日，全国人大常委会表决批准了该公约并于 2006 年 1 月 9 日生效。2011 年 5 月 1 日《公共场所卫生管理条例实施细则》正式实施，细则指出室内公共场所禁止吸烟，室外公共场所设置的吸烟区不得位于行人必经通道上；公共场所不得设置自动售烟机；公共场所经营者应当开展吸烟危害健康的宣传，并配备专（兼）职人员对吸烟者进行劝阻。

第二节 牙本质敏感的预防

牙本质敏感是指暴露的牙本质对外界刺激产生短而尖锐的疼痛，并且不能归因于其他特定原因引起的牙体缺损或病变，典型的刺激包括温度刺激、机械性刺激或化学刺激。

一、危险因素

1. 磨损 异常的咬合状况可导致夜磨牙症，被认为是牙体磨损的一个重要危险因素。含较粗摩擦剂的牙膏对暴露的牙本质有一定的磨损作用，但使用合格的牙刷和牙膏、采用正确的方法刷牙不会对牙齿造成磨损。

2. 酸蚀 酸蚀作用也是导致牙本质小管口暴露的另一个重要原因。外源性酸主要是酸性食物和饮料；内源性酸来源于胃、食管返流，这些都会导致牙本质表面覆盖物溶解，牙本质小管口暴露。牙釉质对酸十分敏感，对酸蚀过的牙釉质刷牙可产生磨损效果。因此，应尽量避免进食酸性食物和饮料后马上刷牙，以减少酸性食物与刷牙磨损的协同作用。

3. 牙龈退缩 牙龈退缩是牙本质敏感最重要的危险因素之一。牙龈退缩后暴露的牙骨质很薄并易磨损，会导致牙本质更快、更广泛地暴露。多种因素可导致牙龈退缩，如使用不合格牙刷、刷牙用力过大、牙龈自身损伤、牙周病及牙周病的不当治疗等。

二、预防

预防牙本质敏感首先必须改变或去除危险因素。建议：①建立餐后漱口的习惯；②减少酸性食物和饮料的摄入；③进食酸性食物和饮料后，即刻漱口，1 小时后再刷牙；④选择合格的牙刷、采用正确的刷牙方法，避免刷牙时用力过大；⑤有牙周疾病、夜磨牙症、牙齿过度磨耗等相关疾病的患者应及时诊治；⑥有内源性酸来源的患者，建议治疗全身疾病。

牙本质敏感治疗的方法主要是脱敏治疗，常用方法有抗敏感牙膏脱敏法、氟化钠脱敏法、碘化银脱敏法、碘酚或 50% 麝香草酚酒精溶液脱敏法、光固化粘接剂封闭牙本质小管脱敏法、YAG 激光脱敏法、微波脱敏法等。

第三节 牙外伤的预防

牙外伤（traumatic dental injury）是指牙齿受急剧创伤，特别是打击或撞击所引起的牙体硬组织、牙髓或牙周组织发生急性损伤的一种疾病。这些损伤可单独发生在一种组织，也可同时涉及多种组织。

学习笔记

一、危险因素

牙外伤的损伤类型、受累的牙位、数目以及严重程度与受伤时的年龄及造成损伤的危险因素有关。恒牙牙外伤最常见的类型是牙釉质折断,其次是牙釉质和牙本质折断未造成牙髓暴露的简单冠折。乳牙牙外伤最常见的类型是脱位伤,这可能与乳牙牙周支持组织弹性较高,牙齿在外力的作用下更易脱位而非折断有关。95%的牙外伤发生于上颌前牙,上颌中切牙最为多见,其次是下颌中切牙、上颌侧切牙和上颌尖牙。大部分人只有单颗牙受累,左右两侧牙齿牙外伤的发生率没有明显的差别。

导致牙外伤的因素很多,机械外力直接或间接作用于牙齿都可造成牙体硬组织或牙周组织的损伤。随着人们参加各种活动及体育运动的机会增多、频繁使用交通工具及各种暴力行为等造成的牙外伤越来越普遍。摔倒、交通事故、体育运动及暴力等成为发生牙外伤的主要原因。

1. **摔倒(falls)、碰撞(collisions)** 摔倒、碰撞以及物体撞击到牙是发生牙外伤最常见的原因。对于学龄前及学龄儿童,无意识牙外伤最常发生于家中及附近的地区。危险的周围环境和过度拥挤的环境,易使人摔倒,发生碰撞从而产生牙外伤。

2. **交通意外伤害(traffic accidents)** 包括行走时被交通工具撞伤或骑自行车、驾驶汽车时发生意外,造成牙及颌面部的复合伤。15岁以下儿童由于骑自行车引起的面部外伤常伴有牙外伤。戴头盔骑车虽可降低面部及颅脑损伤的风险,但仍然有较高的牙外伤风险,因为头盔不能很好地保护面下部和下颌。

3. **运动损伤(sport injuries)** 体育运动是发生牙外伤的主要原因之一。受下列因素影响:运动的类型、运动场地、运动员的年龄和性别、运动的规模、体育竞赛水平、防护用具的使用、是否有教练和牙科医生提供指导等。

4. **暴力(violence)** 也是导致牙外伤的危险因素。伊朗7~12岁儿童因暴力行为造成的牙外伤约占外伤的34%;印度12~15岁青少年因暴力行为造成的牙外伤约占3.4%。

5. **不良行为因素(human behavior)** 很多人经常把牙当成是工具,造成牙齿的损伤,例如,咬发卡、咬螺丝钉、用牙开启啤酒瓶盖或汽水瓶盖等。

6. **唇闭合不全(inadequate lip coverage)和深覆盖(deep overjet)** 唇闭合不全与牙外伤密切相关。唇部对前牙有一定的保护作用,唇闭合不全的儿童更易发生前牙的外伤。覆盖超过3.5mm的儿童与覆盖正常的儿童相比,其发生牙外伤的风险明显增大。同时,有唇闭合不全和深覆盖的儿童,牙外伤的发生率更高。

除上述常见的牙外伤外,还有医源性牙外伤和口腔内的穿孔装饰品对牙的损伤等。

二、预防

牙齿由于解剖因素的关系,易造成外伤。牙外伤的发生率明显高于颌面部的其他组织和器官。受伤者多为青少年,牙外伤影响其咀嚼、语言、美观,如不及时、有效地治疗,将会对生理和心理造成影响。因此,提高公众对牙外伤的认知水平十分重要。

1. **增强保健意识** 预防牙外伤,首先要提高公众,特别是学校师生、家长对牙外伤的认知水平,增强防护意识。应加强学校的健康教育,特别是牙外伤危害性的宣传,培养学生的防伤观念,提高自我保护意识。有条件的地方应积极采取防护措施。教育学生避免暴力行为,遵守交通规则,以减少牙外伤的发生。教师、家长和校医应了解牙外伤急诊处理的基本常识,以利于牙外伤后的应急处理等。

2. **环境保护** 玩耍是孩子的天性,为了减少孩子的牙外伤,学龄前儿童家中要尽量布置一个安全的玩耍区域,放置缓冲性强的物品,如垫子、枕头等。在易发生牙外伤的地点,如学校、道路、运动和游戏场所,尽可能进行草坪建设,或其他软化地面的方法,以减少或避免儿童牙齿或身体其他部位的伤害。建立安全的娱乐场所和人性化的生活交通设施。体育设施和游乐设施应提高安全性能;加强对学生上学专用校车的管理;公交汽车上应设置专用扶手;建设专用盲道等。政府有关部门在改善道路交通和机动车质量的基础上,要加强道路管理,对雨雪后的道路应及时清理,还

ER9-3

画廊:ER9-3
常见牙外伤的
类型

画廊：ER9-4
护牙托

应提高全民法律意识，严格遵守交通法规，严禁酒后驾车，以减少创伤的发生。

3. 配戴护牙托（mouthguard） 护牙托是一种弹性片状减震装置，多用乙烯 - 醋酸乙烯酯共聚物（ethylene-vinyl acetate，EVA）制作而成。

护牙托分为三类：①成品护牙托：是固位及防护效果欠佳的一种护牙托；②口内成形护牙托：是具有一定固位及预防功能的半成品护牙托；③个性化护牙托：是由牙医根据需保护的牙齿模型进行加工制作的护牙托，其固位及防护效果最佳，是目前应用较多的一种类型。

护牙托的作用是：①保护牙齿和口内其他组织，如牙龈、颊和唇；②防止颌骨骨折，特别是保护颞下颌关节；③预防外力对颅脑的冲击伤害，降低脑震荡发生的可能；④增强运动员的安全感。护牙托还可以根据不同的防护类型适当调整厚度，提高舒适度，但前牙区唇侧牙托厚度需达 3～4mm，第一磨牙区颊侧及咬合面的厚度至少达到 2～3mm。

青少年在激烈、对抗性较强的体育运动和游戏中，口腔颌面部受伤的概率很高，易形成运动性牙外伤，最易受累的是上颌中切牙。身体接触类运动项目受伤的风险高于非接触类项目，应提倡青少年在参加体育运动时配戴护牙托以减少牙外伤的发生。许多激烈的体育运动项目需使用护牙托。

4. 矫治唇闭合不全和深覆盖 对于患有唇闭合不全和深覆盖等错𬌗畸形的儿童应及早进行相关矫治，防止牙外伤的发生。

第四节 牙酸蚀症的预防

画廊：ER9-5
牙酸蚀症

牙酸蚀症（dental erosion）是指在无细菌参与的情况下，由于接触牙面的酸或其螯合物的化学侵蚀作用而引起的一种慢性的、病理性的牙体硬组织丧失。

一、危险因素

研究认为，牙酸蚀症是一种多因素的疾病。来自体内、体外的酸作用于易感的牙齿是引起牙酸蚀症最基本的原因。然而，即使接触酸的情况相同，人们的患病情况仍有差别，生活方式、口腔卫生习惯及唾液的缓冲能力等均会影响到牙酸蚀症的发生和发展。

（一）化学因素

化学因素主要指接触牙的酸性物质，包括内源性酸和外源性酸。

1. 内源性酸 体内的酸进入口腔，最常见的原因是由于患有某些疾病使胃内容物进入口腔，胃酸长时间定期作用于牙齿硬组织使其患牙酸蚀症。常见疾病包括：①胃食管返流性疾病：如食管裂孔疝、消化道溃疡、胃食管反流征等消化道疾病引起的持续性返酸、慢性呕吐等症状；②受神经、心理影响的胃肠紊乱：如神经性呕吐、神经性厌食症、神经性贪食症等；③其他：如体内代谢及内分泌紊乱、妊娠期呕吐等。

2. 外源性酸 包括：①饮食因素：饮食因素在牙酸蚀症的发病中占重要地位，各类酸性水果（柑橘类水果、苹果等）、果汁（柠檬汁、橘子汁等）、各种碳酸类饮料（可乐等）均与牙酸蚀症的发生发展有关，且与这些食物和饮料的摄入温度、时间、摄入量、频率及方式等关系密切；②药物因素：一些 pH 较低的药物也可以引起牙酸蚀症，例如维生素 C 片剂、氨基酸、补铁剂、阿司匹林和一些治疗哮喘的口服药物，以及某些含 EDTA 和过氧化物成分的漱口水、牙膏、漂白凝胶等；③环境因素：长期暴露于酸性气体或液体工作环境中的人易患牙酸蚀症，如电池厂或硫酸厂的工人、专业游泳运动员、品酒师等，其患病率及严重程度与接触酸的时间、是否采取保护措施有关。近年来随着工业条件的改善，这类牙酸蚀症已很少见。

（二）生物因素

唾液的缓冲能力、获得性膜、牙齿的结构和矿化程度、牙齿和软组织的位置关系等生物因素都与牙酸蚀症的发生和发展有关。

（三）行为因素

1. 生活方式 以碳酸饮料为例，据统计，美国碳酸饮料的年消费量从 1946 年的人均 49.14L，上升至 2000 年人均 192L,到 2015 年略有下降,仍达到人均 153.7L。与此同时,牙酸蚀症的发病率也在逐年上升。

2. 口腔卫生习惯 研究表明,牙酸蚀症的严重程度与夜间饮用酸性饮料后是否漱口、刷牙明显相关。不正确使用口腔护理产品也可能导致牙酸蚀症的发生。

二、预防

1. 加强口腔健康教育 普及牙酸蚀症的基本知识,树立自我保健意识。

2. 治疗可引起牙酸蚀症的疾病 积极治疗如胃肠功能紊乱等引起的慢性呕吐、持续返酸;治疗受神经、心理影响的胃肠功能紊乱;治疗内分泌紊乱等其他疾病。

3. 减少饮食中的酸对牙的侵蚀 减少酸性食物和饮料的摄入量及摄入频率,可用吸管饮用,减少酸性饮料接触牙面的时间;可在饮料中加入钙、磷离子,增加其饱和度,从而改变酸性饮料本身的性质,减弱其酸蚀性;对一些 pH 较低的药物则应尽量避免嚼服,如果不能避免应及时漱口。

4. 避免在酸性环境中与酸的接触 努力改善工作环境,消除空气中的酸雾,尽量避免暴露于酸性环境中,必要时需戴防酸口罩。

5. 增强牙对酸的抵抗力 对于患有系统性疾病,需要长期服药而导致口干的患者,应尽早与相关的临床医师联系,考虑调整用药或采取其他保护措施;平时最好用含氟牙膏刷牙和含氟漱口水漱口,增强牙齿对酸的抵抗力。

6. 改变不良饮食习惯及口腔卫生习惯 酸性饮食的摄入最好安排在就餐时,此时唾液的流量大,缓冲能力强。不要安排在两餐之间,尤其不要在晚上睡觉前。餐后喝牛奶能在一定程度上中和食物中的酸。摄入酸性饮食后可用含氟漱口水漱口。刷牙时宜用含氟牙膏刷牙;选用刷毛软硬适度的牙刷,采用正确的刷牙方法及合适的力度刷牙均能预防牙酸蚀症。

第五节 错𬌗畸形的预防

错𬌗畸形(malocclusion)是指在儿童生长发育过程中由于先天遗传因素或后天环境因素,导致牙、𬌗、颌骨及颅面的畸形。

一、危险因素

(一)遗传因素

遗传是指个体特征由亲代遗传基因所决定。错𬌗畸形具有多基因遗传特性,常表现为家族性遗传倾向。常见因遗传因素所致的错𬌗畸形主要有:颜面不对称,牙列有间隙,牙列拥挤,牙齿数目、形态或萌出时间异常,下颌前突,上颌前突,下颌后缩和深覆𬌗等。

(二)环境因素

1. 先天因素 是指受孕后直到胎儿出生前,任何可能导致错𬌗畸形的发育、营养、疾病、外伤等因素。

妊娠期妇女的健康和营养状况直接关系到胎儿颌面部的生长发育,妊娠期母体的营养不良、疾病、外伤、大剂量放射线照射,都会造成胎儿发育不良或畸形。胎儿的生长环境异常,也可造成颜面部、颌骨等发育畸形。常见的发育异常有先天性缺失牙、额外牙(多生牙)、异位萌出和萌出顺序紊乱、牙形态发育异常、舌形态异常(巨舌症、小舌症)以及上唇系带附丽异常。

2. 后天因素 是指出生后可能导致错𬌗畸形的各种坏境因素,包括全身因素、局部因素、不良习惯和功能异常等因素。

(1)全身因素:内分泌功能异常、营养不良、口颌系统疾病(口呼吸)、阻塞性睡眠呼吸暂停综合征、磨牙症等会导致颜面和牙列的发育畸形。

(2)局部因素:乳牙龋是引起错𬌗畸形的重要因素之一。乳牙龋易造成乳牙早失导致牙弓长度变短;导致乳牙根尖周病变累及恒牙牙胚,造成恒牙萌出异常、牙列拥挤等。乳磨牙早失还会引起咀嚼功能低下,颌骨长期得不到足够的咀嚼力的生理刺激,颌骨发育不足,出现颜面的发育畸形以及反𬌗等咬合关系紊乱。颌骨外伤可引起髁突生长发育异常,进而引起下颌发育不足等颜面畸形。

（3）口腔不良习惯：口腔不良习惯与不利的牙颌面发育存在相互关联,不良习惯的作用频率、持续时间和强度均与颌骨畸形有关。不良习惯产生的力作用持续时间比力的大小更为重要,唇、颊、舌的静止压力持续时间最为持久,因而对牙齿位置的影响最大。各种口腔不良习惯中,吮指习惯、咬物习惯等的发病率随着年龄增长而逐渐减少,而夜磨牙、咬指甲习惯的发病率却逐渐增加。

画廊:ER9-6
吮指习惯

1）吮指习惯：吮指习惯造成的牙颌畸形的类型与吮指的种类和部位、颊肌收缩的张力及吮吸时的姿势有关,其严重程度与吮指习惯持续的时间关系更大,与局部施加力量的强度关系较小。吮拇指时,可能导致上颌牙弓狭窄、上颌前牙前突、开唇露齿,并伴有单侧后牙反𬌗;吮小指或示指时,一般可形成局部小开𬌗。

画廊:ER9-7
唇习惯

2）唇习惯：唇习惯多发生在 6～15 岁,女孩较多见。咬下唇习惯易形成上颌前牙唇向倾斜、前突,并出现牙间隙,下颌前牙区的拥挤,前牙深覆𬌗,下颌后缩,开唇露齿等畸形。咬上唇习惯易形成前牙开𬌗、上颌前牙舌向倾斜、下颌前突及近中错𬌗等畸形。

画廊:ER9-8
舌习惯

3）舌习惯：儿童在乳恒牙替换时,经常用舌尖舔松动的乳牙、乳牙残根或初萌的恒牙,如果该习惯只是在较短时间存在,不会造成明显的错𬌗畸形;如果该习惯作用时间较长,就形成了吐舌习惯。

画廊:ER9-9
偏侧咀嚼习惯

4）偏侧咀嚼习惯：偏侧咀嚼可能导致下颌骨及下颌中线向咀嚼侧偏斜,咬合关系错乱,咀嚼侧牙颌结构及自洁作用好,而废用侧自洁作用差。

（4）功能因素：当口腔功能出现异常时,颌面部的相应结构受到过强或过弱的功能刺激,出现形态异常,产生错𬌗畸形。

1）口呼吸：慢性鼻炎、鼻窦炎、鼻甲肥大、腺样体肥大及鼻肿瘤等疾病,造成鼻呼吸障碍,用口呼吸代偿者可导致面部高度增加、前牙开𬌗,覆盖增大,上腭狭窄等𬌗、颌、面等的发育畸形。

2）吮吸功能异常：在婴儿时期,由于吮吸运动不足、过早断奶等原因,常在哺乳时间之外出现非营养性的吮吸行为,这是正常现象。但这种吮吸习惯若持续到 3 岁以后,长时间的吮吸习惯与上颌牙弓狭窄、深覆盖、前牙开𬌗、后牙反𬌗有关。

3）异常吞咽：异常的舌位置和偏离正常的吞咽方式,可能与前牙开𬌗、上颌前牙前突有关。如果舌体比正常的位置偏前,可能产生下颌前牙唇倾、前牙反𬌗等畸形。

二、预防

1. 妊娠期的预防 母体营养不足对胎儿生长发育影响极大,可产生各种颌面部畸形,要合理地选择和调配食物,保证营养充足。孕妇如患有风疹、内分泌失调或其他疾病,应及时诊治,甚至考虑终止妊娠。妊娠期间母体要避免大量放射线的深部照射,同时要防止孕期和临产前的外伤等。

2. 婴儿期的预防

（1）提倡母乳喂养。因为婴儿吮吸母乳时下颌适当的前伸运动,可将出生时下颌的远中位置调整到中性位置,同时吮吸时婴儿的舌部运动,能促进舌肌发育。

（2）人工哺乳应注意婴儿的喂养姿势、奶瓶的位置、人工奶头的开口和穿孔的大小。婴儿半坐位,奶瓶不宜压迫上颌或下颌,橡皮奶头只能靠近舌尖 1/3 处,奶头除了末端开孔外,在周围开些小孔,奶瓶的流速只能是间断滴下,使吮吸时口内压力均匀,充分发挥吮吸的作用,有利于咀嚼器官的正常发育。平时要避免婴儿啼哭或睡眠时吮吸橡皮奶头的习惯,以免导致下颌前伸或开𬌗。

（3）婴儿期还应注意睡眠姿势,不可长期偏向一侧,以免一侧颌面长期受压导致颜面不对称。

3. 乳牙列期的牙列发育与咬合管理 包括早期破除不良口腔习惯、乳牙反𬌗的干预、预防和及早治疗口颌系统疾病。

（1）早期破除不良口腔习惯：多数情况下,破除乳牙列期口腔不良习惯后,咬合可恢复正常。

医师应尽早识别和评估异常口腔习惯及其对颅颌面及牙列潜在的近期和长期的影响,当口腔不良习惯对颌面发育或对儿童健康有不良影响,将导致恒牙列发育不良等后遗症时,即为不良习惯干预的指征。让家长了解不利的生长型和正在发展的错𬌗畸形。评估患儿不良口腔习惯的频率、持续时间和强度,这些习惯如果不能自我纠正,应尽早找专业人员解除这些问题,任何治疗都必须适合孩子的发育、理解和合作能力。不良习惯的干预方式包括患儿家长辅导、行为方式改变、肌功能治疗、矫治器治疗或需要专业人士帮助，如正畸医生、心理学医生等。

（2）乳牙反𬌗的干预：反𬌗治疗应改善上颌的牙齿排列以及良好的咬合和功能。反𬌗的治疗应该从多方面考虑，包括：减少牙齿磨损、改善面部美观、改变骨骼生长、改善牙－牙槽关系。如果有足够的间隙，单纯前牙反𬌗在合适的情况下只需排齐牙列即可，方法包括：连冠式斜面导板、𬌗垫式舌簧矫治器等。如伴有后段牙弓狭窄可采用扩弓治疗，同时可以改善后续恒牙的萌出位置。单侧后牙反𬌗的早期矫治已被证明可以明显改善咬合功能，在很大程度上可消除下颌骨形态和位置的不对称。应尽早消除功能性反𬌗，及早纠正，避免不对称颌骨生长，可采用功能矫治器进行治疗。

（3）预防和及早治疗口颌系统疾病：加强科普宣传教育，提高家长对口颌疾病及全身疾病对儿童颌面部生长发育危害的认知。对于慢性鼻炎等呼吸系统疾病，应及早治疗，以维持呼吸道顺畅，避免口呼吸习惯，促使颌面部正常发育。此外，影响生长和发育的急慢性病也应及早向专科医生寻求治疗，避免影响牙及颌骨的正常发育。

4. 替牙列期的牙列发育异常与咬合管理　包括埋伏牙、乳牙早失、乳牙滞留、恒牙萌出异常。

（1）埋伏牙：替牙列期应定期监测恒牙萌出情况。患者的牙龄并不总是与年龄相匹配，一旦一侧牙已经萌出，对侧牙通常应在6个月内萌出。如果萌出时间不同，应怀疑是否有埋伏牙的可能。

（2）乳牙早失：乳牙是天然的间隙保持器，早期丢失是发生牙列拥挤的重要因素之一。乳牙早失的潜在问题包括不对称牙缺失导致中线偏移、第一磨牙的近中移位导致磨牙关系的改变等。后牙早失易引起前牙反𬌗，单侧多数乳磨牙早失易引起偏侧咀嚼导致颜面不对称畸形等。干预措施包括：平衡拔牙、代偿性拔牙、间隙保持。

（3）乳牙滞留：乳牙滞留的诊断依据是已达到替换时期未替换的乳牙，而且又有继承恒牙萌出；也有因先天缺失恒牙而导致乳牙滞留在牙列中。当恒牙异位萌出，乳牙尚未脱落时，应及时拔除滞留的乳牙，解除恒牙萌出的障碍。对于后继恒牙先天缺失的滞留乳牙，由于可在牙列中存留很长时间，可承担咀嚼功能，一般应尽量予以保留。

（4）恒牙萌出异常：包括恒牙早萌、迟萌、恒牙阻生和异位萌出。早萌的恒牙因牙根很短易受外伤、感染而脱落，因此需要暂时阻止其继续萌出，等待牙根形成适当长度后再让其萌出。临床上可以应用阻萌器阻止早萌牙萌出。恒牙迟萌多系恒牙胚位置异常、缺乏萌出力或萌出间隙不足所致，分析迟萌、阻生、异位萌出的原因，尽早拔除滞留的乳牙、残根、额外牙，切除牙瘤以及囊肿是必须的。如恒牙牙根已经形成2/3以上而萌出力不足，可用外科手术开窗、导萌或者牵引助萌。

（5）前牙开𬌗的早期矫治：开𬌗分为牙性和骨性开𬌗两类，在乳牙列和替牙列初期，牙萌出和牙槽骨发育障碍而致的错𬌗畸形以牙性开𬌗为主，常见于吐舌和吮指习惯、咬物习惯，以及根骨粘连的患儿。应针对病因进行预防和阻断矫治。开𬌗系吐舌或吮指习惯引起的，可以用舌刺、舌屏、腭网、指套等装置破除不良习惯。

（6）上唇系带附丽异常：可用固定矫治器关闭中切牙间隙，待间隙关闭后，采用外科系带矫正术矫正异常附丽的唇系带，切除多余的纤维组织，以保持间隙关闭后的效果。如果间隙关闭前进行切除手术，由于切牙间瘢痕形成，反而影响间隙的关闭。

（7）乳牙早失后的间隙保持：间隙保持的目的是通过维持现有牙列的相对位置，来防止牙弓长度、宽度、周长的减少。牙弓长度不足可能产生或增加拥挤、旋转、异位萌出、反𬌗、深覆𬌗、深覆盖以及咬合关系不良。

维持缺牙间隙的方法包括：①固定矫治器（如带环、冠环、被动舌弓、Nance弓、腭托）；②活动矫治器（如局部义齿、Hawley保持器）。间隙保持器的安放和维持需要患者的配合，随访尤为重要，检查粘接剂的稳固性，评估和清洁牙齿。间隙保持器需要持续发挥作用到继承恒牙萌出。

第六节　口臭的预防

口臭又称口腔异味（oral malodor，halitosis，bad breath）是指从口腔中发出的不良气味，是影响人们进行社会交往和造成心理障碍的原因之一。

一、口臭的分类

口臭可由多种原因引起，如口腔和全身性疾病、不良生活习惯、饮食因素和心理因素等。口臭可分为真性口臭、假性口臭以及口臭恐惧症，后两类患者的口臭实际上并不存在。真性口臭分为生理性口臭、病理性口臭以及其他因素引起的口臭。也有文献将口臭分为暂时性和永久性口臭。

（一）生理性口臭

正常口腔的气味一般难以察觉，在基础代谢率低、唾液分泌减少、口腔自洁作用受限时，口腔中的食物残渣和脱落的上皮细胞易发生腐败而产生不良气味，通常睡眠后口腔易出现异味，但这种异味持续时间短，经口腔清洁后可很快消失。

（二）病理性口臭

病理性口臭是因疾病、病理状态所致的口臭，可分为口源性口臭和非口源性口臭。

1. 口源性口臭　口腔是口臭的主要来源，绝大多数口臭是由口腔局部因素引起的。口源性口臭占口臭的80%～90%，主要由厌氧菌引起。口腔微生物通过消化口腔内的滞留物质而产生挥发性硫化物（volatile sulfur compounds，VSC）及其他异味物质，从而导致口臭。口臭气味的主要成分是硫化氢（H_2S）和甲基硫醇（CH_3SH）。

龈炎、牙周病、龋病等口腔疾病及口腔卫生不良是口臭的常见病因；口腔恶性肿瘤会产生明显并持续加重的口臭；患口腔干燥综合征时，由于唾液分泌及流速下降，清除细菌、腐败物能力下降，从而加重了口臭。

2. 非口源性口臭　包括呼吸道来源的口臭、血液携带来源的口臭以及某些食物引起的口臭等。

（1）呼吸道来源的口臭：上呼吸道来源的口臭可发生在慢性上颌窦炎、鼻阻塞、鼻咽脓肿、喉癌的患者；下呼吸道来源的口臭可由支气管炎、支气管扩张、肺炎、肺脓肿、肺癌等疾病引起。

（2）血液携带来源的口臭：恶臭的挥发性物质可从全身各个部位（如胃、食管、肝脏等）进入血液中，经血液携带进入肺部并随气体交换而呼出。由血液携带来源的口臭主要发生在系统性疾病（如肝硬化、晚期肾病、糖尿病等）、代谢紊乱、药物作用等，引起此类口臭的主要成分为二甲基硫化物（CH_3SCH_3）。

（3）食物引起的口臭：食用某些食物如大蒜、韭菜、洋葱和一些辛辣的调味品后可发生口臭，也可经血液循环带往肺部发出臭味。

另外，不良的生活习惯如吸烟、酗酒等也可引起口臭，女性月经期也可出现口臭。

二、口臭产生的机制

（一）细菌的作用

口腔微生物的存在是口臭产生的必要条件，微生物在口臭的产生中占有重要的地位。一般致臭菌需要具备以下条件：①可在致臭菌的分离中发现；②离体培养物有异味；③代谢产物分析有高浓度的VSC、胺类、有机酸等物质。

（二）腐败作用

1. 蛋白质的腐败作用产生VSC　口臭是在细菌分解蛋白质的代谢过程（腐败作用）中产生的。腐败作用可产生VSC，主要来源于唾液、龈沟、舌背等部位的细菌对含硫蛋白的代谢过程。含硫蛋白可来自脱落的上皮细胞、白细胞、血液及食物残渣，经分解产生多肽并进一步降解为胱氨酸、半胱氨酸、甲硫氨酸等小分子，游离于龈沟液和唾液中，在合适的环境条件下经不同的代谢途径分解为H_2S，CH_3SH等，并释放到口腔中。细菌蛋白代谢同时产生吲哚、氨、粪臭素、二胺、有机酸等，这些物质也会发出明显的异味，可能与口臭有关。

2. 腐败作用的影响因素　腐败作用可以发生于所有人的口腔，但并非每个人均有可闻到的异味，口臭存在与否与腐败作用的强弱直接相关，许多口腔局部因素可以影响细菌的腐败作用。

（1）唾液pH：通常新鲜收集的健康个体的唾液并无不良气味，但经孵育后唾液变为碱性且有难闻气味，这表明碱性唾液可能对口臭的形成有促进作用，而酸性唾液能灭活氨基酸腐败作用所需的酶，从而抑制产臭物质的形成。

（2）菌群组成：研究发现异味产生与革兰氏阴性菌和革兰氏阳性菌的比例变化有关。酸性唾液可抑制臭味的产生同时伴有革兰氏阳性优势菌群的出现，而碱性唾液有利于异味的产生并使优势菌群转为革兰氏阴性菌，而革兰氏阴性菌正是分解蛋白和氨基酸、参与口臭形成的主要菌群。

（3）局部环境：通常认为口腔局部环境的低氧浓度有利于口臭的产生。革兰氏阳性菌和阴性菌均能迅速利用还原底物而消耗氧，但前者主要利用碳水化合物，而后者主要利用蛋白质、氨基酸等含氮化合物，对碳水化合物的利用少且慢。研究表明与碳水化合物的发酵相比，蛋白质、氨基酸的分解耗氧更多，从而加重口臭的程度。

（4）唾液流速：唾液流动能机械清洁口腔，并缓冲细菌产生的酸碱作用，维持正常的氧分压。当各种原因引起唾液流速下降时，可导致其缓冲能力减弱，口腔 pH 升高。这些改变能直接影响口腔菌群的构成，有利于厌氧菌特别是革兰氏阴性厌氧菌的生长和代谢；清除能力的下降又使得代谢产物大量堆积，腐败作用进一步加强。

三、口臭的检测方法

（一）感官测定法

感官测定法（organoleptic measurement）是一种敏感的检测方法，是通过检查者用感觉器官——鼻，对口臭进行主观辨析和评定。

1. 嗅觉判断标准 嗅觉判断的标准分为 0～5 级（表 9-1）。

表 9-1 嗅觉判断的标准

分类	描述
0. 无气味	未察觉气味
1. 可疑气味	可嗅及气味，但不能确定是否为口臭
2. 轻度口臭	达到臭味阈值的气味
3. 中度口臭	可明显察觉的臭味
4. 重度口臭	重度的臭味，但检查者可以忍受
5. 严重口臭	十分强烈的臭味，检查者无法忍受（立刻将鼻子避开）

2. 检查方法 在标准条件下，检查者采用标准检查步骤对患者进行口臭的检测。

（1）对患者的要求：检测前 3 周尽量避免使用抗生素；检测前 48 小时不吃含有大蒜、韭菜、洋葱等有特殊气味的食物；检测前 12 小时禁食、禁饮、禁止抽烟和禁止刷牙和使用口腔清洁剂。

（2）对检查者的要求：检查者要有正常的嗅觉，评价前禁止喝酒和使用芳香型化妆品。

（3）具体检测方法：包括：①口气判断：将一根直径为 24mm，长为 10cm 的塑料管放入受检者口中，当受检者呼吸时，检查者在管的另一端通过气体进行判断，并确定嗅觉评分；②塑料勺试验：用一次性塑料勺在舌背后区来回刮擦后取出塑料勺，置检查者鼻前判断，并确定嗅觉评分；③鼻气判断：将一根长 10cm，直径为 3～5mm 的小管放入受检者的一侧鼻孔，用手指堵上另一侧鼻孔。指导患者用鼻将气体呼入小管，检查者在管的另一端进行嗅觉评分，两侧鼻孔均应检查。

（二）仪器检测法

1. 气相色谱（gas chromatography，GC）检测 是目前最好的诊断和探测口臭的方法，配有火焰光度检测仪（flame photometric detector，FPD）的气相色谱是测定口臭的金标准。它可较为准确地测定、测量口臭气体的成分及含量，客观地得出不同口臭挥发性物质的准确数值。

2. 其他仪器检测 可有效检测口臭挥发性硫化物的测量仪器还有 Halimeter 和 Oral chroma 等。

（三）细菌分析法

细菌分析法是通过口腔细菌采样和分析来确定产生气味的细菌的性质和数量。分离、鉴定与口臭有关的口腔细菌，测定纯培养的细菌产生的硫化物和气味的强度。

画廊：ER9-10
检测口臭的仪器

四、口臭与牙周病的关系

（一）牙周病患者伴发口臭

牙周炎的致病菌能够产生可挥发性硫化物，菌斑指数与口臭程度、口气中 VSC 量有明显的相关性，牙周袋深度及数量与口气中 VSC 水平呈正相关，常规的牙周治疗（刮治和根面平整）结合正确的口腔卫生措施（刷牙、清除舌苔）能使口气的嗅觉评价值显著下降。

（二）口臭对牙周组织的影响

1. VSC 对牙周组织的影响　大量研究证实，即使是很低浓度的 VSC 也可对牙周组织造成破坏。

2. 氨、有机酸对牙龈组织及细胞的影响　蛋白质及氨基酸的代谢除产生 VSC 外，还可生成胺、丁酸及其他有机酸，这些作为毒性因子，能造成组织及细胞的破坏。

五、口臭的防治

口臭的防治应针对引起口臭的原因进行，并对不同类型的口臭原因采取具体的方法预防和治疗。

（一）口臭的治疗原则

口臭的复杂性需要建立一个与导致口臭原因相一致的治疗需求（treatment need，TN）系统（表 9-2，表 9-3）。

表 9-2　不同类型口臭的治疗需求（TN）

类型	TN	类型	TN
1. 真性口臭		2. 假性口臭	TN-1 和 TN-4
生理性口臭	TN-1	3. 口臭恐惧症	TN-1 和 TN-5
病理性口臭			
口源性	TN-1 和 TN-2		
非口源性	TN-1 和 TN-3		

表 9-3　口臭的治疗要求（TN）分类

分类	描述
TN-1	对口臭的原因进行解释并对患者进行口腔卫生指导（重点强调自我口腔保健以改善个体的口腔卫生状况）
TN-2	口腔预防措施，对口腔疾病特别是牙周病进行专业洁治和治疗
TN-3	向内科医生和相关专科医生转诊
TN-4	对检查结果进行解释，进一步对患者进行相关专业知识的宣教、教育，使其确信自己不存在口臭
TN-5	向临床心理学家、心理医生或心理专家转诊

（二）口臭的防治方法

一般情况下非口源性口臭在原发病灶得到控制后即能缓解。在口臭的治疗需要中，TN-1 是治疗口臭的基本方法，可用于各种类型口臭的治疗。TN-1 的主要内容是漱口、刷牙、舌清洁、使用牙线和及时治疗口腔疾病等，对口臭患者进行定期口腔检查也是改善其口腔卫生状况，降低口臭严重程度的有效方法。

1. 漱口　漱口液的使用在口臭的治疗中占有相当大的比重，许多研究证明，使用漱口液能明显降低 VSC 值和嗅觉分值。漱口液改善口气的机制有：机械清洁作用、掩盖异味作用、杀菌作用、拮抗异味物的产生。

2. 刷牙　是每个人常规的自我口腔保健措施，是机械性去除菌斑和软垢最常用的有效方法，研究证明每天坚持正确有效刷牙在预防牙周病和口臭方面起到重要作用。

3. 舌清洁 舌苔是由脱落上皮细胞、血细胞和细菌组成,它们共同产生 VSC 导致口臭,因此口臭的治疗需要进行舌部清洁。常规有效的口腔卫生措施结合用舌刷清洁舌背部能明显改善口臭。Tonzetich 发现刷牙结合刷舌能减少 70%～80% 的 VSC,为避免牙膏刺激口咽引起呕吐反射,应先清洁舌背部后刷牙。

4. 牙线 单纯刷牙难以消除牙邻面菌斑,除了刷牙以外,还需要使用牙线帮助去除牙间隙的菌斑和软垢,达到预防牙周病和口臭的目的。

5. 及时治疗口腔疾病 在改善口腔卫生状况的前提下,及时治疗口腔疾病,减少口臭发生。

牙周疾病与口臭关系密切。及时治疗龈炎和牙周炎,能相应降低患者口臭的严重程度;患者口腔内的 VSC 浓度降低,也在一定程度上减轻了其对牙周组织的破坏程度。治疗牙周疾病和治疗口臭,在效果上是相互促进的。

其他口腔病的治疗包括:治疗龋病、恢复牙间隙接触点、拔除无法修复的患牙、治疗口腔溃疡和口干症,以达到尽可能减少蛋白质分解产物,减少口臭发生的目的。

小结

口腔中除常见的龋病和牙周病之外还有口腔癌、牙本质敏感、牙外伤、牙酸蚀症、错𬌗畸形以及口臭等需要重视的其他口腔疾病。通过对本章的学习,我们应在熟悉口腔癌、牙本质敏感、牙外伤、牙酸蚀症、错𬌗畸形以及口臭基本情况的基础上,掌握其危险因素和预防措施,并应用于临床实践。

(卢友光)

参考文献

1. PETERSEN P E. Strengthening the prevention of oral cancer: the WHO perspective. Community Dent Oral Epidemiol, 2005, 33(6): 397-399.
2. 中华口腔医学会牙本质敏感专家组. 牙本质敏感的诊断和防治指南. 中华口腔医学杂志, 2009, 44(3): 132-134.
3. DURHAM J, MOORE U J, HILL C M, et al. Oral surgery II: Part 6. Oral and maxillofacial trauma. Britsh Dental Journal, 2017, 223(12): 877-883.
4. BARTLETT D W, LUSSI A, WEST N X, et al. Prevalence of tooth wear on buccal and lingual surfaces and possible risk factors in young European adults. Journal of Dentistry, 2013, 41(11): 1001-1013.
5. 林久祥. 现代口腔正畸学 - 科学与艺术的统一. 3 版. 北京: 中国医药科技出版社, 1996.
6. YAEGAKI K, COIL J M, KAMEMMIZU T, et al. Tongue brushing and mouth rinsing as basic treatment measures for halitosis. International Dental Journal, 2002, 52: 192-196.

第十章 特定人群口腔保健

>> **提要**

　　本章主要介绍全生命周期中不同年龄阶段人群的口腔保健。包括婴幼儿、学龄前儿童、学龄儿童、老年人，以及妊娠期和残疾人的口腔保健。内容涉及口腔主要健康问题、疾病的患病特点、保健内容和方法。

　　人的一生在不同的生命时期，其口腔和牙𬌗系统都会处于一个特定的状态。从年幼到年长，无论正常人或残疾人，口腔的健康状况和患病情况各不相同，自我口腔保健能力和对口腔健康的需求也各有差异。从全生命周期出发，对不同年龄阶段的人群进行有针对性的口腔保健，体现了全方位、全周期的健康服务理念。结合年龄特点、生理特点及特定人群的需求制订连贯性的综合口腔保健计划，体现了从生命孕育、发育、成长、衰老到死亡的全过程的健康管理。

第一节　婴幼儿口腔保健

　　婴幼儿是指出生后到 3 岁的儿童。此期是儿童生长发育最旺盛的时期，也是儿童智力发展迅速和儿童个性开始形成的时期。完整健康的乳牙列能够发挥正常的咀嚼功能，利于儿童准确发音和维持健康心理状态，保障恒牙和颌面部骨骼的正常生长发育。

一、婴幼儿口腔健康问题

（一）奶瓶龋（低龄儿童龋）

　　奶瓶龋是婴幼儿乳牙列最常见的问题，也称低龄儿童龋（early childhoodcaries，ECC）。乳牙在萌出后不久即可患龋，好发年龄为 1～2 岁幼儿。有的婴幼儿习惯于含奶瓶睡觉，喂奶或进甜食后口腔中的糖分给细菌生长提供了充分的营养。ECC 好发部位是上颌乳前牙的唇面和邻面。

图片：ER10-1
低龄儿童龋

（二）乳牙外伤

　　乳牙外伤多发生在 1.5～2.5 岁的幼儿。跌倒、碰撞会使乳牙受到损伤，由于前牙处于面部较为突出的部位更容易受伤。由于乳牙牙根粗短，骨组织疏松，外伤后一般不易发生牙根折断，牙齿移位较常见。主要表现为牙嵌入、牙冠折断、牙脱出、牙唇舌侧移位及不完全脱出等，常出现牙松动、疼痛，有时伴有龈沟溢血。如乳牙嵌入牙槽窝内，需通过拍摄 X 线片，观察乳牙根方恒牙胚的发育情况，再决定处理办法。

（三）急性假膜性念珠菌性口炎

　　急性假膜性念珠菌性口炎俗称"鹅口疮"或"雪口病"，是由白色念珠菌（candida albicans）感染引起的口腔黏膜炎症。新生儿和 6 个月以下的婴幼儿多见。鹅口疮分布范围很广，在舌、牙龈、上腭、两侧颊黏膜都可能发生。病因多由于奶具消毒不严格，母乳奶头不洁或喂奶者手指污染所致，也可是由于出生时经产道感染，或见于腹泻、使用广谱抗生素、婴儿营养不良、睡眠不足和免疫力低下的婴幼儿。

图片：ER10-2
新生儿雪口病

（四）乳牙早萌

　　乳牙早萌较少见，有以下两种早萌现象，一种称诞生牙（natal tooth），另一种称新生牙（neonatal

tooth)。诞生牙是指婴儿出生时口腔内已萌出的牙,新生牙是指出生后30天内萌出的牙。

二、婴幼儿口腔保健内容和方法

父母应充分认识到口腔保健的重要性,在生命早期建立良好的口腔卫生行为是父母的责任。从儿童出生后即应开始建立良好的口腔卫生习惯和饮食习惯。口腔医师要为父母提供全面的口腔保健措施、口腔保健咨询和口腔健康评价。

(一)避免致龋菌早期定植

致龋微生物(变异链球菌)大多是由母亲传播到婴幼儿口腔中的,一般在婴儿出生后19~31个月,医学上称为"感染窗口期"。致龋微生物的传播主要发生在乳牙萌出阶段,母亲口腔中很低水平的变异链球菌就足以传播到婴幼儿口腔。唾液是细菌传播的载体,父母通过亲吻、食物嚼碎喂孩子、把奶嘴或勺子放到自己口中试温后喂食等,均可造成致龋菌的传播。变异链球菌在口腔中定植、生长、繁殖越早,儿童将来患龋的危险性就越大。

(二)建立良好口腔清洁习惯

1. 出生后~6个月　出生后即应建立口腔清洁习惯。牙萌出前,应建立每日为婴儿清洁口腔的习惯,在哺乳后或晚上睡前用手指缠上清洁纱布为儿童清洁口腔。6个月左右第一颗乳牙萌出后,可用手指缠上柔软干净纱布,蘸清水轻轻擦洗牙面。

2. 6个月~1岁　牙萌出后,家长仍可以用手指缠上清洁干净纱布,蘸清水为孩子擦洗牙面,配合使用乳胶指套擦洗牙龈和腭部,清除黏附的食物残渣,按摩牙床,并使婴儿逐渐适应每日的口腔护理。还可使用硅胶制成的牙齿训练器,清洁消毒后让婴儿放在口中咀嚼,促进颌骨和牙床发育。

3. 1~3岁　提倡开始刷牙去除菌斑。儿童1.5岁左右乳磨牙开始萌出,𬌗面窝沟深浅不一,用纱布擦拭已经无法将𬌗面窝沟清洁干净,可以用牙刷帮助孩子刷牙。2岁后儿童虽然有一定模仿能力,但对刷牙这样精细和复杂的动作无法独立完成。此阶段应重点强调由家长帮助儿童刷牙。选购儿童喜欢的牙刷,手把手地教和帮助儿童刷牙。方法:家长站在儿童的后侧面,用一只手轻托孩子的下颌,头部稍向上抬,握住儿童的手和儿童一起刷牙。家长还可以让孩子坐在小板凳上,头后仰靠在家长腿上来帮助刷牙。当儿童能漱口(约3岁)时可以使用牙膏刷牙,但一定要控制用量,每次用"豌豆"大小的量。目前不建议3岁以下的儿童使用含氟牙膏。牙邻面有食物嵌塞时,建议在家长的帮助下使用牙线。

(三)采用正确喂养姿势

无论是母乳喂养还是人工喂养,均应采取正确的喂养姿势。喂奶经常偏于一侧,则该侧面部受压,长期可导致面部双侧发育不对称。喂养时奶瓶不能紧压下颌或过高抬起,避免下颌过度前伸,造成下颌前突畸形。

(四)养成良好饮食习惯

幼儿消化吸收能力差,供给的食物应碎、软、细、烂、新鲜、清洁,并适当地增加一些粗糙的、富有纤维质的食物成分。要注意培养儿童建立良好的咀嚼习惯和吞咽习惯,模仿大人学习咀嚼动作,切忌边吃边玩,使食物在口腔中长时间滞留不吞咽。避免随意喂食,应定时定量集中在一段时间内完成进食。就龋病的危险性来说,致龋性食物总的摄入量远没有每日摄入的次数以及食物在口腔中存留的时间带来的危险性大。除正餐外平时少吃甜食,特别是黏性甜食。睡前不吃零食和甜点。1岁以上应停止使用奶瓶喂养,不再夜间哺乳。

(五)预防低龄儿童龋

应提倡母乳喂养,定时哺乳。人工喂养也要遵循科学正确的喂养方式,破除含奶瓶入睡、牙齿萌出后喂夜奶、延长母乳或奶瓶喂养的时间、过多饮用含糖饮料等不良喂养习惯。餐间零食应选择低致龋性食物,并及时清洁牙面或温开水漱口。对于龋易感性高的儿童可在医师的指导下适量使用氟化物。

(六)预防乳牙外伤

家长及保育人员应加强对儿童活动时的监护,防止意外跌倒和损伤。发生乳牙外伤后应及时

视频:ER10-3
婴幼儿口腔护理

视频:ER10-4
帮助儿童刷牙

视频:ER10-5
正确的喂养姿势

学习笔记

带去医院就诊,请专业医师对伤情做出判定并进行合理诊治,避免不良结局。

（七）定期口腔检查

儿童第一次口腔检查应在第一颗乳牙萌出后6个月内,或最迟在12个月之前。医师帮助判断儿童乳牙萌出情况并评估其患龋风险,提供有针对性的口腔卫生指导并建立口腔健康档案。定期口腔检查的另一个好处是使幼儿能逐渐熟悉和适应口腔科环境,与医护人员近距离的接触沟通,避免和减少日后口腔科就诊时的恐惧心理。

第二节 学龄前儿童口腔保健

学龄前儿童是指3～6岁的儿童。此时大部分儿童已进入幼儿园,有一定的独立性,儿童的动手能力和四肢协调性明显增加。但仍不具备独立的自我口腔保健能力,需要在家长和幼教老师的帮助下完成。

一、学龄前儿童常见口腔健康问题

（一）乳牙龋

3～6岁是儿童乳牙患龋的高峰期。该阶段乳恒牙开始替换,牙弓不断生长发育,出现牙间隙,易造成食物嵌塞,引发邻面龋。乳牙龋的特点是进展快,早期自觉症状不明显,家长不易发现。严重龋损时可导致乳牙缺失。

（二）乳牙错𬌗畸形

3岁以上儿童如果长期有吮指、吐舌、咬下唇、口呼吸等不良习惯,容易造成上颌前突、牙弓狭窄、牙列拥挤和开𬌗等问题。乳牙期及替牙期的局部障碍,也是造成错𬌗畸形的常见因素。

（三）乳牙外伤

随着儿童年龄的增长,运动范围和种类的增多,乳牙外伤的概率也增大。外伤后可能造成面部软组织的损伤,牙冠折断或牙齿脱位,还有可能伤及恒牙胚,造成恒牙胚的发育异常。

二、学龄前儿童口腔保健内容和方法

（一）幼儿园口腔保健

幼儿园老师担负着儿童保健、教育两项任务。幼儿园口腔保健的内容应包括以下几个方面:

1. 幼教老师培训 口腔专业人员可以采取多种形式为幼教老师提供培训和指导。通过培训使其掌握口腔保健的基本知识和口腔护理基本技能,了解牙的生长发育、龋病的早期诊断及预防方法等。

2. 儿童口腔保健 幼儿园儿童集中,适宜开展群体预防保健,幼教老师应与专业口腔医师配合,做好儿童的口腔保健工作,组织儿童定期(最好每半年一次)口腔检查,并接受专业人员实施的局部用氟防龋措施。

3. 儿童良好习惯建立 幼教老师要帮助儿童建立良好的饮食习惯和口腔卫生习惯。包括:①饮食习惯:膳食要定时定量,定餐次数,除每日三餐外,尽量减少餐间甜食摄入和次数,或选择致龋性低的食物;②口腔卫生习惯:每餐后漱口,并教会儿童正确的刷牙方法。

4. 与家长沟通配合 要通过与家长的及时沟通和密切配合,共同关注和促进儿童的口腔健康,使儿童在幼儿园和家庭形成一个连续的氛围,并通过不同人物角色(老师、家长)的督促,帮助儿童形成稳固的口腔卫生习惯。

（二）家庭口腔保健

家庭口腔保健中父母是儿童的第一责任人。在日常家居生活中共同营造并逐渐培养儿童养成良好的口腔卫生习惯会使儿童终生受益。家庭口腔保健的内容和方法有:

1. 建立刷牙习惯 3～6岁儿童,正处于刷牙能力显著提高的阶段。家长应教会儿童正确的刷牙方法,并坚持每日帮助儿童认真、彻底地刷牙一次(最好是晚上),并检查刷牙效果。父母在家庭中应起到示范作用,最好与儿童一起刷牙,刷牙应成为有规律的家庭活动,孩子从中得到乐趣。

3～6岁儿童建议在家长的帮助下开始使用牙线。

2. 预防乳牙龋　乳牙的龋会给儿童的局部和全身带来许多不良影响。乳牙龋早期治疗时间短、儿童痛苦小、治疗效果好。对于窝沟较深的乳磨牙，要尽早进行窝沟封闭。每半年1次应用局部氟化物，可以有效地预防光滑面龋。

3. 预防错𬌗畸形　儿童时期的口腔不良习惯与错𬌗畸形的发生有密切关系，其致畸过程是缓慢的。对有吮指、咬下唇、吐舌、口呼吸、偏侧咀嚼等不良习惯者，家长要引起充分重视。应提高家长对错𬌗畸形的认识，一旦出现牙齿排列不齐，咬合异常等应尽早进行检查，及早矫治。乳牙期最佳矫治年龄为4～5岁儿童。

4. 预防牙外伤　由于儿童年龄小配合程度差，乳牙外伤后的疼痛和治疗过程易对儿童的心理造成不良影响，所以家长要对儿童的活动场所和运动项目有足够的估计，做好儿童的个人防护，在做剧烈运动时应配戴护齿器。

5. 定期口腔检查　对于学龄前儿童建议每3～6个月接受一次口腔健康检查，并向医师进行口腔健康咨询和接受口腔卫生指导。对于口腔疾病做到早发现、早诊断、早治疗。

第三节　学龄儿童口腔保健

学龄儿童指6、7岁至17、18岁整个普通教育阶段的学生。此阶段是口腔健康观念和行为的形成期，也是接受新知识、树立新观念，培养终生口腔卫生好习惯的最佳时期，做好学龄儿童的口腔保健，会对其一生的口腔健康起到积极的作用。

一、学龄儿童常见口腔健康问题

（一）第一恒磨牙龋

第一恒磨牙又称"六龄牙"，是6岁左右萌出的恒磨牙。因其萌出早，矿化程度低，溶解度高，渗透性强，加之𬌗面的窝沟较深，食物残渣及菌斑不易清洁，极易发生窝沟龋。

（二）龈炎

学龄儿童常见的龈炎包括：单纯性龈炎、萌出性龈炎和青春期龈炎。单纯性龈炎以前牙为主，表现为龈缘和龈乳头红肿，易出血。青春期龈炎是菌斑引起的慢性龈炎，受内分泌的影响。如有牙齿排列不齐或配戴正畸矫治器者，则菌斑不易去除，更易导致龈炎的发生。

（三）错𬌗畸形

牙列不齐、牙齿拥挤、上下颌牙弓间𬌗关系异常、颌骨大小形态位置异常等是这个年龄段儿童常见的错𬌗畸形表现。

（四）牙外伤

学龄期儿童由于运动量增大，活动项目增多，牙外伤的发生概率增加。7～9岁学龄儿童是牙外伤的高峰期，以前牙为主。如果有上颌前突畸形，牙外伤风险增大。

二、学龄儿童口腔保健内容和方法

（一）学校口腔保健

学校口腔保健应成为学校公共卫生的一项重要工作内容。学校开展口腔保健的优势在于，学生在校期间相对集中，便于组织和管理，并有完善的教育体系可保障口腔健康教育项目的实施。教育主管部门应该为学校老师提供口腔保健培训计划，并定期进行培训。口腔专业机构与口腔保健人员应配合教育部门，提供科学规范的培训内容，以确保老师拥有不断更新的口腔保健知识。

1. 学校开展口腔健康教育应遵循的原则

（1）与学生的普通教育同步：学校在对学生进行普通教学的同时，应承担起对学生进行口腔健康教育的责任。组织和开展一些促进学生口腔健康的活动，使学生在得到口腔健康知识的同时逐渐建立起口腔健康的观念。通过对不正确口腔行为的早期干预，达到预防口腔疾病发生的目的，为保持终生的口腔健康打下牢固的基础。

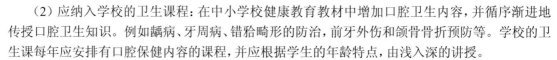

（2）应纳入学校的卫生课程：在中小学校健康教育教材中增加口腔卫生内容，并循序渐进地传授口腔卫生知识。例如龋病、牙周病、错殆畸形的防治，前牙外伤和颌骨骨折预防等。学校的卫生课每年应安排有口腔保健内容的课程，并应根据学生的年龄特点，由浅入深的讲授。

2. 学校开展口腔健康教育应采取的方式

（1）启发诱导式：应根据学生的心理特点，采取启发和诱导式的方法，调动其自身的积极性。中学生自尊心强，喜欢独立思考，爱美心理明显增强，对别人的评价敏感，应从文明与健康的美学角度进行口腔健康教育，以鼓励表扬为主，增强主动参与的意识，防止粗暴批评使他们失去信心与自身的责任感。对刷牙的指导和口腔健康教育要有不断强化的过程，才能有效地巩固和提高学生的自我保健能力。

（2）设立实习课程：通过口腔健康教育实习课的学习，相互或自我观察牙龈颜色与形态，了解正常牙龈颜色和形态。使用菌斑显示剂，观察菌斑附着部位、刷牙前后菌斑的清除效果等。并通过影像资料或实物来讲解牙刷的选择、正确的刷牙方法和牙线的使用等。

（3）形式多样化：除课堂书本知识讲授外，形式还应多样化。可通过：①文字宣教：如图书、画册、各种报刊等，范围广泛，效果持久；②电化宣教：如影像、动画等，形象逼真，通俗易懂；③艺术宣教：如表演、说唱等，生动活泼，印象深刻。还可通过举办报告会、座谈会、专题讲座、知识竞赛等方式。也可借助微信、微博、手机 APP 等新载体，拓展科普宣传的途径和方法。

（4）内容规范性：口腔健康教育的授课内容应具有科学性、专业性、准确性和规范性的特点。讲授形式可以根据学生的年龄特点，生活化和科普化，使学生易于接受。

（二）个人口腔保健

1. 保护好第一恒磨牙　许多家长对 6 岁左右萌出的第一恒磨牙缺乏应有常识、关注不够，未能采取积极主动的保护措施，使第一恒磨牙龋损高发，并贻误了最佳的治疗时期。因此，对完全萌出达咬合平面，且殆面深窝沟的第一恒磨牙进行窝沟封闭是最佳保护方法。

2. 预防龈炎　预防龈炎的有效方法是有效刷牙，清除菌斑。如出现刷牙出血，应查明原因，有牙石者应及时请专业医师进行牙周洁治，并结合选择和使用有抑菌抗炎作用的牙膏，不能因为刷牙出血而停止刷牙。邻面菌斑应在刷牙前或刷牙后配合使用牙线，去除效果更佳。

3. 科学合理摄入糖　两餐之间尽量不再摄入糖和甜食。过于频繁地摄入甜食可使口腔 pH 长期降低，龋易感性增加。控制摄糖的频率比控制摄糖的量更重要。含糖饮食一般建议在一日三餐中或餐前食用。要少进食黏性大的含糖食品。睡前刷牙后不再吃甜食和加糖的奶类和饮料。

4. 防治错殆畸形　有口腔不良习惯的要尽早戒除，必要时可戴破除不良习惯矫治器；未到替牙期的乳牙龋损要及时治疗，维护健康的乳牙列行使功能；及时拔除替牙期滞留的乳牙，尽早拔除多生牙；养成健康均衡的饮食习惯，充分发挥咀嚼器官的功能，促进颌骨的正常发育。由于口腔不良习惯造成替牙列早期（6～9 岁）牙颌异常，提倡早期进行咬合诱导管理。比较严重的错殆畸形，一般在 12～14 岁左右，乳牙替换完成后开始矫治。

5. 预防牙外伤　学龄儿童在参加体育活动和游戏时，建议穿胶底防滑鞋，避免剧烈运动；在进行高强度、高风险运动时应戴头盔、牙托等防护用具，以降低牙齿受伤的风险；平时不要用牙齿咬过硬的东西，如坚果壳类等，以免牙齿隐裂和崩裂。牙外伤后出现牙龈出血、牙折断、牙松动、牙移位时应立即到医院就诊。

第四节　老年人口腔保健

1980 年联合国确定 60 岁为人口进入老年阶段的分界线，并规定 60 岁以上的老年人占总人口 10% 以上的国家称为"老年型国家"。我国正处于人口老龄化快速发展期，截至 2018 年底，全国 60 岁以上老年人口已达到 2.49 亿，占总人口的 17.9%。

一、老年人口腔健康问题

老年人由于生理上的衰老、各器官功能减退和全身疾病的威胁，对口腔健康的影响尤为明显。

从中年到老年,口腔疾病的发生和发展是一个渐进的过程,各种口腔疾病均呈现上升的趋势。

（一）牙龈退缩和根面龋

生理性牙龈萎缩造成牙龈退缩,牙间隙增大易发生水平型食物嵌塞。牙龈退缩造成牙根暴露,牙颈部和根面极易发生龋损,导致根面龋（root surface caries）的发生,并可伴发牙本质敏感。老年人由于唾液分泌量减少,自洁作用差,可加重根面龋的进程。

（二）牙列缺损和缺失

龋病与牙周病是造成老年人牙缺失的主要原因。随着年龄的增长,缺失牙数逐渐增多。当失牙数占全口牙的1/4以上时就会影响口腔的正常功能,尤其是咀嚼功能。长期多数牙缺失还会严重影响老年人的身心健康和生活质量。调查显示,全国65～74岁老年人有47.7%的人未能及时修复缺失牙。

（三）口腔黏膜病和口腔癌

老年人是口腔黏膜病的好发人群。第四次全国口腔健康流行病学调查显示,65～74岁老年人口腔黏膜病异常检出率为6 455/10万。口腔癌随着年龄增加,患病率上升,以男性居多。吸烟和饮酒是口腔癌的主要危险因素。其中吸烟与口腔癌、口腔白斑、白色角化病、牙周病等10余种口腔疾病的发生密切相关。

（四）牙磨耗和楔状缺损

牙磨耗和楔状缺损与不正确的刷牙方法、咀嚼硬性食物及年龄的增加等诸多因素相关。过高、过锐的牙尖可刺激损伤舌或颊黏膜,成为引起白斑的因素之一。长期严重的楔状缺损使牙颈部过薄,易造成牙折。牙严重磨耗变短,可使人的面部下1/3高度降低,长期还会出现颞下颌关节区域疼痛等功能紊乱症状。

二、老年人口腔保健内容和方法

老年人口腔健康的目标是保留更多功能牙,维持正常口腔功能状态。口腔保健的重点除一级、二级预防外,各级政府、卫生部门和口腔医务人员还应根据老年人的生理和心理特点,为老年人提供更适合和更全面的口腔健康医疗服务。充分体现三级预防的策略,始终把提高生活质量和健康老龄化作为口腔保健的主要目标。社会的进步和科技的发展已使人类牙龄和寿龄的一致性不断地成为现实。

老年人口腔保健内容和方法如下:

（一）提高自我口腔保健意识

要不断提高老年人自我口腔保健意识,帮助老年人树立正确的口腔健康观念,消除"人老掉牙"的旧观念。养成良好口腔卫生习惯,掌握科学的口腔保健方法,使其终身拥有一副健康的牙齿。家庭、社会与专业人员应共同关注老年人的口腔健康,针对老年人的心理变化特点、口腔健康需求及普遍存在的口腔健康问题,广泛利用各种大众宣传媒介,有组织、有计划地采取多种形式开展口腔健康宣传教育和口腔卫生指导活动。

（二）保持个人口腔卫生

老年人要结合自身的生理特点及牙、牙周组织的特殊状态,做好日常个人的口腔健康维护。

1. 刷牙与漱口　要选择适合自己口腔状况的牙刷,刷头不宜过大,刷毛软硬适中,刷柄扁而宽,容易握持的保健牙刷。每天采用正确的刷牙方法刷牙。可选用含氟牙膏,或针对牙及牙周健康状况的抗敏感、抑菌抗炎的牙膏交替使用。除每天早晚刷牙外,每餐后要坚持用清水漱口,将残存在牙面、牙间隙、唇颊沟等部位的食物残渣清除干净。

2. 间隙刷、牙线和牙签　老年人由于牙缝较宽、牙稀松、牙根暴露,应使用牙间刷、牙线和牙签清除存留在邻面及牙根面的食物残渣及菌斑。牙签的使用仅限于牙间隙大,有水平食物嵌塞时,提倡漱口、刷牙前后使用牙线。

（三）接受口腔卫生指导

对老年人进行口腔卫生指导时要注意:①有针对性:要根据每个人的特点,如对口腔卫生的态度、动手能力、理解能力等来制订有针对性的口腔卫生指导计划;②循序渐进:应分阶段多次进行,

图片:ER10-6
牙龈退缩

视频:ER10-7
正确的刷牙方法

视频:ER10-8
牙间刷的使用

视频:ER10-9
牙线的使用

要根据每个人原有的口腔卫生习惯、知识、态度和接受能力等灵活地将相关内容分次进行讲解；③有评价：要有相应的客观指标来评价指导后的口腔卫生维护情况，如利用菌斑显示剂来观察刷牙前后菌斑的清除程度及效果。

（四）及时修复缺失牙

牙或牙列缺失可造成咀嚼功能下降、食物嵌塞、对颌牙伸长、邻牙倾斜和𬌗关系紊乱等一系列问题。不论失牙多少，都应及时在正规医疗机构进行义齿修复。修复缺失牙一般在拔牙2~3个月后进行。活动义齿每餐后应摘下，用清水或使用专门为义齿设计的清洁片、粉、液浸泡并刷洗干净。义齿久戴常有不适，引起口腔组织红肿、疼痛、溃疡，应定期由医师检查，及时处理或更换义齿。

（五）定期口腔检查

检查的内容包括龋病（尤其是根面龋）、牙周病、口腔黏膜状况等。对于残留的牙根，如经常肿痛应尽早拔除，避免局部不良刺激。过度磨耗形成的锐利牙尖要及时磨除或调𬌗，以防对口腔软组织及颞下颌关节的损伤。口腔检查最好半年一次，一般至少也应1年检查一次。

第五节 妊娠期妇女口腔保健

妊娠期是女性一生中特殊的生理阶段，也是维护口腔健康的重要时期。妊娠期的口腔保健有着双重的意义，不仅关系到孕妇自身的健康，还与胎儿的生长发育息息相关。妊娠期口腔疾病产生的疼痛和不适，轻者会影响孕妇进食，重者口腔炎症会扩散全身波及胎儿。

妊娠期妇女口腔保健的重点在一级预防，强调孕前的口腔健康检查，孕期应注重个人的口腔健康维护。

妊娠期妇女口腔保健的目的：①减少妊娠期龋病、牙周病的发生；②阻止已有口腔疾病的进一步发展；③增加妊娠期妇女的口腔保健知识，增强口腔保健意识，提高自我的口腔保健能力；④减少口腔内致龋微生物的数量，降低母婴传播的危险性。

一、妊娠期妇女主要口腔健康问题

由于体内激素水平的变化，以及口腔环境、饮食习惯及口腔卫生行为方面的改变，妊娠期妇女患口腔疾病的风险相应增高。随着妊娠时间的延长，患龋病与龈炎的概率均增加。

（一）妊娠期龈炎

妊娠过程本身不是引起龈炎的直接原因。一方面是孕妇原来自身的口腔卫生状况不佳，大量软垢、菌斑和牙石等局部刺激因素存在；另一方面由于体内激素水平的改变，牙龈组织对细菌的敏感性增加，使原有的龈炎症加重。一般最先于妊娠的第2个月出现并在后3个月达到高峰。严重者一些部位的牙龈还可出现瘤样增生，称为妊娠性牙龈瘤。妊娠期龈炎不是所有的孕妇都发生，口腔卫生状况良好，没有局部刺激因素存在，一般不引起牙龈的炎症。

（二）龋病

妊娠期易发生龋病主要与口腔卫生状况不良有关。造成妊娠期口腔卫生不良的原因有：①妊娠性呕吐使唾液的pH下降，牙釉质脱矿，增加了龋病的易感性；②妊娠期饮食习惯（饮食次数、餐间甜食及零食的增加）和食物结构（喜吃甜、酸性食物）的改变，摄取饮食的次数和数量增加，易造成口腔卫生不良；③妊娠期体质下降，活动减少，生活不便而易放松口腔卫生的维护；④妊娠早期与后期，由于存在早产和流产的危险，给口腔疾病的治疗带来不便，使口腔疾病加重。因此，妊娠期妇女是龋病的高风险人群。

（三）智齿冠周炎

由于妊娠期生理、生活习惯的改变，机体抵抗力下降，容易导致智齿冠周炎症的发生。

二、妊娠期妇女口腔保健内容

妊娠期妇女口腔保健的重点是一级预防。强调孕前的口腔健康检查、治疗和妊娠期的口腔健康维护。

育龄妇女在计划怀孕前应主动接受口腔健康检查。检查的目的是及时发现并处理口腔内的疾病或隐患,确保口腔处于健康状态,避免在怀孕期间发生口腔急症,给治疗带来不便。孕前应调整生活习惯,注意健康饮食,禁烟禁酒,孕妇吸烟与被动吸烟、饮酒均会导致胎儿颌面部发育畸形。

(一)提供口腔健康知识

妇女一旦确诊怀孕便迫切关注自身和胎儿的健康,对相关的口腔保健内容会更加关注、更感兴趣。口腔健康教育应针对妊娠女性易发生的口腔健康问题,重点强调牙周病与妊娠不良结局的关系。此外,还应接受有关婴幼儿喂养方式和哺乳姿势、婴幼儿口腔清洁方法、营养与口腔健康等相关知识的学习。了解胎儿牙发育、乳牙生长发育、萌出时间、萌出时可能遇到的问题及婴幼儿早期龋危害等常识。常用的方法有:医师面对面的健康教育和咨询、参加医院或社区开设的孕妇讲座、图书阅览、观看口腔健康教育宣传片和口腔健康知识手册等。

(二)加强口腔健康维护

妊娠可使孕妇身体不适或行动不便等,会放松对自身的口腔健康维护,常常放弃刷牙和减少刷牙的次数和时间,导致口腔卫生不良或原有口腔疾病的加重。孕妇应认真进行每日的口腔清洁维护。如每次进食后的漱口,早晚有效的刷牙,使用牙线清除邻面的食物残渣和菌斑。要重点做好妊娠期龈炎的防治,除认真刷牙外,必要时可在医师的指导下配合使用漱口水。

(三)注意膳食营养平衡

妊娠期合理的营养是日后儿童牙𬌗健康发育的基础。日常膳食应多样化、精细搭配、三餐合理,摄取足够的蛋白质、脂肪、碳水化合物、维生素以及矿物质。妊娠期应适当增加鱼、禽、蛋、瘦肉、海产品和奶类的摄入,多吃豆类、虾皮、绿叶菜;摄入含铁丰富的食物,同时摄入足量的维生素 C。

(四)避免不良刺激,慎重用药

任何不良刺激都会导致胎儿生长发育异常或胎儿畸形。没有任何一种药物对胎儿发育是绝对安全的,此期最好不用或少用药物,用药也应在医师指导下使用。妊娠 12 周内是药物致畸最敏感的时期。孕妇用药的原则是,能用一种药物就避免联合用药,严格限制用药时间和药物剂量。妊娠初期防止风疹之类的病毒感染,不使用镇静、安眠类药物。妊娠期嗜好烟酒将增加胎儿畸形危险,被动吸烟可使胎儿缺氧,引起胎儿发育畸形,因此要戒除不良习惯。

(五)口腔就诊时机的选择

口腔疾病可以选择在孕中期(4~6 个月)进行治疗,这是相对安全期。妊娠期要尽量避免 X 线照射,如果必须进行 X 线检查,腹部应进行必要的防护,最好避开妊娠期的前 3 个月。怀孕早期和晚期接受口腔治疗,会因为紧张和疼痛增加流产或早产的风险。妊娠期后 3 个月,胎儿的增大会影响母亲的体位,不便进行口腔治疗。妊娠后发病早期应对症治疗,出现全身症状时,须在医师指导下,合理用药防止感染扩散。

第六节　残疾人口腔保健

《中华人民共和国残疾人保障法》中规定,残疾人是指在心理、生理、人体结构上,某种组织、功能丧失或者不正常,全部或者部分丧失以正常方式从事某种活动能力的人。我国目前把残疾人分为视力残疾、听力残疾、言语残疾、肢体残疾、智力残疾、精神残疾、多重残疾等。

残疾人作为一个特殊的群体,由于生理和心理因素,生存条件、致残程度和伤残类型等差别,具有口腔健康重视程度低,口腔疾病患病率高,口腔保健及治疗率低的特点。残疾人,尤其是残疾儿童应成为口腔保健的重点人群。

一、残疾人主要口腔健康问题

残疾人的口腔健康问题往往严重而又复杂,且不易早期发现。残疾人口腔疾病的患病特点:①病情不易早期发现:由于自我表达能力受限,致使病情不能及时发现,往往延误了治疗的最佳时

学习笔记

机;②临床体征不明显:由于各种残障原因,与健全人相比,有些口腔疾病的临床体征不典型,客观的检查测试得不出满意的确诊佐证;③治疗效果受限制:对于配合程度较差的儿童,常规治疗有时不容易达到预期满意的效果。因此,对残疾患者的口腔检查、临床诊断和治疗要更有耐心,更全面细致。

根据残疾的类型、残疾年龄和残障程度,残疾人主要的口腔健康问题是龋病和牙周病。常出现多颗牙的龋损、牙髓炎和根尖病变;牙面软垢和菌斑堆积集聚,龈炎症明显。

造成残疾人口腔健康状况不佳的原因:一方面是由于各种疾病引起的损伤、障碍与残疾,自我口腔保健能力的降低和丧失;另一方面则由于精神、智力或躯体残疾,使口腔卫生状况极差而导致多种口腔疾病的发生。由口腔疾病引起的各种损伤与障碍会导致以咀嚼功能为主的生理功能失常、以语言信息交流为主的社会功能失常和以美观为主的社会心理功能失常。

二、残疾人口腔保健的内容和方法

残疾人与正常人一样是可以通过有效的预防措施来预防和控制口腔疾病的发生和发展,因为两者病因相同。不同的是一些残疾人往往因某种身体上的残障无法自己实施口腔清洁,口腔健康维护需要在亲属、护理人员的配合和帮助下完成。残疾人伤残的类型、自理生活能力、个人文化程度和生活饮食习惯等差别,决定了口腔疾病的预防效果。残疾人,尤其是残疾儿童是口腔保健的重点人群。

(一)残疾儿童的刷牙

对于不能自己完成刷牙行为的儿童,需要在家长的帮助下刷牙。帮助残疾儿童刷牙,应根据具体情况,选择一种容易操作的舒适体位和姿势,如图10-1所示,具体操作方式有如下选择:

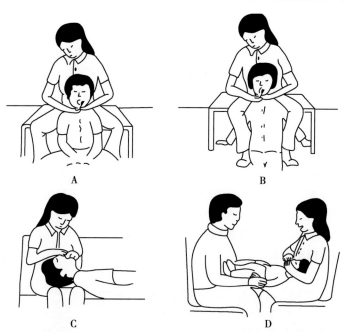

图10-1 帮助儿童或残疾人刷牙去除菌斑示意图

A. 帮助者坐在儿童后面　B. 帮助者控制儿童手的活动　C. 儿童头部躺在帮助者膝部
D. 两人面对面,一人稳住儿童,一人刷牙

1. 让儿童坐在椅子上,帮助者站在身后,用手稳住儿童头部,使其靠着椅背,可用枕头垫在头后部,使其感觉舒适。操作时可让儿童的头稍向后仰起,按正常人的刷牙方法和顺序进行。如果必须控制患儿的手或身体活动时,帮助者可用双腿来协助完成[图10-1(A)和(B)]。

2. 让儿童躺在帮助者的腿上进行操作[图10-1(C)]。

3. 如果无法控制其活动,则需要两个人面对面,一人抱住儿童,另一人让其头部躺在肘部,帮助刷牙[图10-1(D)]。

对于张嘴困难的儿童，可用纱布缠上压舌板放在上下牙列之间，以方便进行操作。对于牙邻面的清洁，可考虑使用牙线。也可借助菌斑显示剂来检查刷牙的效果。

（二）口腔保健用品的选择

1. 改装牙刷柄　改良牙刷是将市售牙刷的刷柄改装后，使其容易握持。如在牙刷柄安装一条较宽的弹力带或尼龙带，或者用海绵、橡皮包裹加厚，使其容易握住牙刷柄（图 10-2），如有特殊需要可因人而异去设计。

2. 电动牙刷和冲牙器　残疾人（儿童）更适宜选择电动牙刷，可提高清洁效果。尤其对于手灵活性受限，能够抓住牙刷柄，并能将牙刷放入口内的残疾人。电动牙刷的刷柄也可以改装，以便适合操作需要。使用时应注意防止把持不稳伤害口腔软组织，需要在家人的看护下完成。冲牙器是利用水流的作用把滞留在口腔内的大块食物碎屑冲走，是重症残疾人日常清洁口腔的一种辅助装置。

3. 牙线和牙间隙刷　部分残疾人也可以使用牙线、牙间隙刷进行口腔清洁，或由帮助者协助使用。牙线使用时要有支点，切勿用力过大，以免损伤牙龈。要用不同节段的牙线进入不同的牙缝内，始终保持以清洁的牙线去除邻面菌斑。牙线夹操作比较方便（见图 7-6），使用时将其放入两牙之间紧贴一侧牙面做前后拉动，再向殆方拉出，反复多次，以清除邻面的食物残渣及菌斑。

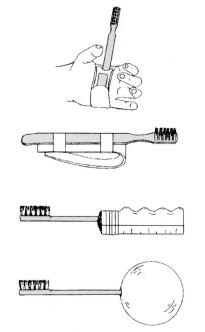

图 10-2　残疾儿童使用的特殊牙刷形状示意图

（三）口腔保健服务

1. 口腔卫生指导　口腔专业人员和基层社区卫生服务人员应对残疾人定期进行口腔卫生指导，耐心详细讲解口腔健康的重要性和口腔保健的方法。根据不同残疾类型采取多种形式，以掌握口腔卫生保健的具体方法为重点，亲属或护理人员应给予必要的帮助。

2. 应用氟化物　对于残疾儿童可适当选择局部应用氟化物。如使用含氟牙膏，含氟漱口水，或由专业人员定期开展局部涂氟措施。含氟涂料、含氟凝胶与含氟泡沫等均可起到预防和降低龋齿发生的作用。

3. 尽早进行窝沟封闭　对于残疾儿童来讲，窝沟封闭显得更为重要。在磨牙完全萌出后，尤其是第一恒磨牙萌出后，对于牙面深窝沟者，要尽早实施窝沟封闭术，以防止窝沟龋的发生。

4. 减少糖与甜食摄取　由于残疾人的自我控制能力较差，应严格限制餐间甜食的摄入，应在一日三餐时食用。其他时间补充的膳食，应尽可能减少糖和精制碳水化合物的含量。对于甜度大、黏性大的高致龋性食物要尽量避免摄取并减少碳酸饮料的摄入。

5. 定期口腔检查　口腔专业人员应定期为残疾人进行口腔检查，发现问题及时处理。并提供洁治、治疗、修复缺失牙等服务。至少应每半年到 1 年检查 1 次。

小结

本章讲述了婴幼儿、学龄前儿童、学龄儿童、老年人以及妊娠期妇女和残疾人口腔疾病的患病特点、口腔保健内容和方法。学习时应重点掌握不同年龄人群及妊娠期、残疾人的基本口腔保健方法，并能在实践中应用。

（程　敏）

参考文献

1. 徐韬. 预防口腔医学. 2 版. 北京：北京大学医学出版社，2013.

2. 葛立宏. 儿童口腔医学. 4版. 北京：人民卫生出版社，2013.

3. 孟焕新. 中国牙周病防治指南. 北京：人民卫生出版社，2014.

4. 邱蔚六，刘正. 老年口腔医学. 上海：上海科学技术出版社，2002.

5. 王伟健. 社区口腔卫生服务实用技术. 北京：人民卫生出版社，2009.

6. 李小鹰. 老年医学进展. 北京：人民卫生出版社，2014.

7. 台保军. 普通人群口腔健康指导. 北京：人民卫生出版社，2010.

8. 荣文笙. 孕妇婴幼儿口腔健康指导. 北京：人民卫生出版社，2011.

9. ROSLYN T，DAVID H. 儿科与新生儿聚焦. 刘锦纷，主译. 北京：北京大学医学出版社，1992.

10. 王兴. 第四次全国口腔健康流行病学调查报告. 北京：人民卫生出版社，2018.

学习笔记

第十一章　口腔健康促进

>> **提要**

　　叙述了口腔健康促进的任务、途径以及口腔健康促进的计划、实施和评价,突出了口腔健康教育在口腔健康促进中的核心地位,重点讲述了口腔健康教育的概念、任务、方法及其计划、实施和评价,强调了口腔健康促进和口腔健康教育实践的重要性。

　　随着科学的发展和医学模式的改变,口腔健康促进受到了越来越广泛的重视。龋病和牙周病等口腔疾病严重危害了人类的口腔健康,影响了全身健康,对口腔健康促进提出了更高的要求,即在改善公众知、信、行的基础上,加大政府政策的支持、增加社会的关注和经济投入,建立有利于口腔健康的环境,使口腔健康促进上升到一个新的高度,使之为人类健康作出新的贡献。

第一节　口腔健康促进的内涵

一、口腔健康促进的理论基础

　　人们对健康的认识是随着人类社会的不断进步和医学事业的不断发展而逐步深入的。古英文中,健康有健壮(hale)、结实(sound)和完整(whole)的意思,或健康就是无病、无残、无伤。20 世纪30 年代对健康的认识是"结实的体格和完善的功能,并充分发挥着作用"。1978 年世界卫生组织在"阿拉木图宣言"中指出,"健康不仅仅是没有疾病或不虚弱,而是身心健康和社会幸福的完美状态",它反映了人类生命活动的生物、心理、社会三个相互联系的基本方面,扩大了医学的着眼点,从而进一步揭示了除生物因素外,尚有多种因素如环境因素(自然环境与社会环境)、社会所能提供的保健设施、个体与群体的生活方式等影响健康。

　　口腔健康是人体健康的组成部分。1981 年 WHO 制订的口腔健康标准是"牙齿清洁、无龋洞、无疼痛感,牙龈颜色正常、无出血现象(teeth clean, no caries cavities, no pains, gingiva with normal colour and no sign of bleeding)"。2007 年 WHO 提出口腔疾病是一个严重的公共卫生问题,需要积极防治。口腔健康包括:"无口腔颌面部慢性疼痛、口咽癌、口腔溃疡、先天性缺陷如唇腭裂、牙周(牙龈)病、龋病、牙齿丧失以及影响口腔的其他疾病和功能紊乱。"

二、口腔健康促进的概念

(一)健康促进的概念

　　1984 年 WHO 指出,健康促进(health promotion)是指"为改善环境使之适合于保护健康或使行为有利于健康所采取的各种行政干预、经济支持和组织保证等措施"。2016 年 WHO 指出健康促进是为大众提高自我健康管理能力而提供的广泛社会和环境干预,通过消除危险因素、防治疾病,从而维护健康,提高生活质量。健康教育、健康保护和疾病预防是健康促进的三个组成部分。健康促进的发展过程和工作内容表明健康促进是包括健康教育及一切有益于人类健康的政策、法规、环境及组织的集成,是国家卫生服务的重要组成部分。健康促进的领域主要有以下 5 个方面:

1. 制定健康的公共政策 健康促进不仅仅是卫生部门的职责,也需要各级政府和社会各界的共同参与,目的是有利于人们更容易做出健康的选择。

2. 创建支持性环境 通过公共政策的制定,创造健康、安全、舒适的生活和工作环境。全面系统地评价社会环境对健康的影响,以保证社会环境和自然环境有利于健康的发展。

3. 强化社区行动 社区成员有权利决定自己的需求和实现自己的目标,因此,提高自身健康水平的主导力量是自己。充分发挥社区的作用,调动一切积极因素,有效地参与健康教育计划的制订、执行和评价,帮助社区成员认识自身的健康问题并提出解决的办法。

4. 调整卫生服务方向 卫生服务的责任应该由个人、所在单位、社会团体、卫生专业人员、医疗保健机构、工商部门和政府共同承担,建立有利于健康促进的医疗保健服务体系。

5. 发展个人技能 通过健康教育和提供健康信息帮助人们提高选择健康的技能,自觉地保护自身健康和生活环境,有准备和有能力地应对人生在不同时期可能出现的健康问题,并很好地预防和控制慢性疾病和意外伤害。

(二)口腔健康促进的概念

口腔健康促进(oral health promotion)是健康促进的分支,是指"为改善环境使之适合于保护口腔健康或使行为有利于口腔健康所采取的各种行政干预、经济支持和组织保证等措施"。口腔健康促进是为提高大众口腔健康管理能力而提供的广泛社会和环境干预,通过消除危险因素、防治口腔疾病,从而维护口腔健康,提高生活质量。

口腔健康促进在于创造有利于口腔健康的支持性环境,改变大众的知、信、行以实现人群的口腔健康。口腔健康促进有很多具体的预防和干预措施,例如,调整自来水含氟浓度、含氟牙膏的应用、推广使用窝沟封闭、控制含糖食品、采用糖代用品等。在社区开展有指导的口腔卫生措施并提供符合标准的口腔保健用品也属于口腔健康促进范围。口腔健康促进也包括保证和维护口腔健康必需的条例、制度与法律等,还包括专业人员的建议与协助有关职能部门将有限的资源合理分配,支持把口腔预防保健措施纳入发展计划、财政预算和组织培训等工作。

第二节 口腔健康促进的组成、途径和任务

一、口腔健康促进的组成

口腔健康促进是由口腔健康教育、口腔健康保护和口腔疾病预防三部分组成。每个组成部分在个体、群体和社区口腔健康促进中都具有重要作用,三者相互联系和相互促进。

1. 口腔健康教育 是口腔健康促进的核心组成部分,是一个过程而不是一个结果,与一级、二级、三级预防均有关。

2. 口腔健康保护 包括司法和财政控制、其他法规和政策,目的在于促进健康和预防疾病。它的使命是减少人们受到环境危害、不安全或不健康行为危害的可能性。口腔健康保护为人们的口腔健康选择提供了保证。

3. 口腔疾病预防 口腔疾病预防在口腔健康促进中起着重要作用。口腔健康促进应以口腔疾病的一级预防为基础。一级预防是在疾病发生前所进行的预防工作,以便阻止疾病的发生,也是口腔健康促进的主要任务。

口腔健康促进是从组织上、经济上创造条件,并保证群体或个体得到适宜的口腔疾病预防措施。卫生行政领导在口腔健康促进中起着决定性的作用,各级医务人员则主要在有效的预防方法和口腔健康行为指导方面起主导作用,两者在实际工作中相辅相成,相互促进,缺一不可。

二、口腔健康促进的途径

口腔健康促进的途径遵循口腔预防医学的三大途径。

1. 全民途径 在社区中开展口腔健康促进活动时,选择一种预防措施使得该社区所有人群都能从中获益。例如自来水氟化防龋,龋病是一种影响大多数人的疾病,通过调整自来水中氟的浓

度达到适宜水平改变社区人们生活的环境,使社区中每个人能从自来水氟化项目中获得预防龋病的益处。

2. 高危人群途径　人群中每个个体发生龋病的危险性是不同的,龋病的高危人群对整个人群的口腔健康影响较大,因此,在开展口腔健康促进活动时,选择针对龋病高危人群的预防措施和方法,预防和控制高危人群的龋病,从而提高整个人群的口腔健康状况。例如对有深窝沟的适龄儿童开展窝沟封闭预防龋病。

3. 共同危险因素控制途径　见图 11-1。

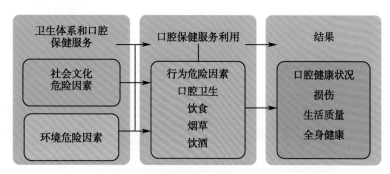

图 11-1　共同危险因素控制途径流程图(WHO 2002)

许多不利于健康的因素,如不健康的饮食习惯、卫生习惯、吸烟、饮酒以及压力等不仅是口腔健康的危险因素,也是其他慢性病的危险因素。因此,需要口腔专业人员与全体医务人员一起通过采取控制和改变这些共同危险因素的方法,促进人们的口腔健康和全身健康。

三、口腔健康促进的任务

口腔健康促进的任务主要有以下 5 个方面:

1. 制定危险因素预防政策　包括:对相关的科学研究给予更多的支持,加强口腔信息监测系统建设,改善各地网络信息连通渠道。

2. 制定有效的、有相关部门承诺的政策,预防有上升趋势的口腔健康高危险因素,如 2011 年原卫生部公布修订后的《公共场所卫生管理条例实施细则》中新增加了"室内公共场所禁止吸烟"等规定。

3. 加强国际国内和各级部门间的合作,增强控制口腔危险因素的能力,提高公众对口腔健康的认知程度和口腔疾病预防意识。

4. 在口腔健康促进行动中协调政府、社会团体和个人的行动。

5. 组织社区口腔健康促进示范项目,尤其关注社会弱势群体、儿童和老年人。

第三节　口腔健康促进的计划、实施和评价

口腔健康促进一般是以包括一系列活动的项目方式开展的,而任何口腔健康教育与口腔健康促进项目或规划都包括计划、实施和评价三个相关组成部分。

一、口腔健康促进的计划

(一)确立口腔健康目标

口腔健康目标(oral health objective)是口腔健康促进计划的核心,是在预定的时间内可以实现和可以衡量的尺度,它的制订是建立在大量的调查研究基础上的。一般包括口腔健康教育目标,改进健康状况的目标,减少危险因素的目标和改进服务与防护的目标,如患龋率、含氟牙膏使用率、口腔知识知晓率等。

目标制订时应包括四项基本内容,即特定人群、具体指向、可衡量的尺度和实现目标的预期时间。目标制订之后就应重视对各级卫生行政领导、卫生保健人员、口腔医务人员进行目标教育。因为口腔健康目标是计划、管理和决策的基础,是各类卫生医务人员共同努力的方向,是各方人员协同一致达到预期效果的动力,同时也是我们对有限的资源进行合理分配的依据与最终评价成效的标准。

(二)计划的基本模式

口腔健康促进的计划可遵循 Precede-proceed 模式(图 11-2)进行,该模式的理论原则,一是绝大多数持久性的健康行为改变在性质上都是自愿的;二是强调环境因素在影响健康和健康行为方面的重要作用。应用该模式可以帮助健康教育工作者通过一系列的诊断步骤,考虑到影响目标人群健康和健康行为的个体和环境。应用流行病学、社会心理学与教育学以及管理研究的知识,健康教育者能够达到一种理想的干预。

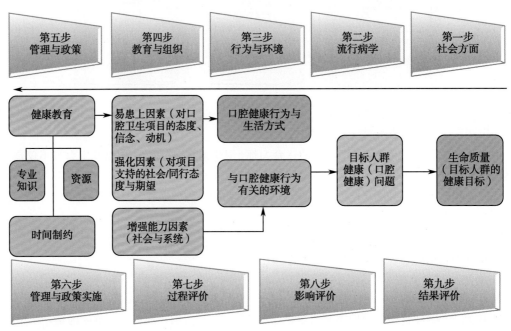

图 11-2　Precede-proceed 模式流程图

(三)WHO 全球口腔健康促进优先行动计划

2003 年,世界卫生组织就全球口腔卫生的健康促进优先行动提出以下内容:

1. **口腔健康与氟化物应用**　WHO 支持在发展中国家广泛应用含氟牙膏,特别希望为社会弱势群体提供价格低廉的含氟牙膏。

2. **口腔健康与饮食营养**　提供营养咨询;提高母乳喂养健康促进行动;提倡减少饮用含糖软饮料;提倡健康饮食,预防口腔癌的发生。

3. **口腔健康与烟草**　制订远离烟草计划;采取戒烟控烟措施。

4. **校园口腔健康与健康促进**　强化国家、教育和卫生部门的职能作用,开展学校口腔卫生项目;研究和提高学校口腔卫生项目水平。

5. **儿童和老年人的口腔健康**　作为特殊人群和弱势群体,控制危险因素和提供口腔保健是关键。

6. **口腔卫生体系建设**　包括人力、物力和财力的投入;社区卫生中心的建设;口腔卫生信息网络的建立。

二、口腔健康促进的实施

口腔健康促进的实施是按照计划中制订的口腔健康目标,通过采取有效的方法和措施,获得

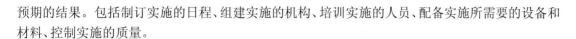

预期的结果。包括制订实施的日程、组建实施的机构、培训实施的人员、配备实施所需要的设备和材料、控制实施的质量。

三、口腔健康促进的评价

评价是科学管理的重要措施，是项目成败的关键，应贯穿在项目的全过程。

（一）评价的主要内容

口腔健康促进的评价包括对其三个组成部分的评价：①口腔疾病预防的效果评价，观察口腔健康状况的变化；②对口腔健康教育效果的评价（见第四节口腔健康教育）；③口腔健康保护的评价，即评价健康投入、卫生工作方针和政策的变化。

（二）评价的基本程序

对口腔健康促进项目的评价是非常必要的，2002年WHO推荐了用于口腔健康项目的综合评价模式（图11-3）。

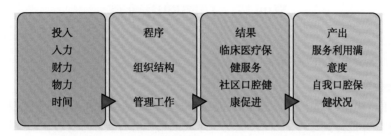

图 11-3　口腔健康项目评价模式流程图（ WHO 2002 ）

（三）评价的基本要素

在所有的评价中有两个基本要素：确定标准和获取信息。用于判断健康促进干预的价值有不同的标准，包括：①效果（effectiveness）：达到目标或目的的程度；②适合性（appropriateness）：干预与需要的相关性；③可接受性（acceptability）：是否用一种容易接受的方法进行；④效率（efficiency）：时间、经费、资源花费是否恰当，获得了效益；⑤平等（equity）：同等的需要和同等的提供。

（四）评价的分类

评价通常分为过程评价、影响评价与结果评价。

1. 过程评价　过程评价是评价项目实施的过程，它提出参与者对健康促进干预的理解与反应，确定支持或阻止这些活动的因素。因此，过程评价是评估可接受性的一种方法，也可以评估一项口腔健康促进的适合性与平等性。过程评价应用一套定性的或者"软性"方法。例如：个别访谈、日记、观察与文件内容分析。

2. 影响评价　影响评价在项目中是最后的步骤。例如，一个学校口腔健康促进项目可以包括最后对项目的评论，可以邀请学生参与来确定项目开始后他们是怎样改变的，以及项目将怎样影响他们未来的行为。因为容易进行，影响评价是最普遍的选择。

3. 结果评价　结果评价是对项目所涉及的长期作用的评价，比较项目前后与健康有关的行为变化，还可以比较项目组与对照组人群的知信行、口腔健康状况及影响因素的变化。结果评价较为复杂，实行比较困难，花费也较多。

四、全国儿童口腔疾病综合干预项目

为改善儿童口腔健康状况，提高儿童口腔健康水平，原卫生部、财政部从2008年起设立了中国中西部地区儿童口腔疾病综合干预项目，支持中西部地区22个省（自治区、直辖市）和新疆生产建设兵团建立儿童口腔卫生工作机制，开展对7～9岁儿童进行口腔健康教育，并对他们进行口腔健康检查和窝沟封闭，对基层口腔卫生专业人员进行培训，建立一支基层口腔保健的队伍。2014年项目覆盖到全国所有31个省（区、市）和新疆生产建设兵团，并更名为全国儿童口腔疾病综合干预项目。

1. 制订项目计划 根据原卫生部、财政部对项目的要求和工作规范,确定了各级卫生行政部门为项目领导机构,中华口腔医学会为项目管理机构,专家组为技术指导和监督机构。各级卫生行政部门制订本辖区年度项目计划或实施方案,明确年度项目工作目标、任务内容、机构分工、预期成果、考核评价方法与时间安排。

2. 项目实施 项目实施包括:①选择有资质的医疗机构承担项目;②确定适龄儿童为服务对象;③对专业人员进行培训;④对公众、管理人员、学校教师、家长和儿童宣传发动,进行健康教育;⑤对适龄儿童进行口腔健康检查和窝沟封闭防龋措施。

3. 项目督导与评估 原卫生部组织对各省项目执行情况进行督导,各省卫生行政部门分别对项目承担的医疗机构进行督导,督导组由卫生行政部门、项目管理人员和专家组成;原卫生部组织制订项目效果评估指标和实施方案,适时对全国的项目实施效果进行评估,各省卫生行政部门确定本辖区项目考核评估指标和方案,进行检查评估,并将结果报原卫生部。

图片:ER11-1
项目主要督导
内容、方法和
指标

第四节 口腔健康教育

一、口腔健康教育的概念

(一) 健康教育

1981 年 WHO 提出:"健康教育(health education)的目的是帮助并鼓励人们有达到健康状态的愿望;知道怎样做才能达到这样的目的,促进每个人或集体努力做好本身应做的一切;并知道在必要时如何寻求适当的帮助"。

健康教育是通过有计划、有组织、有系统的教育活动促使公众自觉地采取有利于健康的行为和生活方式,预防和控制疾病、促进健康。健康教育的目标是帮助人们寻求能够达到最佳健康状态的行为方式和生活方式,指导人们如何避免亚健康状态、疾病和意外事故的发生。健康教育的目的是帮助人们理解健康的重要意义与行为方式和生活方式的关系,以便做出有益于健康的选择并成为其自觉的行为实践。健康教育的本质是教育人们能够对自己的健康负责并且对周围的人有一定的影响。

因此,健康教育就是以教育的方式增加公众的卫生保健知识,通过反复强化教育而加深保健知识的知信深度,特别强调自觉自愿,着眼提高保健行为和实践能力。健康教育是一门自然科学和社会科学相互渗透的交叉学科,它吸收了医学、教育学、行为学、心理学、社会学、传播学、美学等多种学科的内容而成为尚在发展中的一门综合性学科。

(二) 口腔健康教育

口腔健康教育(oral health education)是健康教育的一个分支,是通过有效的口腔保健知识和技术的传播,鼓励人们建立正确的口腔健康意识,提高自我保健能力,主动采取有利于口腔健康的行为,避免和减少暴露于危险因素,预防口腔疾病,促进口腔健康。口腔健康教育是口腔健康促进中必不可少的一部分,可以增加人们的健康知识,理解并实践相关的口腔预防措施。

口腔健康教育是为了增长人们的健康知识,理解、接受并能付诸实践。口腔健康教育是口腔公共卫生工作的基础,是推行口腔预防措施、实现自我口腔保健、建设精神文明所必需的。

口腔健康是全身健康的组成部分,口腔健康与全身健康关系密切,口腔健康影响着全身健康,因此口腔健康教育应纳入健康教育之中,以增加公众的口腔健康知识,提高他们的口腔保健意识,改变人们的口腔健康行为,从而促进全身健康。

每项口腔卫生保健服务都应包括口腔健康教育,例如,在学校开展有效刷牙去除菌斑项目,应该配合有关刷牙的健康教育。如刷牙的目的,含氟牙膏与保健牙刷的使用,有效清除牙菌斑的方法等。另外,通过刷牙前后菌斑染色的自我检查,可以加深学生的理解和认识,提高教育效果。没有相应的口腔健康教育,则口腔健康促进项目难以持久与深化。其他如窝沟封闭、氟涂漆预防项目等都应有相应的口腔健康教育内容。

口腔健康教育也是临床医疗服务的组成部分。由于患者渴望得到与自身有关的保健知识,加

学习笔记

上对医务人员的高度信任,诊室椅旁的健康教育一般都能收到满意的效果。所以医生在进行检查、诊断、治疗与康复过程中都应尽可能地针对病情进行必要的健康教育。

二、口腔健康教育的任务和方法

(一)口腔健康教育的任务

口腔健康教育的任务主要有以下5个方面:

1. 提高社会人群口腔预防保健的知识水平,破除不文明的旧观念,建立口腔健康行为,不断提高生活质量,促进全民口腔健康。

2. 深化口腔健康教育内容,扩大教育面。增加卫生、医疗人员的口腔预防知识,强化口腔健康教育意识,提高口腔健康教育的能力。

3. 引起社会各界对口腔健康问题的关注,寻求更多的口腔预防保健资源。

4. 宣传各级政府制订的、维护口腔健康的方针、政策,推动口腔疾病防治方案顺利进行。

5. 传递最新的口腔健康科学信息,积极推广新的口腔保健措施和适宜技术。

(二)口腔健康教育的方法

1. 大众传媒　通过网络、报刊、杂志、电视、电影、广播、微博、微信、街头展板与宣传橱窗等传播口腔健康信息,反复强化公众已有的口腔卫生知识,干预不健康的行为如爱吃零食、不刷牙等。大众传媒的优点是覆盖面大,能较快地吸引公众注意力,使之集中到有待解决的口腔健康问题上来。十多年来的全国爱牙日活动中,通过发挥大众传播媒介的作用,不同宣传主题的口腔健康教育活动都取得了良好效果。

2. 社区活动　城市街道、农村乡镇和社会团体与单位(企业、学校、机关)的有组织活动,使人们提高对口腔健康的认识,引起兴趣,产生强烈愿望,强化口腔健康服务资源的利用。通常是进行口腔健康调查,了解对口腔健康的需求,为制订计划打下基础。在制订计划过程中有意识地对不同层次的人进行教育,以增强目标人群对实施教育计划的责任感。

3. 小型讨论会　社区座谈会、专家研讨会、专题讨论会、听取群众意见会等。参加者除口腔专业人员、决策者之外,应广泛吸收不同阶层的群众。如果要推广某项口腔保健的新技术,应组织讨论此项目的可行性、推广价值、成本效益、公众接受的可能性以及科学性等,这种会议要注意吸收不同观点的专业人员与新闻媒介参加。如在学校开展某项口腔保健项目,应该请校长、教师、家长与学生代表共同参加讨论。各种小型讨论会既是健康教育的方式,也是调查研究的方式。

4. 个别交谈　口腔专业人员就口腔健康问题与预防保健问题与就诊患者、单位领导、儿童家长、社区保健人员等进行交谈、讨论。由于此方式是双向的信息交流,交谈针对性强,讨论比较深入,效果好。例如患者就医时的椅旁教育,不只是医生单向传授知识,而是有问有答的交流。在交谈中,医生或保健人员应该是他们的良师益友,而不是以教育者自居。口腔健康教育就是要帮助人们在口腔健康方面学会自助,在掌握有关知识后自觉地去实践。

(三)口腔健康教育的要求

1. 教育信息的科学性和准确性　在进行口腔健康教育活动时,应重视教育信息的科学性和准确性。教育信息应严谨,并能体现最新科学研究成果。特别是大众传媒在传播口腔健康信息时应慎重,防止不准确的信息误传。例如,有篇"对六龄牙的保护"的科普文章,虽然指出"六龄牙"(第一恒磨牙)的解剖特点是咬合面的窝沟容易积存菌斑,但又写到"六龄牙萌出后常因刷牙不认真而发生龋损"。这就给读者一个错误信息,即彻底地、认真地刷牙就可以预防第一恒磨牙的龋损。而事实上,单靠刷牙是达不到预防龋损的目的。因为牙刷刷毛不能进入窝沟清除菌斑。最好的预防方法是在第一恒磨牙萌出后尽早做窝沟封闭;同时建议使用氟化物来预防牙的平滑面龋,给公众一个准确的概念,只有窝沟封闭与氟化物的联合应用才能最大限度地预防龋病的发生。

2. 教育材料的通俗性和趣味性　口腔健康教育材料的设计要有趣味性、通俗性与艺术性。如儿童牙齿保健知识的材料应配有图片、拼音、儿歌、动画和游戏;在向公众讲解牙齿结构时,可以将牙齿比喻为大树,而牙周组织就是包埋树根(牙根)的"土壤"。口腔健康教育信息也应从公众审美、健康、长寿的角度出发,表现出文(通俗易懂)、情(感情)、理(道理)三结合的艺术,成为易于被公众接受的科学知识。

3. 口腔健康教育方法和内容的针对性 口腔健康教育和指导应适合当地文化、教育、经济发展状况与人群患病情况，使口腔健康教育做到切实可行和有针对性。健康教育不仅仅传播信息，还要考虑影响健康行为的心理、社会和文化因素，传统的观念与习惯，个人或群体对口腔健康的要求、兴趣等，以确定相应的口腔保健内容与教育方法。每种方法都有其优缺点，且不能互相取代。根据不同的情况选择不同的方法，才能收到较好的效果。

三、口腔健康教育的计划、实施和评价

（一）口腔健康教育的计划

计划是为了保证目标的实现，因此要全面、严谨，应考虑以下步骤：

1. 确定与口腔健康有关的问题 可以从五个方面发现问题并确定问题的性质：①调查有关的社会问题，如个人收入、文化教育率与教育水平等；②分析流行病学调查资料和病案材料，如发病率、患病率、有关口腔健康问题的分布和范围；③确定有关的文化背景和社会行为问题，如目标人群的一般状况资料，关于自我保健措施与疾病症状的知识、态度与实践等；④确定口腔健康教育的问题；⑤确定有关口腔健康的管理问题。

2. 制订口腔健康教育目标 在问题确定之后，制订可以达到和可以测量的口腔健康教育目标，并通过共同努力来达到它。

3. 确定实现目标的策略 包括：①进一步明确教育目标；②通过选择恰当的方法推动教育活动；③确定教学技术、教学行为以及需要的详细资料；④教育者与受教育者共同参与实践。

（二）口腔健康教育的实施

1. 口腔健康教育实施方法 口腔健康教育可以通过以下方法实施与监督：

（1）提供学习机会，学会如何确定和分析口腔健康及其相关问题。

（2）使口腔健康信息容易传达到社区的每个人，为健康与口腔健康教育提供时间与空间。

（3）推荐可供选择的解决办法。这些办法适合于那些已经有过提供者与接受者的社区，共同努力确定的口腔健康及其有关问题。

（4）强调进行有效交流的重要性，教育者与被教育者的双向交流比单向交流效果更好。

（5）把目标变成简单的，可以理解、实现和可以接受的口号或海报，在社区能监督执行。当几个口腔健康问题同时存在时，帮助人们学会如何确定重点。

（6）为各年龄组或特殊人群，特别是高危人群准备口腔健康教育手册或讲稿。

（7）模拟或示范个人与家庭口腔保健的适宜技术。

（8）建立个人与社区参与监督过程的标准与方法。

（9）在口腔健康教育项目中监督口腔健康教育内容取得的效果。

（10）在口腔卫生保健项目中建立与其他相关单位的合作。

（11）口腔健康教育项目应该是社区卫生发展项目的一部分。

（12）随访与复查。

（三）口腔健康教育的评价

评价是口腔健康教育的一部分，是了解教育信息是否得到有效传递，是否被受教育者接收和理解并采取了某些行动，是对教育结果的一个价值判断。

1. 评价的内容 口腔健康教育评价的内容包括：口腔健康教育目标达到的程度，项目的计划与内容是否合理有效，以及项目的投入与效益是否科学。具体如下：

（1）口腔健康意识的变化：口腔健康意识是人们对有关口腔健康问题的一种思维、感觉和心理上的综合反应，一般体现在发现口腔健康问题后的反应，如对口腔医疗保健的需求、对口腔健康教育信息的需求等方面的变化。

（2）口腔健康知识的变化：口腔健康知识是促进行为改变不可缺少的因素，是对口腔健康信息学习的过程，而知识是行为的基础与动力。可采取问卷调查的方法来了解目标人群掌握知识的程度。

（3）对口腔健康问题所持态度的变化：态度是行为改变的准备状态，是对人、对事、对物的心

理与感情倾向,态度的固有性质是对人、对事、对物的评价,因此常用语义区分量表法,选一对反义词来判断,多用"喜欢、不喜欢","热爱、不热爱","相信、不相信"。例如,用牙科审美指数(dental aesthetic index,DAI)来调查人们对错船畸形的态度。这种方法可以对口腔健康教育项目、预防措施、口腔健康教育者的工作等做出评价、观察群体态度的变化。

(4)口腔健康行为的变化:行为是对知道并相信的东西付诸行动,行为的动力来自信念,信念是相信某种现象或物体是真实的,坚信口腔健康科学知识的人,无疑会促进健康行为的形成。但知而不行的现象也普遍存在,说明从知到行之间有着十分复杂的心理变化,受着多种因素的影响,实际体现了人们价值观的自相矛盾。帮助受教育者认识这种情况,促进愿望与行为一致是一项重要的健康教育任务,也是健康教育的难点所在。

观察行为的变化,一般多采用选择式、填空式、答题式的问卷进行调查,设计问卷时应注意准确性,以免统计分析时造成困难,例如,在问刷牙时,不要设计"天天刷、经常刷、偶尔刷、不刷"。因为天天刷与经常刷的界限不清,偶尔刷与不刷也无区别。所以可设计为"每天早晚 1 次,每天早上 1 次,每天晚上 1 次,每周 2~3 次,每月 1~2 次,不刷",这样对刷牙行为调查较为准确。问卷调查的抽样方法应遵照流行病学调查原则,如果目标人群文化水平低,可采取个别访问式调查,然后由调查员代笔。

2. 评价的时间

(1)在口腔健康教育之前了解个人与社区的口腔健康需要与兴趣,收集、分析、整理行为流行病学的基线资料。

(2)在教育期间,了解项目进展情况,获取反馈信息,适当调整现行项目。

(3)在教育之后评价教育的效果,重新发展和改进教育项目。

3. 评价方法 对教育的评价可通过书面测试、自我评价、个别交流来实行,在对收集的资料进行统计学分析后,做出总结报告,最后得出结论。

(四)全国"爱牙日"活动

1989 年,由国家教委等九部委联合签署,确定每年的 9 月 20 日为全国"爱牙日"。建立全国"爱牙日"是我国开展群众性口腔健康教育活动的一个创举,是推动中国口腔预防保健事业发展的一项重要举措。爱牙日的宗旨是通过爱牙日活动,广泛动员社会力量,在群众中进行口腔疾病预防知识的普及教育,增强口腔健康观念和自我口腔保健意识,建立口腔保健行为,从而提高全民的口腔健康水平。

每年的爱牙日有计划、有目标人群、有宣传教育的主题信息。国家卫生健康委员会每年都会下发爱牙日活动通知,要求全国各省市自治区卫生计生委积极组织开展爱牙日活动:统筹资源,部门协作,充分发挥工会、妇联、协会等社会团体优势,联合教育宣传等部门,利用各类宣传教育平台和渠道推进而将爱牙日活动落到实处。

1990 年,通过问卷调查的形式,对首次全国爱牙日活动进行了评价,结果显示:约 80% 的群众知道了爱牙日,约 70% 的群众通过口腔健康宣传教育获得了爱牙知识,只有 14% 的群众选用含氟牙膏预防龋病,说明宣传使用含氟牙膏刷牙是今后提高群众自我口腔保健意识的中心内容之一。

爱牙日活动的中心主题是"爱牙健齿强身",每年还有不同的主题宣传口号。

(五)规范化开展口腔健康教育

为进一步强化规范开展口腔健康教育工作,2014 年中华口腔医学会设立专项开展口腔健康教育规范化研究,拟根据六个年龄组人群(孕产妇和婴幼儿、学龄前儿童、小学生、中学生、成年人、老年人)特点设计、筛选、编写的 整套科学、规范的口腔健康教育材料,一套针对不同年龄组的口腔健康教育方法,培训一批开展口腔健康教育的人才和团队。

项目组集合优势资源、汇总先进科普经验,完成了一套规范的、涵盖各个年龄组的中华口腔医学会系列口腔保健知识讲座授课手册,包含授课用 PPT 及指导用书,制作完成多部高清影像口腔健康教育视频。向大众推荐一批优秀口腔健康科普作品。

小结

口腔健康促进包含口腔健康教育,口腔健康教育是口腔健康促进的核心组成部分,在具体实践中,对口腔健康促进项目和口腔健康教育项目的计划、实施和评价可以统筹考虑、统一策划。

（台保军）

参考文献

1. 威廉·科克汉姆. 医学社会学. 7 版. 北京：华夏出版社,2000.
2. 胡俊峰,侯培森. 当代健康教育与健康促进. 北京：人民卫生出版社,2005.
3. 卞金有. 口腔预防医学. 北京：北京大学医学出版社,2006.
4. 胡德渝. 口腔预防医学. 6 版. 北京：人民卫生出版社,2013.
5. 卫生部. 中国居民口腔健康指南,2009.
6. 中华口腔医学会. 中西部地区儿童口腔疾病综合干预项目工作手册,2011.
7. CYNTHIA M P. Community Oral Health. 2nd ed. Berlin: Quintessence Publishing,2007.
8. LAWRENCE W G. Health Promotion Planning: An Educational and Environmental Approach. 3rd ed. Mayfield Publishing Company,1999.
9. ELIZABETH T A,et al. Community as Partner. 8th ed. Lippincott,2018.
10. PETERSEN P E, PENG B, TAI B J, et al. Effect of a school-based oral health education programme in Wuhan City,Peoples Republic of China. Int Dent J,2004,54(1):33-41.
11. NORMAN O H, FRANKLIN G G, NATHE C N. Primary Preventive Dentistry. 7th ed. Pearson,2009.

学习笔记

第十二章 社区口腔卫生服务

>> 提要

社区口腔卫生服务是社区卫生服务的组成部分。本章主要介绍社区、社区卫生服务和社区口腔卫生服务的基本概念，社区口腔卫生服务的任务、基本原则和内容；叙述了社区口腔卫生服务项目的计划、实施和评价方法。

第一节 社区口腔卫生服务的基本概念、任务和原则

一、社区口腔卫生服务的基本概念

（一）社区

德国学者 F.Tonnies（1881）最早把社区（community）确定为以家庭为基础的历史共同体，是血缘共同体与地缘共同体的结合。我国社会学家费孝通则把社区规定为若干社会群体（家庭、氏族）或社会组织（机关、团体）聚集在某一地域里所形成的一个生活上相互关联的大集体。WHO 也曾提出过社区的概念是一个有代表性的社区，其人口数约在 10 万～30 万，面积在 5 000～50 000km²。1987 年在阿拉木图召开的初级卫生保健国际会议将社区定义为：以某种形式的社会组织或团体结合在一起的一群人。社区不等于行政区划，大到某个领域的国际社会（international community），小到某个居委会甚至乡镇、村。但根据我国的行政区划特点和长期以来人们社会和经济生活的组织特征，一般认为在农村社区范围为乡镇，在城市社区范围为街道。社区不等于社会，它包括了社会有机体最基本的内容，但社会不是简单的社区组合，它具有超越各个具体社区的性质和特点。

一般来说，社区应包括五个要素：①有相对固定的人群；②有一定的地域范围；③有必需的生活服务设施；④特有的文化背景、生活方式和认同意识；⑤相应的生活制度和管理机构。在以上共同特征的基础上，可产生共同的社区意识，相互之间有强烈的认同感、归属感和凝聚力，可相互合作并开展有组织的集体活动，为完成共同的目标而努力，以此来满足所在社区的共同需要。

（二）社区卫生服务

以社区人群和家庭为基础提供的医疗保健服务，通常会超越传统意义上的医疗服务范畴，融入许多社会服务措施，因此被称为社区卫生服务（community health services）。社区卫生服务是在政府领导、社区参与、上级卫生机构指导下，以基层卫生机构为主体，全科医师为骨干，合理使用社区卫生资源和适宜技术，以人的健康为中心、家庭为单位、社区为范围、需求为导向，以妇女、儿童、老年人、慢性病患者、残疾人等为重点，以解决社区主要卫生问题、满足基本卫生服务需求为目的，融预防、医疗、保健、康复、健康教育、计划生育技术服务等为一体的，有效、经济、方便、综合、连续的基层卫生服务。其特点包括：

1. 以健康为中心 社区卫生服务必须以人为本，以人的健康为中心，而不是以患者为中心，更不是以疾病为中心。

2. 以人群为对象 社区卫生服务以社区人群为服务对象，维护社区人群的健康。主要目标是

通过服务提高人群的健康水平,而非单纯的治疗疾病。服务对象应不分年龄,无论是否患病,既包括患者,也包括非患者。重点人群是妇女、儿童、老年人、慢性病患者、残疾人。

3. 以家庭为单位　家庭是组成社区的基本单元,家庭内每个成员之间有着密切的血缘和经济关系以及相似的行为、生活方式、居住环境、卫生习惯等。因此,在健康问题上存在着相同的危险因素。

4. 以基层卫生保健为主要内容　在充分了解社区居民主要健康问题的基础上提供基本的医疗、预防、保健和康复等服务。

5. 提供综合性服务　社区卫生服务必须是综合的、全方位的、多部门参与的。服务内容应包括健康促进、疾病预防、治疗和康复并涉及生理、心理和社会文化各方面。服务范围应包括个人、家庭和社区。

6. 提供协调性服务　社区居民的医疗保健需求是多方面、多层次的,社区卫生服务为社区居民提供广泛而综合性的基层卫生保健服务,而有些服务单靠社区医生是无法完成的,需要其他医疗和非医疗部门的配合。

7. 提供可及性服务　可及性包括时间上的方便性、经济上的可接受性及地理位置上的接近和心理上的亲密程度。社区医生既是医疗服务的提供者,又是服务对象的朋友和咨询者,是社区成员之一。社区居民在任何时间都能够在自己的社区内得到经济而周到的医疗保健服务。

（三）社区口腔卫生服务

目前我国社区卫生服务网络已基本形成,社区卫生服务功能已经具备,在这样的背景下,将社区口腔卫生纳入到社区卫生服务之中,通过社区卫生服务平台,把社区口腔卫生工作与社区卫生服务规划相结合,有利于在社区开展口腔卫生保健工作,并使其成为社区卫生服务工作中的一个部分。

社区口腔卫生服务(community oral health service)是社区卫生服务的一个组成部分,是以社区人群口腔健康状况的改善与提高为目标,以社区的社会经济与文化为背景,从社区的实际需要与可能出发,依托社区卫生服务体系,并以社区群体预防保健为主要手段,为社区居民提供最基本的口腔卫生保健服务。社区口腔卫生服务与口腔临床医疗服务具有明显的区别(表 12-1)。

表 12-1　社区口腔卫生服务与口腔临床医疗服务的区别

	社区口腔卫生服务	口腔临床医疗服务
关系	专业团队对社区人群	个人对个人
重点	预防	治疗
方法	社会与流行病学调查、统计、分析	采集病史、口腔检查、诊断
措施	公共预防与干预	个别处理
人员	专业人员与非专业人员	医生与辅助人员
目标	提高群体口腔健康水平	恢复个别患者口腔健康与功能
投入	以尽可能少的花费获得尽可能大的社会效益	通常花费昂贵,社会效益最小
理念	符合人人平等、人人健康的理想	难以达到社会平等的要求
态度	人人主动参加、全社会参与	个人被动参加

二、社区口腔卫生服务的任务和基本原则

（一）社区口腔卫生服务的任务

1. 提高人群口腔健康水平　通过对不同的服务人群采取口腔健康教育和健康促进,口腔疾病预防,口腔保健和健康管理,口腔疾病的早期发现、诊断、治疗和康复等措施,提高人口素质和人群口腔健康水平、延长健康寿命、改善生活质量。

2. 提供基本口腔卫生服务　社区口腔卫生服务是以社区为范围,以需求为导向,以社区居民为对象,以解决社区主要口腔卫生问题、满足社区基本口腔卫生服务需求为目的,为社区居民提供

适宜的口腔疾病预防技术,使居民获得基本的口腔卫生服务,以满足社区居民日益增长的口腔卫生服务需求。

3. 营造口腔健康社区　通过社区口腔健康教育与促进,使社区每一个人和家庭养成良好的口腔卫生习惯和口腔健康行为。紧密结合社区服务和社区建设,创建具有包括口腔健康的健康人群、健康环境的健康社区。

4. 保证区域卫生(包括口腔卫生)规划的实施。

5. 完善社区口腔卫生服务机构的功能。

（二）社区口腔卫生服务的基本原则

1. 坚持为社区居民服务的宗旨,依据社区人群对口腔卫生的实际需求,正确处理社会效益和经济效益的关系,并应把社会效益放在首位。

2. 坚持政府领导,各部门协同,社会广泛参与,多方集资,公有制为主导的原则。

3. 坚持预防为主,防治结合的方针,提供综合性口腔卫生服务,促进社区居民口腔健康。

4. 坚持以区域卫生规划为指导,引进竞争机制,合理配置和充分利用现有的口腔卫生资源;努力提高口腔卫生服务的可及性,做到低成本、广覆盖、高效益,方便群众。

5. 坚持社区口腔卫生服务与社区发展相结合,保证社区口腔卫生服务可持续发展。

6. 坚持因地制宜、分类指导、以点带面、逐步完善的工作方针。

第二节　社区口腔卫生服务的内容

社区口腔卫生服务的内容包括各级卫生机构和社会相关部门为提高社区居民口腔健康状况而开展的一切活动,涉及口腔健康教育、口腔预防、口腔医疗、口腔保健、康复等基本口腔卫生保健的内容。

一、社区口腔健康教育

针对人群中存在的主要危险因素,开展多种形式的口腔健康教育,并将其融入到社区口腔卫生服务的各项工作中,促进社区居民建立和形成有益于口腔健康的行为和生活方式,促进和维护社区居民的口腔健康。

社区口腔健康教育的内容包括以下方面:

1. 普及口腔疾病防治知识,提高自我口腔保健能力　包括引起口腔疾病的主要病因、早期症状和早期治疗的意义,以及家庭自我口腔保健知识等。特别应针对社区存在的主要口腔健康问题,明确社区口腔健康教育的重点对象。通过口腔健康教育增强社区居民的就医行为,加大对社区口腔卫生服务的利用,提高社区居民的口腔健康水平。

2. 提倡健康的生活方式　针对影响社区人群口腔健康的主要危险因素,开展以社区为基础的多种形式的口腔健康教育与健康促进活动,指导社区居民纠正不利于口腔健康的行为和生活方式,控制影响口腔健康的危险因素;提供初级口腔保健技能,如教会居民正确的刷牙方法,使用牙线、牙间隙刷等。

3. 协助有关部门动员全社会参与　通过建立社区口腔健康教育展示室或活动室,配合开展其他专题的口腔健康教育和宣传等活动,尤其要发挥新闻媒体的作用。

在社区开展口腔健康教育应以管辖范围和人群特点为依托,开展重点场所和特定人群的口腔健康教育。重点场所主要包括托幼机构、中小学校、老年公寓、家庭、工矿企业、机关和事业单位等;重点人群主要包括妊娠期妇女、婴幼儿、学龄儿童、中年人、老年人和残疾人。有针对性地进行口腔健康教育,可以起到事半功倍的效果。

二、社区口腔预防

预防口腔疾病是社区口腔卫生服务的中心工作之一。社区口腔预防要以"预防为主"的思想为指导,坚持多级预防策略,并以一级预防为主,防治结合为原则;注重公共卫生与个体口腔疾病

画廊:ER12-1
社区口腔健康
教育

预防相结合，因地制宜，结合社区特点开展预防工作；要以口腔医生为骨干，与公共卫生医师、社区护士等社区卫生团队人员相互配合协作，共同完成口腔疾病预防工作。

选择社区口腔疾病具体预防措施应遵循的原则，包括以下方面：

1. 该措施是针对人群中广泛存在并对口腔健康构成威胁的危险因素。

2. 该措施有明确的技术界定和使用范围。

3. 该措施能够测量并能取得口腔健康改善，有口腔循证医学作为依据。

4. 该措施能明确降低已知危险因素的暴露。

5. 当地有实施该措施的条件。

6. 该措施简便易行，群众能够接受。

7. 该措施符合卫生经济学评价，具有较高成本 - 效果和成本 - 效益。

社区口腔预防一般多采用口腔疾病预防适宜技术，主要包括局部使用氟化物、窝沟封闭、预防性树脂充填、非创伤性修复治疗、洁牙，以及饮食及营养推广计划等。社区口腔预防可以采用门诊固定式服务和团队流动式服务两种。团队流动式服务需要配备口腔预防流动设备及器材，主要包括便携式简易牙科椅、高低速手机、三用枪、吸唾器、光固化机、口腔照明灯等。

三、社区口腔医疗

社区口腔医疗是由社区口腔医生以门诊为主要形式，为社区居民提供的基本口腔医疗服务。应以个人为中心、家庭为单位、社区为范围的连续性和人性化的口腔医疗服务。内容包括以下方面：

1. 提供口腔常见病、多发病和诊断明确的口腔疾病的基本诊疗服务。但由于我国目前各地社区口腔卫生服务中心（站）的服务能力差异很大，很多地方甚至不具备提供口腔卫生服务的人员和能力，因此社区口腔医疗能够提供的医疗服务内容也不能完全相同。

2. 开展口腔疾病双向转诊服务。社区卫生服务中心和服务站与大型综合医院口腔科、口腔专科医院之间建立双向转诊服务机制，保证患者得到连续的口腔医疗服务，实现双向转诊和会诊。

3. 提供电话预约、特需服务等服务内容。

4. 为居民建立口腔健康档案，掌握居民及家庭的口腔健康背景资料。

5. 为特殊者或特需者提供口腔专项服务。

6. 开展口腔急症处理。

社区口腔医疗工作中提供基本的口腔医疗服务，应特别强调使用口腔疾病防治适宜技术，以适应群众需要，减轻社区居民的经济负担。社区口腔医生除在基层口腔医疗机构处理患者口腔疾病外，还应深入患者家庭，对患者及家属讲解有关口腔疾病的防治知识。

四、社区口腔保健

保护居民口腔健康是社区口腔卫生服务的主要目的。社区口腔保健是以社区的社会经济与文化为背景，从社区的实际需要与可能出发，以社区群体预防为主要策略，在充分发掘利用社区资源、突出社区特点、满足社区口腔卫生要求的基础上，将个体的口腔卫生需求和口腔健康问题同他们所生活的家庭、社区和社会联系起来去认识、分析和处理。通过社区口腔保健增强人们的口腔保健意识，提高人群的自我口腔保健能力，纠正不良的口腔卫生习惯和行为生活方式，提高社区人群的口腔健康，达到预防口腔疾病、促进口腔健康的目的。

社区口腔保健主要包括婴幼儿口腔保健、学龄儿童口腔保健、老年人口腔保健和特殊人群的口腔保健等。社区口腔保健是以初级口腔卫生保健为主的综合性保健。

社区口腔卫生工作者应向社区居民提供基本的口腔卫生保健知识、信息和咨询，指导掌握维护自我口腔健康的方法和技能。

1. 社区儿童口腔保健内容　包括以下方面：

（1）提供婴幼儿口腔生理、辅食添加及营养、喂养姿势、用药、口腔卫生维护等知识和指导，并建立出生后 6 个月首次口腔检查制度。

（2）提供学龄前期儿童颜面部和牙列发育，牙萌出和生长发育、营养和饮食习惯教育等知识与指导；提供口腔特殊预防技术服务项目；组织或指导托幼机构开展口腔保健工作。

（3）开展学龄期儿童口腔健康检查、口腔健康教育工作。

（4）提供儿童各期口腔常见病、多发病及前牙意外伤害的预防保健知识与指导。

（5）向残障儿童及其监护人提供口腔保健指导和预防诊疗服务。

2. 社区妇女口腔保健内容 包括以下方面：

（1）开展妊娠期有利于口腔健康良好生活习惯的指导与咨询活动；

（2）开展产前期孕妇及家庭如何维护儿童口腔保健的指导；

（3）开展产后期产妇营养与婴幼儿口腔保健的指导；

（4）向更年期妇女提供口腔保健的指导；

（5）配合有关医疗保健机构开展妇女疾病中口腔疾病方面的筛查。

3. 社区老年口腔保健内容 包括以下方面：

（1）了解老年人口腔健康基本状况；

（2）指导老年人进行口腔疾病预防和自我保健，消除旧观念；

（3）提供定期基本口腔保健及口腔康复的服务。

五、社区口腔康复

社区康复是在政府领导下，相关部门密切配合，社会力量广泛支持，残疾人及其亲友积极参与，采取社会化方式使广大残疾人得到全面的康复服务，以实现机会均等、充分参与社会生活的目标。

社区口腔康复主要针对社区中的患者、老年人、残疾人等特定人群提供口腔卫生服务。内容包括：了解社区特定人群的口腔卫生保健和康复需求，指导他们提高自我口腔保健能力，提供口腔疾病预防、常见口腔疾病的基本诊疗、洁治、牙列缺失与缺损的修复以及功能康复和健康咨询等服务。

六、社区口腔卫生信息管理

社区口腔卫生信息管理是通过制订社区口腔卫生服务信息的收集、整理、统计、分析和报告制度，建立和建设社区口腔卫生服务数据库，分析和定期编辑口腔健康监测报告的资料等。

社区口腔卫生服务信息系统是社区整体卫生信息系统的一部分，起到社区居民口腔健康管理、社区口腔卫生工作开展情况管理的作用。社区口腔卫生信息系统的内容主要包括：①基本情况：人口基本情况、人口年龄构成情况、社区主要经济发展指标情况等；②社区口腔卫生服务能力情况：社区口腔卫生人力情况、可使用的主要设备和仪器情况、口腔服务经费投入与使用情况等；③人群主要口腔疾病情况：包括流行病学调查结果、监测结果、口腔健康档案数据等；④工作开展情况：人员培训情况、口腔健康教育开展情况、口腔预防服务开展情况、口腔诊疗服务情况、效绩考核情况等。

社区口腔卫生服务的上述基本内容是相互联系、有机结合在一起的。针对同一社区的人群或个体，社区口腔卫生服务所提供的是一种基本的口腔卫生服务，是包括上述内容的综合性、连续性、整体性、协调性的服务。

第三节 社区口腔卫生服务计划的制订、实施和评价

社区口腔卫生服务（通常以口腔卫生项目的形式出现）计划的制订、实施和评价是社区口腔卫生服务项目的3个基本要素，它们融会贯通、互相关联、共同促进、缺一不可。

一、社区口腔卫生服务计划的制订

社区口腔卫生服务计划（community oral health service plan）是在社区口腔卫生调查和社区诊断的基础上，以解决社区主要口腔卫生问题，满足社区居民基本口腔卫生服务需求为目的，在本社

区环境和资源允许的条件下，为提高社区居民口腔健康水平所制订的社区口腔卫生服务目标和实现该目标的措施方案，是社区口腔卫生服务工作的指南。常用的口腔卫生服务计划有社区口腔卫生事业发展规划、社区口腔健康教育计划、社区口腔疾病防治计划、社区口腔医疗服务计划、社区口腔卫生保健计划等。

（一）社区口腔卫生调查和社区诊断

1. 社区口腔卫生调查（survey of community oral health） 也称基线调查、社区口腔卫生本底调查，是指在社区某一特定人群中，采用一定的调查方法收集研究所需资料的过程。目的是发现社区的口腔卫生问题，确定社区口腔卫生需要和需求及优先顺序；判断造成社区口腔健康问题的原因及社区各种可用以解决口腔卫生问题的资源；提供进行社区诊断的依据和制订社区口腔卫生服务计划所需的相关资料，也为将来进行社区口腔卫生服务评价积累基线资料。

社区口腔卫生调查的基本方法主要采用卫生统计学和流行病学方法。

社区口腔卫生调查主要包括以下内容：

（1）社区人口学资料：如社区人口数量、人口构成等人口学特征的资料。

（2）社区自然和社会环境因素：即宏观社会经济发展状况及存在的相关问题，如地理位置、交通、气候、社会经济地位、生活习惯、卫生习惯、教育水平等。

（3）社区居民口腔健康状况：包括社区居民口腔健康观念、行为、口腔疾病流行状况、全身健康状况等。

（4）社区口腔卫生服务需要与需求状况：社区居民口腔健康状况，口腔疾病发病人数、患病人数，居民对社区口腔卫生服务的了解程度和有偿服务的可接受情况等，居民所获得的口腔卫生服务内容、需要提供服务的方法和措施、社区居民口腔卫生需求情况的评价和建议等。

（5）社区口腔卫生资源及服务能力：包括社区口腔医疗资源、口腔卫生人力资源、口腔卫生机构状况等以及服务的内容、数量和质量，工作人员基本情况，社区经济状况，政府、企业等对口腔卫生事业的投入和支持，政策支持，医疗设备配置、运营情况等。

（6）其他：如医疗保险制度、患者医疗服务质量满意度、医疗服务态度满意度等。

2. 社区诊断（community diagnosis） 是在社区口腔卫生调查的基础上，对社区口腔健康状况、人群口腔健康的危害因素、人群对口腔卫生服务的需求与利用及社区口腔卫生资源等情况所进行的综合分析和判断。通过社区诊断找出社区存在的主要口腔健康问题，从而制订社区口腔卫生服务计划，并组织实施，以提高社区口腔健康水平。社区诊断是开展社区口腔疾病防治工作的基础和前提。

社区诊断的目的：①确定社区主要的口腔健康问题及优先顺序；②分析社区口腔健康问题产生的主要原因及影响因素；③了解和发掘社区资源；④为制订符合社区需要的口腔卫生计划提供依据；⑤更好地争取社区各利益相关集团的广泛参与。

社区诊断的程序如下：

（1）收集资料：利用定量和定性方法收集有关社区人群人口学特征的资料，口腔健康状况，居民对口腔卫生保健的认识、态度及口腔卫生资源、口腔卫生服务利用情况等资料。

（2）分析资料：采用卫生统计、流行病学、社会学分析等方法分析人群口腔健康状况及影响因素并作出诊断，找出危害社区人群口腔健康的主要问题和影响因素。

（3）撰写社区诊断报告：内容有：①社区口腔健康状况及相关问题，包括社区优先考虑的口腔卫生问题、社区重点干预人群、社区重点干预因素、社区口腔综合防治策略与措施等；②社区自然环境状况；③社会、人文环境状况；④社区资源状况。

（二）社区口腔卫生服务计划的主要内容

1. 工作目标 即社区口腔卫生服务应该达到的指标。选择目标时须注意：①符合社区需求；②切实可行；③表达清楚；④有可测量的指标；⑤有可参考的标准。所选择的指标体系须符合的条件：①具有代表性：要在众多的指标中选择最有代表性的指标；②有效性：含义明确，可最准确地反映希望测量事物的特征或状态；③可靠性：可被重复测量，误差小、稳定性好；④可行性：原始数据易取得，并无分析处理上的困难，不易出现理解误差。

画廊：ER12-3
社区口腔卫生调查

2. **实施地点** 即社区口腔卫生服务发生的场所,应按可利用的资源限度来确定社区内实施的范围。

3. **实施对象** 即社区口腔卫生服务干预措施将要施加的人群。实施对象的确定应适当,既要覆盖所有危险人群,又要避免因范围过大而浪费资源。

4. **实施时间** 明确计划实施的时间界限,即计划起止时间。对时间界限的选定要考虑三个方面,即准备工作所需时间、完成计划所需时间、干预措施产生作用的时间。

5. **服务内容** 包括为社区人群提供的干预措施。

6. **实施方法与策略** 应结合社区多方面的情况,制订实施原则和相应策略,确定计划实施的技术路线,建立实施领导小组和管理制度,提高工作效率、效果和效益。

7. **质量控制** 对服务质量、服务态度等问题制订切实可行的质量控制措施。确定控制计划实施质量的关键环节和实施质量控制的具体方法。必要时对计划进行适当调整。

8. **效果评价** 确立评价指标和标准,采用一定的评价方法来明确相应的服务效果。应预先制订评价计划,选择评价的方法。

9. **资源情况和经费预算** 应列出所需人力、物力、财力,并评价现有资源的可用程度和足够程度,应在可能得到的资源范围内制订计划。遵守最小成本原则,做详细经费预算。

此外,在选定社区口腔卫生服务计划项目时,还应注意评价以下几个条件:社区对项目所针对问题的关心程度;项目对社区口腔健康、个人及家庭生活等的影响程度;现代口腔医学能否提供有效的干预措施,其成本 - 效率、成本 - 效果、成本 - 效益如何;社区是否有足够的资源来实施该项目。

(三)制订社区口腔卫生服务计划的步骤

1. **准备工作阶段** 是计划的基础工作,包括:①数据准备:社区口腔诊断报告、口腔健康档案的分析结果等,同时应掌握社区经济、人口、文化、卫生资源、环境卫生等资料,对社区居民的口腔健康需求、影响因素和变动趋势作出分析;②组织准备:制订社区口腔卫生服务计划须由社区作出决策,参加人员应包括社区领导、社区居民代表、卫生行政人员、口腔医生、社区公共卫生医生以及社区有关部门的领导者或协调者等;③思想准备:参与制订计划的人员要明确认识制订计划的目的、意义、原则和依据。

2. **明确社区面临的口腔卫生问题和优先领域** 采用定性研究的方法首先查明社区所面临的口腔卫生问题,其次采用定量调查研究方法进一步明确,最后根据重要性、紧迫性、可干预性、效益性和资源可得性的原则确定应该优先解决的主要口腔卫生问题。

3. **制订目标** 在明确社区面临的口腔卫生问题和优先领域的基础上,根据重点问题确定预期目标和实现目标的各项具体指标。制订目标应遵循的原则:①可实现性:目标合理且有条件达到;②可测量性:有利于对结果的评价和观察,但可测量的目标不一定全部都是量化指标;③时间性:合理的时间框架;④具有挑战性:有一定挑战性的目标可激励社区人员主动参与工作,尽可能地解决社区存在的口腔卫生问题。

4. **制订实现目标的策略** 首先应分析口腔卫生问题发生的原因,根据本地区口腔卫生问题找出切实符合实际情况的原因,并尽可能挖掘其他可能的原因以制订实现目标的策略。同时应考虑到社区的资源和条件,使制订的策略既能符合社区的基本情况,又能实现计划目标。

5. **确定干预措施** 干预措施是在实现目标策略的指导下所制订的一系列为达到目标而进行的活动。活动计划要表明具体的活动时间、对象、人数和地点,应选择客观、可测量的指标来反映活动效果。在确定干预措施时,应考虑社区的人力、物力和财力等资源问题,注重成本 - 效益。

6. **明确指标中有关资料的收集方法** 根据目的采用定性和定量相结合的方法收集资料。

7. **确定口腔卫生服务的实施机构** 这些机构应具备开展社区口腔卫生服务的能力和条件。

8. **制订工作计划** 目标确定后,提出实现目标的具体措施、方法和步骤。一方面为执行者提供指导;另一方面为监督、评价提供依据。具体工作计划的制订要注意:①所要完成的任务;②所需资源;③活动地点;④经费预算;⑤时间计划;⑥负责单位和人员。

二、社区口腔卫生服务计划的实施

按照制订的社区口腔卫生服务计划,通过有效的措施实现计划中的预期目标,获得预期结果的过程,称为社区口腔卫生服务计划的实施。包括以下5个重要环节:

(一)制订计划实施的日程表

在实施社区口腔卫生服务计划前,应制订完成计划的日程表并按照该日程表完成各项具体工作。在进行项目过程评价时,日程表也是一个重要依据。在评价人员时,可依据日程表检查每项工作是否按实施日程表进行。

日程表应包括各项活动所需要的时间、地点、内容、具体实施人员、经费预算和特殊需求等。在制订实施日程表时,重点是时间安排和经费预算。时间安排是要保证在整个计划能够完成的前提下,合理具体地安排每一活动的时间,可根据具体情况和研究者的经验来确定。经费预算则是对所需经费的预期估计,它与实际开支情况会有所差别,但这种差别不能太大,应有一定的限制。

(二)组建实施的组织机构

计划实施前应组建一个能够承担社区口腔卫生服务工作的组织机构,这个组织机构应包括与实施社区口腔卫生服务直接有关的领导机构和执行机构。领导机构负责社区口腔卫生服务的组织协调,提供政策支持以及解决在实施过程中遇到的问题;而执行机构则是负责操作和实施社区口腔卫生服务计划的机构,按照计划中的活动内容和步骤开展活动并实现计划目标。

在组建实施的组织机构的同时,通过对社区可利用卫生资源的考察,对现有的社区口腔卫生服务的评估和比较,选择最适合开展工作的口腔卫生机构,共同组建实施社区口腔卫生服务计划的组织机构。

(三)培训实施计划的现场工作人员

对现场实施工作人员进行系统、统一的培训,关系到社区口腔卫生服务计划实施的成败,是保证社区口腔卫生服务质量的关键所在。培训内容应包括社区口腔卫生服务项目所涉及的专业和相关知识、干预方法的专业技能训练、指标的测量与评估等。应特别注意对各种指标含义、指标测量的方法和技术的培训,要选择最佳的培训方式方法、时间、地点、师资、教材或资料。

(四)配备实施所需设备及材料

项目实施前应落实所需的各种仪器、设备及材料。根据实际情况,尽可能地利用社区内现有的卫生资源,包括人力资源和仪器设备。

(五)控制实施计划的质量

为保证社区口腔卫生服务实施的质量,应对整个实施过程进行质量监督和评估。操作方法和指标的测量要尽可能统一标准,减少人为误差。在实施过程中不断发现问题、解决问题。质量控制包括以下3个方面:①监督活动进程;②监督活动内容;③监督活动经费。在实施过程中,应加强质量控制、组织、管理和监督工作,及时进行阶段性评估,必要时调整实施计划。同时,在实施过程中还需要注意:①实际操作需要足够的灵活性,在总的工作计划框架内,根据社区新出现或没有预见到的情况做出调整。②将社区口腔卫生服务计划融入到当地的社会生活中,加强社区参与性和得到社区资源。③采用的措施应简单、实用,以便于社区大多数人可参与,使信息的传播及人员的培训变得容易,提高社区资源的使用率;而不应选择为少数人服务的高精尖技术。例如社区口腔保健最重要最实用的技术就是早晚刷牙及有效刷牙、使用保健牙刷和含氟牙膏、减少吃甜食的次数、定期接受口腔检查等。④动员社区成员积极参与,充分发挥口腔专业人员作用,与社区居民建立良好的联系,同时培训和发挥非口腔专业人员的作用。

三、社区口腔卫生服务计划的评价

在社区口腔卫生服务(口腔卫生项目)计划实施结束后,要对项目的结果进行全面的评价,目的是了解社区口腔卫生服务项目的进展及客观效果,帮助总结,寻找差距,制订相应的调整措施,进一步改进和完善项目计划,使社区口腔卫生服务项目的各项活动更切合实际,更好地为社区居民的口腔健康服务。

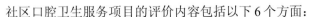

社区口腔卫生服务项目的评价内容包括以下6个方面：

（一）适宜程度

评价所制订的项目计划和措施是否符合国家的卫生工作方针、政策和任务，各项计划是否可行，是否符合国家和本地区的经济状况及发展趋势，是否适应社区居民的口腔卫生服务需求，计划的实施与目标之间是否有必然联系。如果评价结果表明，计划和措施并不是非常恰当，则可以向有关部门提出调整建议。

（二）足够程度

评价制订的项目计划是否具体，是否能够满足社区内居民需求，社区卫生资源的利用是否充足和适当，各项计划是否确定了明确的具体指标，采用什么途径可以实现这些指标，其可行性如何等。如果评价结果表明社区主要口腔卫生问题未得到有效的解决，应对社区口腔卫生服务计划进行调整。

（三）进度

检查进度是将社区口腔卫生服务项目计划的实施状况与原定计划进行比较，检查是否按计划实施。检查完成或未完成的原因，找出存在的问题，及时反馈和解决。

（四）效率

检查实施计划所取得的成果与所花费的人力、财力、物力、技术支持以及时间相比是否合理，能否以更经济、更有效的方法和途径，使用较少的资源来获得同样的结果。其目的在于改进具体的实施工作，节省卫生资源。

（五）效果

评价项目在通过卫生服务机构实施后所达到的预定目标和指标的实际程度。效果目标达到程度应采用数字来表示，是对成果的定量分析。评价应全面系统地反映社区口腔卫生服务计划实施效果的诸方面，效果评价中除包括实施措施所达到的结果外，还应包括居民满意度调查、成本-效果和成本-效益分析等。

（六）影响

评价项目计划实施后对提高社区口腔健康水平和居民生活质量所起的作用，对促进社会经济发展做出的贡献和产生的影响。

对社区口腔卫生服务项目进行评价是一项持续性工作，评价的各种内容在计划的实施过程中可以定期或不定期、长期或短期进行。对影响的评价则需要在项目计划实施较长时间后，才能显现结果。

社区口腔卫生服务项目评价的指标通常包括卫生管理指标、社会经济指标、口腔卫生服务状况指标、口腔卫生保健指标和口腔健康状况指标等。

评价的方法可采用卫生统计学、卫生经济学、社会学调查和社会市场分析法。

小结

通过本章的学习需要学生掌握社区卫生服务、社区口腔卫生服务的一些基本概念，掌握社区口腔卫生服务的基本内容，熟悉社区口腔卫生调查和社区诊断方法；了解社区口腔卫生服务计划的制订、实施和评价。使学生对社区口腔卫生服务在口腔预防医学中的重要性有一个较全面的理解和认识。

（沈家平）

参考文献

1. 梁万年. 卫生事业管理学. 北京：人民卫生出版社，2003.
2. 李鲁. 社会医学. 北京：人民卫生出版社，2012.
3. 崔树起，杨文秀. 社区卫生服务管理. 北京：人民卫生出版社，2006.
4. 唐明德. 社区预防医学. 北京：北京大学医学出版社，2009.
5. 徐韬. 预防口腔医学. 北京：北京大学医学出版社，2013.
6. PETERSEN P E. The World Oral Health Report 2003：continuous improvement of oral health in the 21st century-

the approach of the WHO Global Oral Health Programme. Community Dent Oral Epidemiol,2003,31（Suppl 1）：3-24.

7. PETERSEN P E,YAMAMOTO T. Improving the oral health of older people：the approach of the WHO Global Oral Health Programme. Community Dent Oral Epidemiol,2005,33：81-92.

8. WRIGHT F A,LIST P F. Reforming the mission of public dental services. Community Dentistry & Oral Epidemiology,2012,40（s2）：102-109.

学习笔记

第十三章 口腔卫生服务和口腔卫生政策

>> 提要

　　本章主要介绍口腔卫生服务需要、需求和利用,影响口腔卫生服务利用的原因,提高口腔卫生服务利用的措施,口腔卫生政策的作用及制定,发达国家的口腔卫生政策,我国的口腔卫生政策。

　　慢性非传染性疾病的广泛流行已经成为全球关注的社会发展问题。据2016年各个疾病的全球患病率统计,恒牙龋齿患病率为第一位,全球发病率统计恒牙龋齿发病率为第二位,仅次于上呼吸道感染,可以认为恒牙龋病是影响人类健康的第一疾病。在全球范围内龋病和牙周疾病仍然是影响全身健康的常见病、多发病,口腔疾病给患者、家庭、社会造成很大的经济负担。因此,口腔疾病控制和防治是与公民健康密切相关的卫生服务和卫生政策领域的重要内容。我国新时期卫生政策提出建设"健康中国"的重大战略,健康中国的核心要义是以人民为中心,本质上是改善人民健康状况,实现人民健康全覆盖。健康是人类生存和社会发展的基本条件,其中也包括对以慢性疾病为主要特征的口腔疾病的控制和防治。加强我国口腔卫生服务和口腔卫生政策建设,积极研究制定相关政策和措施,以保障深化与发展我国的口腔卫生事业,逐步走向法制管理的轨道,做好口腔卫生服务工作,以促进国民口腔健康。

第一节　口腔卫生服务需要、需求与利用

　　口腔卫生服务(oral health service)是指口腔卫生系统借助一定的口腔卫生资源,向居民提供的口腔医疗、预防、保健、修复等各种活动的总称。

一、口腔卫生服务需要和需求

　　口腔卫生服务需要(need of oral health service)是指由于居民实际的口腔健康状况与世界卫生组织提出的口腔健康标准之间的差距导致的对口腔预防、医疗、修复等方面的客观需要。口腔卫生服务需要应包括口腔医疗(如拔牙、补牙、镶牙、正牙、种牙)服务需要和口腔预防(如定期口腔检查、儿童窝沟封闭防龋、局部使用氟防龋等)服务需要。口腔卫生服务需求(demand of oral health service)是指居民主观上愿意且从经济上有能力接受的口腔卫生服务的量。需要是客观存在的,不以人的意志为转移,也不会因个人是否意识到或经济上有能力承担而存在。但是,需求却是主观的。口腔卫生服务需求可由口腔卫生服务需要转化而来,也可能由于不良的就医或行医行为(如医生诱导),产生不必要的口腔卫生服务需求。随着健康中国已上升到国家战略,需将更多的居民口腔卫生服务需要转化为需求。

二、口腔卫生服务利用

　　口腔卫生服务利用(utilize of oral health service)是居民实际上接受的口腔卫生服务量,是口腔卫生机构实际上为群众提供的口腔卫生服务量和工作效率。最常用于测量服务使用的变量是人年均接受口腔卫生服务的次数和一年内接受口腔卫生服务的人数的比例。

根据接受口腔卫生服务目的的不同，将口腔卫生服务利用可分为三种类型：一是定期接受口腔卫生服务型，定期接受口腔检查是维持口腔健康的关键措施之一；二是有问题接受口腔卫生服务型；三是不定期接受口腔卫生服务型。

2015年，国家卫生和计划生育委员会组织开展的第四次全国口腔健康流行病学调查发现，5岁儿童龋齿中经过充填治疗的牙齿比例为4.1%。12岁儿童龋齿中经过充填治疗的牙齿比例为16.5%。这一数据较10年前上升了近50%，说明儿童家长对口腔卫生服务的利用水平在不断提升。

三、影响口腔卫生服务利用的原因

在我国口腔卫生服务需要和实际利用之间差距较大，主要原因可能是人们没有意识到自己口腔健康存在问题或认为问题不严重；其次是经济困难、工作紧张、没有时间等。影响需求和利用的社会经济原因可受到口腔卫生服务利用类型的影响，定期接受口腔卫生服务，可以相应地采取预防保健措施，维护口腔健康，及时发现并处理早期口腔病变，既可减少就诊频次，也可降低医疗费用。

随着我国国民经济的不断发展，人民生活水平普遍提高，口腔医学知识广泛普及，促使社区居民对自身健康的日益重视。但我国大部分人口还是在出现了明显的口腔疾病症状后才寻求就医，与发达国家定期口腔健康检查情况相比仍存在明显差距。

四、提高口腔卫生服务利用的措施

我国口腔卫生服务需要巨大，但口腔卫生服务利用严重不足，既影响了居民口腔健康水平，同时也制约了口腔医疗卫生工作的发展。必须采取有效措施，切实将居民对口腔卫生需要转化为口腔卫生需求，再进一步转化为群众对口腔卫生服务的利用。

具体措施有：①加强政策引导：动员各级政府如财政、卫生、教育、社会保障、民政等部门重视口腔卫生工作，将其作为深化医药卫生体制改革，改善民生的内容之一；②加强健康促进：提高群众对口腔健康重要性的认识，普及防治口腔疾病的知识；③加大政府投入：将口腔卫生服务纳入医疗保险和商业保险等，多渠道筹措资金，提高群众支付能力，增加口腔卫生服务的利用率。此外，鉴于定期口腔检查和采取口腔预防措施对于维护口腔健康、降低口腔医疗费用的重要性，还应通过加大宣传，制定优惠政策等方式促进口腔卫生服务的类型，从有问题接受口腔卫生服务型向定期接受口腔卫生服务型转变。

第二节　口腔卫生政策

坚持预防为主、防治结合，提高公共卫生服务的可获取性和均等性，口腔卫生是健康生活的组成部分，是社会文明进步的重要标志。制定口腔卫生政策，对于提高全民基本口腔保健水平，保护人民口腔健康，促进社会的和谐发展，适应建设健康中国战略目标的总体要求极为重要。

口腔卫生政策（oral health policy）是指政府或权威机构以公众口腔健康为根本利益依据，制定并实施的关于口腔卫生事业发展的战略与策略、目标与指标、对策与措施的总称，属于公共政策的一个范畴，是卫生政策的组成部分。口腔卫生政策以提高人民口腔健康水平为目的，对社会口腔卫生资源筹集、配置、利用和评价，通过政府颁布的法令、条例、规定、计划、方案、措施和项目等形式加以确定。

一、口腔卫生政策的作用及制定程序

（一）口腔卫生政策的作用

1. 保证和促进人民口腔健康　适宜的口腔卫生政策对于保证和促进人民健康至关重要。口腔卫生政策和其他公共政策一样，有些是国家规范人们的行为准则，具有较高的权威性，即指令性，如《中华人民共和国执业医师法》《执业医师法实施细则》，对口腔执业医师有着严格的限制，《中华人民共和国传染病防治法》《传染病防治法实施办法》《医疗机构管理条例》《医疗废物管理条例》等法律、法规，加强对口腔医疗机构的监督管理；有些是规定工作目标、策略、措施或步骤，

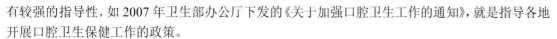

有较强的指导性，如 2007 年卫生部办公厅下发的《关于加强口腔卫生工作的通知》，就是指导各地开展口腔卫生保健工作的政策。

2. 促进口腔卫生措施规范化　口腔卫生政策可以使科学有效的口腔卫生措施和管理要求固定下来，转化为政府改善群众口腔健康水平的承诺，转化为各级财政部门对口腔卫生工作必要的经费投入，进而转变为广大口腔医务工作者为群众提供高水平口腔卫生服务的实践，从而提高群众的口腔卫生水平。口腔健康是居民健康素质的组成部分，因此适宜的口腔卫生政策也能保护和发展生产力，成为经济和社会发展的重要基础。

3. 推动口腔医疗卫生系统建设和发展　口腔卫生政策对于口腔医疗卫生系统自身建设和发展产生重要影响。口腔医疗卫生系统是保障群众口腔健康的载体，口腔医疗卫生人员是防治口腔疾病的力量。口腔医疗卫生人员能力的强弱、积极性的高低、医疗设备装备的好坏直接影响制约着为人民提供卫生保健服务的质量和数量，进而影响群众的健康水平。例如，为了提高儿童的口腔卫生水平，预防青少年龋齿，推进口腔医疗技术在基层的使用，我国自 2008 年起在中西部地区实施"儿童口腔疾病综合干预"试点项目，通过开展口腔健康教育，普及口腔卫生知识，帮助学生养成良好的口腔卫生习惯；开展儿童口腔健康检查，早期发现、治疗口腔疾病；为项目地区适龄儿童进行窝沟封闭，防止窝沟龋的发生。该政策的实施，提高了儿童口腔卫生知识知晓率和正确刷牙率，降低儿童恒牙龋病患病率，带动了口腔预防适宜技术在基层的推广，还提高了中西部基层口腔卫生服务人员的防治水平，社会效益和经济效益显著，体现了公共财政的公共属性。

（二）口腔卫生政策制定的程序

口腔卫生政策制定的科学程序就是制定高价值口腔卫生政策的思路、步骤和方法。具体来讲，包括逻辑上密切相连的七个步骤。

1. 口腔卫生政策问题的确认　运用公认的科学方法和遵循合理的逻辑步骤，确定特定领域究竟有哪些问题，这些问题的优先次序，找出哪些是焦点问题和关键问题，分析关键问题进入政策议程的可行性。

2. 口腔卫生政策问题的根源分析　针对特定的政策问题，运用科学方法，按照逻辑步骤，明确其根源和影响因素，找出形成机制。

3. 口腔卫生政策方案的研制　依据特定问题的根源、影响因素和形成机制，研制出相应的治本、治标和标本兼治的政策思路和方案。

4. 口腔卫生政策方案的可行性论证　对研制的政策方案，从政治、经济、技术、文化等方面做出可行与否的判断，如是多个可行的方案，要进行比较，找出优秀的方案。

5. 口腔卫生政策执行　将最优的方案付诸实践，严格执行，加强质量控制，确保实施过程中不走样。

6. 口腔卫生政策系统评价　根据政策实施的效果，判断政策价值、检验政策思路是否正确。

7. 确定口腔卫生政策去向　根据政策评价结果，确定政策的归宿，是继续实施还是暂停或终止。

（三）口腔卫生机构和人员在口腔卫生政策中的作用

在口腔卫生工作中，口腔医疗卫生机构和口腔医疗卫生人员是服务的供方，群众是服务的需方，所有的口腔卫生政策，无论内容如何，都是调整和约束供方和需方的利益关系，为更好地实现卫生工作的目标服务。因此，口腔医疗卫生机构和人员不仅是口腔卫生政策的利益相关者，更应是口腔卫生政策制定和执行的生力军。

从政策制定者角度，首先在政策制定过程中要维护广大口腔卫生专业人员的利益，充分调动其积极性，争取其积极参与。口腔医疗卫生机构和卫生专业人员是政策的实际执行者，也是发现问题、解决问题的重要力量。只有充分发挥其主动性和创造性，探索、推广经验，才能促进口腔卫生人员更好地执行政策，使政策保持长久生命力。从口腔医疗卫生人员角度，要高度重视口腔卫生政策，以高度的主人翁责任感积极投入口腔卫生政策的研究，在实践中探索、分析问题，总结经验，不断完善口腔卫生政策，在为群众提供安全、优质服务的同时实现自身的人生价值，促进口腔卫生事业健康、可持续发展，而不应是消极的旁观者。

二、发达国家的口腔卫生政策

健康是人类的永恒追求,健康促进是国际社会的共同责任。由于各国居民口腔健康状况、对口腔卫生的需求、口腔卫生服务体系能力、国家经济发展水平不同,各国口腔卫生政策有所差异。综合分析英国、美国、加拿大、日本等发达国家口腔公共卫生策略,可以归纳出国际口腔卫生政策一般包括以下几点:

1. **政府主导**　发展口腔卫生政策、战略和立法。推进立法、重点关注穷困及社会边缘人群,促进口腔疾病防治工作。消除阻碍普及口腔卫生保健的障碍,建立平等的口腔保健服务系统。建立健全的制度与机制,促进平等享有口腔卫生保健服务,满足人们合理需求并做到财政分配上的公平。其他支持性政策,以保障以上策略能够顺利实施,包括提高研究和教育能力;充足的资金支持;发展均衡的口腔卫生人力资源等。美国的口腔卫生策略强调口腔保健服务的获得性,强调改善口腔健康服务的不平等性。加拿大设立了全国首席牙医官,重视口腔人力资源的建设,强调政府应增加投入,通过政策扶持和经济杠杆来改变当前口腔公共卫生专业人员匮乏的现状。

2. **卫生规划**　将口腔疾病防治工作整合到国家和社区卫生规划中。由于口腔卫生是总体卫生事业的组成部分,口腔疾病的控制应根据共同的危险因素纳入健康促进和疾病预防规划,使口腔健康促进成为社会发展政策中的有效内容。控制共同危险因素,促进健康生活方式。"共同危险因素"观点的核心在于,通过直接作用于共同危险因素和社会决定因素,许多慢性疾病会得到更有效的预防。预防口腔疾病必须与具有共同危险因素的慢性病预防相结合。WHO推荐倡导健康生活方式,控制影响口腔疾病和慢性病的共同危险因素。英国保健策略非常强化多部门协作,共同促进口腔健康。主要相关机构包括初级保健机构、政府健康策略制订部门、区域公共卫生团体、地区政府、教育当局、志愿机构,其中口腔健康专业人员、区保健人员、医生、保健人员、助产士、社区、学校护士和药剂师对口腔健康水平的提高起着重要作用。

3. **健康促进**　口腔健康促进,提高公众认知。获得口腔健康的关键是需要使每个人都具备正确的口腔健康知识、行为和态度,并且易于享受到所需的口腔卫生保健服务。这就需要开展健康教育与健康促进,并加强社区服务。强调多部门参与、协作,动员社会各界支持,促进口腔卫生水平的提高。日本口腔保健工作最著名的是实施"8020运动",即80岁的老年人拥有20颗牙。美国针对退休老人可采用一些延期还款的政策,实施"国家健康服务队计划",为健康服务欠发达地区提供口腔保健服务。

发达国家经济高度发展、综合国力较强,可用于支付口腔卫生保健的经费比较多,尽管很多政策目前对我国这样一个发展中国家来讲还不能实施,或照搬实施,但是值得在制定我国口腔卫生政策时研究和借鉴。

三、我国的口腔卫生政策

中华人民共和国成立以来,通过制定规划,争取多方面投入,创办口腔医学院校,培训口腔专业人员,引进并推广国外先进口腔卫生工作经验和技术,大力开展口腔健康促进。我国口腔卫生工作取得了显著进展,国家先后发布了多个涵盖有关口腔卫生工作具体内容的重要卫生和健康政策文件。2016年10月25日,中共中央、国务院发布了《"健康中国2030"规划纲要》,这是今后15年推进健康中国建设的行动纲领,在《纲要》中提出全民健康生活方式行动——健康口腔专项行动,到2030年基本实现以县(市、区)为单位全覆盖;明确要求"加强口腔卫生,将12岁儿童患龋率控制在25%以内(到2030年)"。2016年12月27日,根据《中华人民共和国国民经济和社会发展第十三个五年规划纲要》,国务院印发了"十三五"卫生与健康规划(以下简称"十三五规划"),"十三五规划"期间,口腔卫生方面的主要任务包括4项:将口腔健康检查纳入常规体检;将重点人群的口腔疾病综合干预纳入慢病综合防控重大疾病防治项目;倡导健康文明的生活方式,深入推进包括健康口腔在内的6个重点专项行动的全民健康生活方式行动;加快健康产业发展,鼓励社会力量发展口腔保健等稀缺资源及满足多元需求的服务,标志着我国政府对口腔卫生工作的重视达到了崭新的高度。

（一）我国口腔卫生政策发展

多年来，在各级卫生行政部门和广大口腔卫生工作者的共同努力下，口腔卫生工作坚持"预防为主，防治结合"的方针，积极探索，统筹规划，合理安排，认真落实各项防治措施，我国口腔卫生政策和各项工作取得了积极进展。

1. **政策法规**　2017年1月22日，国务院办公厅印发的中国防治慢病中长期规划（2017—2025年），在策略与措施中提出：全面加强幼儿园、中小学口腔保健等健康知识和行为方式教育，实现预防工作的关口前移；在开展健康口腔专项行动中，开发推广健康适宜技术和支持工具，增强群众维护和促进自身健康的能力；通过社区卫生服务中心和乡镇卫生院逐步提供口腔预防保健等服务，促进慢病早期发现，并将口腔健康检查纳入常规体检内容；开展针对儿童和老年人的个性化干预，加大牙周病、龋病等口腔常见病的干预力度，实施儿童局部用氟、窝沟封闭等口腔保健措施，将12岁儿童患龋率控制在25%以内（到2030年），重视老年人口腔疾病防治的指导与干预。由于对口腔疾病防治在社会经济发展中的重要作用及其特殊规律认识不足，很多地区缺乏必要的投入，口腔卫生保健目标、措施和人力、财力、物力的保障不够，缺乏保障口腔卫生服务公平性的有效政策，口腔卫生工作效果距离群众实际需要还有较大差距。

2. **经费投入**　自2008年起，中央财政设立了专项经费，支持中西部地区开展儿童口腔疾病综合干预试点，部分东部省份和经济发展较好的城市也安排了一些经费，用于本地区的儿童口腔疾病综合干预。宝鸡市自2016年起将窝沟封闭和全口义齿修复纳入城镇基本医疗保险基金支付范围，实行口腔常见病单病种治疗费用医保报销政策。尽管近年来经费投入有所增加，医保试点范围逐步扩大，经济和社会效益逐渐显现，但总体上口腔卫生经费数量还比较小，绝大多数省（区、市）完全没有口腔卫生专项经费投入，无法对重点人群、重点地区及贫困和社会弱势群体提供长期有效的帮助。相当数量的群众特别是农村人口的口腔诊疗费用，需自己全部支付，医疗保险对口腔疾病的投入十分有限。因此，只有建立稳定的经费投入机制，推行符合成本效益的公共卫生措施，才能最大限度地对我国居民口腔疾病进行综合防治，从而提升全民口腔健康水平。

3. **健康促进**　1989年，由国家教委等九部委共同确定每年9月20日为全国"爱牙日"。30多年来，围绕"爱牙日"主题，开展了形式多样、内容丰富的健康教育与促进活动。除了利用媒体开展宣传外，社会各界、口腔医务人员也积极参与。如2007年至今开展的"口腔健康促进与口腔医学发展西部行"活动，由中华口腔医学会主办，原卫生部（现国家卫生健康委员会）医政医管局、疾病预防控制局支持，在通过对西部地区开展口腔健康促进，进行志愿者医疗帮扶、举办免费培训、安排免费进修、设备捐赠等活动，促进了西部地区口腔医学发展和提高了人民口腔健康水平，首次将"牙防"和"扶贫"结合起来。通过"爱牙日"活动，提高了人民群众的自我口腔保健意识，增强了全社会对口腔健康的关注，但是口腔疾病的宣传教育活动从时间上主要集中在全国爱牙日附近，缺乏长效发展机制。此外，活动缺乏广度、深度，人群口腔保健知识缺乏，良好的口腔卫生行为尚未建立，口腔健康促进仍面临很大的挑战。

4. **适宜技术**　口腔疾病防治适宜技术价格低廉、方法简单，适宜在基层推广与应用，对于人群口腔卫生状况比较差的发展中国家来说，是改善我国居民口腔卫生状况的最经济、有效的公共卫生措施。近30年来，我国开展了适宜技术的试点和推广项目，包括氟防龋试点项目、儿童窝沟封闭防龋推广项目、非创伤性修复试点项目、龋齿早期充填项目、学生口腔健康教育项目等。北京市自2005年起，把窝沟封闭作为公共卫生服务项目在全市推广。上海市将3~18岁儿童和少年作为重点防治人群，自1958年以来，平均每年为40万~50万儿童和少年提供口腔健康检查和龋齿早期充填等口腔卫生保健服务。这些项目的开展为降低我国居民，尤其是儿童的口腔疾病患病率起到了积极作用，但是大多数地区和基层卫生单位仍缺乏系统有效的指导和推广，在社区和农村地区没有得到普及。

5. **网络体系**　中华人民共和国成立以来，在各级卫生行政部门和口腔卫生工作者的共同努力下，省、市口腔疾病防治网络逐步建立，并培养了一支口腔疾病防治骨干队伍。一些地区如山西运城地区、黑龙江林口县等尝试建立农村三级口腔疾病防治网络，为我国农村地区口腔疾病防治、农村社区口腔保健提供参考模式。为了推动农村社区口腔保健工作的开展，我国卫生行政部门1991

年在全国范围内开展了牙防先进县评审工作,通过建立农村口腔疾病防治网点,探索建立为农民提供最基本的口腔保健服务模式和基层口腔卫生服务体系。但是由于对口腔卫生工作重要性认识不足,农村口腔卫生力量非常薄弱,以社区为基础的口腔保健服务网络尚未建立,现有的口腔疾病控制和防治服务体系的结构不合理,不能适应大众日益增长的口腔卫生服务需求。

6. 人才培养 改革开放40多年来,我国口腔卫生无论是在人力培养还是机构建设方面都出现了迅猛发展的趋势,我国口腔执业(助理)医师的总数从1978年的5 741人发展到2018年口腔执业(助理)医师约为15万人,高等院校口腔医学专业、系、院从20世纪70年代的30所发展到2018年的120所。存在的主要问题,一是口腔人力资源依然缺乏,目前不到8 000人拥有1名口腔医师,远远低于世界卫生组织提出的每5 000人拥有1名口腔医师的适宜标准。二是分布极其不合理,东部地区远多于西部地区,城市远多于农村。如北京部分城区的口腔医师与服务人口比例超过发达国家水平,而在一些边缘少数民族地区甚至没有合格的口腔医师。三是各级机构分工不明确,口腔专科医院、综合医院口腔科、基层医疗卫生机构以及个体口腔诊所从事几乎相同的诊疗工作,造成大医院优质资源被一些简单病诊疗占用,而部分基层口腔医疗机构片面追求经济利益而开展一些比较复杂的口腔技术操作,但保证不了工作质量。

(二)我国制定口腔卫生政策原则

制定口腔疾病控制和防治政策,应坚持遵循我国国民经济和社会发展十年规划所提出的卫生工作方针,将口腔疾病控制和防治纳入政府公共卫生规划,与社会经济协调发展,以提高全民族口腔健康水平。同时要根据不同地区和人群的特点,坚持预防为主的方针。我国口腔疾病控制和防治的重点疾病为龋病和牙周病,重点对象为儿童和老年人,重点地区为乡村和社区。制定有利于口腔卫生事业的发展,推动人民口腔健康水平的高价值口腔卫生政策,应坚持以下几个原则:

1. 依据国情 制订口腔疾病控制和防治策略目标要从我国实际情况出发,口腔疾病控制和防治要与社会经济发展相适应;在口腔疾病控制和防治现状以及存在问题分析的基础上,提出解决口腔疾病控制和防治的目标与指标。一方面近年来我国社会生产力、综合国力显著提高,政府已积累一定的财力解决公共问题。另一方面,由于人口众多,人均可支付财力还比较差。因此必须筛选出经济有效的预防措施,才有可能在我国实施。

2. 顶层设计 党中央、国务院提出"健康中国"的重大战略,把提高人的健康素质作为各级党委政府的工作目标,政府投入逐渐加大,公共卫生、农村医疗卫生和城市社区卫生发展加快,新型农村合作医疗和城镇居民基本医疗保险取得突破性进展,抓住这一重要的历史机遇,顶层设计,规划口腔卫生事业发展的全局。

3. 社会参与 依靠全社会的力量推进口腔疾病控制和防治。强调口腔疾病控制和防治的社会性,强调口腔疾病控制和防治是社会与经济发展的重要组成部分。一方面,在今后制定卫生政策过程中应权衡其政策的多边效应,在实现部门卫生政策目标的同时,兼顾人群口腔健康,将口腔健康提到各个部门、各级领导的卫生议事日程上,发挥公共政策对公众口腔健康的导向作用,将口腔健康评价指标纳入考核政府健康绩效的评估指标中;另一方面,口腔疾病防控规划在制定初期需要多个系统参与,在制定的各个阶段需要共同协商,讨论并明确各个系统的工作重点和在规划中的职责,使口腔健康促进成为社会发展政策中的有效内容。

4. 共同危险因素 口腔疾病与心血管疾病、糖尿病、肿瘤和慢性阻塞性肺病等四大慢病有共同的危险因素,如吸烟、不健康饮食、缺乏身体活动、精神压力过大等,可以通过降低共同危险因素进行口腔疾病的控制。通过控制主要的共同危险因素促进整体健康,会以更低的成本、更高的效率对多种疾病产生重大影响。同时,共同危险因素策略的最大优势不仅仅使高危人群受益,通过促进和改善全人群的健康状况,还降低了不公平性。例如,通过促进和加强口腔卫生专业人员参与控烟项目活动,促进口腔癌防治的健康教育和干预;在提供饮食、营养咨询时,不仅要涉及对全身健康有益的健康营养行为,还应强调与口腔健康直接相关的内容等。从经济、社会、政策、行为等多方面控制不利于国民健康的因素,包括口腔健康在内的疾病危险因素。

5. 确定指标 以口腔健康状况和口腔卫生资源为中心制订评价指标。即依据口腔疾病的危害性和门腔卫生问题的重要性,口腔保健对策的可行性,口腔卫生信息的可提供性,口腔卫生指标可比性等原则。

基于以上原则,今后口腔卫生服务应贯彻"预防为主,防治结合,预防优先"的方针,结合深化医药卫生体制改革,大力发展口腔卫生服务体系,完善口腔公共卫生服务,不断满足群众口腔卫生服务需求,提高群众口腔健康水平。

小结

通过对本章的学习需要掌握口腔卫生服务需要、需求、利用的概念,口腔卫生政策的定义和制定程序及原则,了解发达国家的口腔卫生政策,启发学生思考在实践中发展和完善适合我国国情的口腔卫生政策。

(李　刚)

参考文献

1. 王兴. 第四次全国口腔健康流行病学调查报告. 北京:人民卫生出版社,2018.

2. 李刚. 口腔诊所开业法规. 2版. 北京:人民卫生出版社,2016.

3. 李刚. 制定我国口腔疾病控制和防治策略的深度分析. 中国实用口腔科杂志,2008,1(12):758-760.

4. 刘雪楠,高学军,郭传瑸,等. 关注新时期我国的口腔卫生政策. 中华口腔医学杂志,2017,52(6):331-335.

5. WHO. Health-for-all policy for the twenty-first century, Geneva: WHO,1998.

6. HOBDELL M, PETERSON P H, Clarkson J, et al. Global goals for oral health 2020. International Dental Journal,2003,53(5):285-288.

7. POUL E P. 21世纪继续提高人类口腔健康水平(世界卫生组织全球口腔卫生策略). 朱凌,彭彬,摘译. 中华口腔医学杂志,2004,39(6):441-444.

8. Global Burden of Disease Study 2016, GBD. Lancet,2017,390:1211-1259.

学习笔记

第十四章 循证口腔医学及其应用

>> 提要

循证口腔医学是一门新兴学科,与口腔流行病学和卫生统计学关系密切。本章简要介绍循证口腔医学的基本概念、基本知识以及在口腔预防医学中的应用。

第一节 循证口腔医学概述

一、概念

循证口腔医学(evidence-based stomatology,EBS)或称循证牙医学(evidence-based dentistry,EBD),是口腔医学的一个重要部分,也可以看作是循证医学(evidence based medicine,EBM)的一个分支学科。循证口腔医学定义为:循证口腔医学是口腔医疗保健中的一种方法,它强调口腔卫生决策必须依据当前最好的、可获得的科学研究证据,同时结合临床医师的专业技能和经验,并考虑患者的需求和愿望,将三者有机地结合做出科学、合理的决策(图14-1)。其核心思想是口腔医疗决策应该尽量以客观证据为依据,医师开具处方、制订医疗方案或实践指南、政府机构制定卫生政策等,都应该参考当前可以得到的最佳证据进行决策和管理。

循证口腔医学的目的是:鼓励普通的口腔工作者在口腔卫生服务中,寻找和了解当前可得到的最佳证据,应用到日常所遇到的临床问题中,在临床实践中做出预防、诊断、治疗和预后判断等决策。

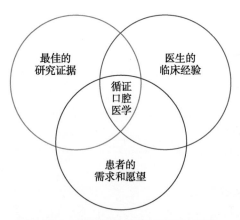

图 14-1 循证口腔医学三要素示意图

二、起源与发展

循证口腔医学是在循证医学的基础上发展起来的。英国学者 Archie Cochrane 1972 年提出,既然卫生保健资源总是有限的,那么这些资源应该用于已被证明有效的卫生保健服务。加拿大 McMaster 大学著名内科学家 David L.Sackett 在提出和发展临床流行病学的过程中建立的临床科研设计与评价理论体系，正是循证医学的理论基础。1993年，Cochrane协作网（the Cochrane colla-boration）应运而生，广泛收集随机对照临床试验的研究结果，在严格质量评价基础上进行系统评价，已建立了系统评价资料库、临床试验资料库等，定期发行电子期刊 Cochrane 图书馆（the Cochrane library），推动循证医学的实践和发展。随着循证医学在国际上的迅速发展，我国于1996年注册成立中国循证医学中心，成为 Cochrane 协作网的分中心之一。现在，国内已出版了循证医学、循证口腔医学的书籍和期刊，这门新学科正在国内逐渐兴起。

文档：ER14-1
Cochrane 协作网

三、实践方法

循证口腔医学实践包括研究和应用两个方面。研究者是最佳证据的提供者，他们根据口腔临床实践中存在的问题，从文献的海洋中去收集、分析、评价和综合各单项研究的结果，也就是进行系统评价，为口腔临床医师提供最佳证据。应用者是从事口腔临床工作的人员，包括医疗管理者和卫生政策的决策者，他们将循证口腔医学的方法和最佳证据应用到各种决策中。

循证口腔医学的研究者在 Cochrane 图书馆中发表系统评价文章需要遵照一定的程序。首先研究者填写题目注册表并递交给编辑，完成注册登记后在规定时间内上交系统评价计划书给评价组，计划书发表后在限定时间内提交完成的系统评价报告。在 Cochrane 图书馆中发表的系统评价，其作者应在初次发表后根据新的证据每两年进行更新。除了 Cochrane 图书馆，还有专门的循证口腔医学杂志和综合性牙科杂志接受口腔医学系统评价文章的发表。

循证口腔医学实践的方法，实际上是针对患者某一具体问题处理的个体化决策方法。概括地讲包括三个方面：需要解决什么问题（提出临床问题）；如何找到证据（确定所要寻找的证据资料来源，查找证据）；如何利用证据。具体可分为以下5个A的步骤：

1. **提出明确的临床问题（ask）**。
2. **获取证据（acquire）** 系统检索相关文献、全面搜集证据。
3. **评价证据（appraise）** 根据证据分级标准，从证据的真实性、可靠性、临床相关性及适用性严格评价收集的证据。
4. **使用证据（apply）** 临床应用最佳证据，指导实践。
5. **后效评价循证实践的结果（assess）** 后效评价即应用当前最佳证据，了解解决问题的效果如何，若成功可用于指导进一步实践；反之，应具体分析原因，找出问题，再针对问题进行新的循证研究和实践，不断去伪存真，止于完善。

学习笔记

第二节　循证口腔医学的证据

循证口腔医学的核心是证据，将证据按研究者和使用者关注的问题先进行分类，再在同类信息中按事先确定的标准经科学评价后严格分级，是快速筛选海量信息的重要手段和方法。

一、证据的分类

临床证据（clinical evidence）是指临床实践相关的研究证据，主要是指以患者为研究对象的临床研究。临床证据分类方法较多，根据研究方法不同一般分为原始研究证据（primary research evidence）和二次研究证据（secondary research evidence）。

原始研究证据指对受试者进行的有关病因、诊断、预防、治疗和预后等的单个研究所总结出的结果和结论，取得原始研究证据的常见研究方法有随机对照试验、非随机同期对照试验、交叉试验、队列研究、病例对照研究、横断面调查、病例报告等。二次研究证据指全面收集有关某一问题的原始研究证据，进行严格评价总结后所得出的综合结果和结论。取得二次研究证据的研究方法有系统评价、Meta 分析、综述等。

二、证据的等级

临床研究方法取决于研究本身要回答的问题。采用合适的方法和设计才能得到较为可靠的证据。致病因素的临床研究可用病例对照研究或队列研究,此时要注意对照组的可比性,两组对象研究结果测量的一致性。疾病的诊断或筛选通常采用横断面研究,设计时应注意样本中是否包括各类可能遇到的患者。疾病治疗方法的研究宜采用随机对照试验(randomized controlled trial,RCT),设计中强调随机、对照和盲法,研究结论要从所有参加试验的对象中得出。疾病预后的研究适合采用队列研究,此类研究应注意患者样本是否具有代表性,对所研究疾病是否有明确的界定,随访时间是否足够长。对证据总结的最好方法是系统评价,分析应集中于一个临床问题,进行全面的文献检索,采用合适的文章入选标准。

各类临床研究中,依据证据强度从强到弱的排列为:系统评价、随机对照试验、非随机对照试验、队列研究、病例对照研究、病例分析、横断面调查和病例报告。对于治疗性干预的评价,经过严谨设计的随机对照试验,其研究结果被认为是单个临床研究中最强水平的证据,而对多个随机对照试验的系统评价则提供了更好的证据。系统评价能有效整合现存的信息,提供数据以说明这些发现是否一致,是否能被推广到不同的人群、环境和治疗中。实际上,随机对照试验和系统评价并不能回答所有的临床问题,而其他水平的证据也可以提供有价值的信息。

不同学者和机构对证据强度的划分标准有所不同,但这些标准的内容实质是相近的。在Richads 和 Lawrence(1995)对证据分级的基础上,Cochrane 图书馆"Self training guide and notes (2003 Issue4)"将证据从强到弱分为 6 级(表 14-1)。

表 14-1 Cochrane 图书馆的证据分级

证据分级	证据强度
Ⅰ级	至少一篇来自多个严格设计随机对照临床试验的系统评价的强的证据
Ⅱ级	至少一个经过适当设计、有合适样本量的随机对照临床试验的强的证据
Ⅲ级	来自多个严格设计的非随机临床试验、自身前后对照临床试验、队列研究、时间序列研究或配对病例对照研究的证据
Ⅳ级	多中心或多个研究小组严格设计的非试验研究的证据
Ⅴ级	权威机构基于临床证据提出的意见,描述性研究,或者专家委员会的报告
Ⅵ级	有人曾经告诉我

2001 年美国纽约州立大学下州医学中心推出证据金字塔,直观形象,得到广泛传播和应用。

三、查找证据

当我们在临床上遇到一个问题,有几种基本途径去寻找相应的证据:①询问其他医务人员。②查阅教科书或有关专著。③通过更广泛范围查找文献,包括在图书馆手工查找重要的专业杂志;在数据库或互联网查找研究文章、综述、系统评价等。

询问上级医师或同事虽然简便,但所询问的专家未必掌握这一问题的最佳证据。教科书只能收集在编著时的最新证据,而且编者也可能没有掌握问题的最佳证据。专著比教科书包含有更多的信息,但受作者个人的观点影响更大。查阅书籍时,要特别留意出版的时间,出版时间距今较长的书籍其内容容易有更多的错误。有条件的医师可以通过电子数据库和杂志查找资料。

(一)电子数据库

电子数据库有两种:一种是原始研究证据;另一种是二次研究证据。原始研究证据广泛列出原始研究报告,与口腔医学相关的外文医学数据库有美国国家医学图书馆的 MEDLINE、荷兰的 EMBASE 等,中文的有中国生物医学文献数据库、VIP 中文科技期刊数据库、CNKI 中国期刊全文数据库等。与口腔医学相关的二次研究证据数据库有 Cochrane 图书馆(the Cochrane library),归属英国邓迪大学牙学院 *Evidence-Based Dentistry* 杂志编辑部的"Centre for Evidence-Based Dentistry",英国 Trip 数据库有限公司的"TRIP Database",MEDLINE 中的系统评价文章等。

最大的医学电子数据库是 MEDLINE,由美国国家医学图书馆制作,收集数千种杂志中的上千万篇文献的引文,大部分有免费摘要,有的可链接找到免费全文。该数据库所收集的杂志以英文

图片:ER14-2
证据金字塔

杂志为主,特别是美国出版的杂志较多被收录。欧洲也有一个收录医学引文的数据库——Embase,由荷兰的 Elsevier Science 制作发行,收录较多欧洲出版杂志的文章,药理学方面内容丰富,所收录杂志与 MEDLINE 部分重叠。CBM 是中国医学科学院医学信息研究所制作的综合性医学文献数据库,收录中国生物医学期刊,以及汇编、会议论文的文章题录,涉及医学和口腔医学各领域。

(二)杂志

专门发表循证口腔医学文章的杂志有 *Evidence-Based Dentistry*, *Journal of Evidence-Based Dental Practice* 等。其他杂志也发表口腔医学系统评价的文章,包括与口腔预防医学密切相关的 *Journal of Public Health Dentistry*, *Community Dentistry and Oral Epidemiology*, *Community Dental Health* 和 *BMC Oral Health*,以及一些口腔医学综合性杂志和专科杂志,如 *Journal of the American Dental Association*, *Journal of Dental Research*, *Journal of Clinical Periodontology*, *Journal of Endodontics/nternational Journal of Oral and Maxillofacial Surgery*, *The International Journal of Prosthodontics* 等。

找到证据后,应对证据进行评估,系统地考虑它的效度、信度、结果和与自己工作的相关性,评价结果为最佳证据则可进行运用。如评估结果不理想,可选择其他数据库进行再检索。

第三节 系 统 评 价

系统评价(systematic review,SR)是循证医学的奠基者 Archie Cochrane 在 1979 年提出的一种文献综合评价方法,是以某一具体临床问题(如某一疾病的病因、诊断、治疗、预后)为出发点,系统、全面地收集全世界所有已发表和未发表的临床研究结果,采用临床流行病学严格评价文献的原则和方法,筛选出符合质量标准的文献,进行定性或定量合成,得出综合可靠的结论。系统评价可以是定性的(定性系统评价,qualitative systematic review),也可以是定量的(定量系统评价,quantitative systematic review),即包含 Meta 分析(meta-analysis)过程。系统评价本身虽然没有直接做实验,只是从有关的领域中对原始性的研究进行引用和推论,但仍被视为一种科学研究。

Cochrane 系统评价(Cochrane systemic review,CSR)是在 Cochrane 协作网统一工作手册指导下,在相应 Cochrane 专业协作组指导和帮助下完成并发表在 Cochrane 图书馆的系统评价。由于其实施过程中有统一的培训教材、严格的注册流程和制作程序,以及严格周密的质量保障和定期更新机制,因而 Cochrane 系统评价被公认为最高级别的证据之一,是循证决策和实践的重要证据。

一、系统评价与叙述性综述的区别

传统的文献综述,也称叙述性综述(narrative review),综述者根据自己的经验决定资料搜索方法和入选标准,在其完成过程中容易出现信息偏倚。系统评价有明确的设计,透明度高,阅读者可对其过程进行判断。两者的对比见表 14-2。

表 14-2 叙述性综述与系统评价比较

	叙述性综述	系统评价
研究问题	范围通常较泛	聚焦一个临床问题
资料来源和检索策略	搜索数据库较局限,通常未说明搜索策略	搜索范围广,包括"灰色"文献,说明搜索策略
文献选择	通常没有界定,容易存在偏倚	根据纳入标准选择,一致性好
文献的检查	不同作者各不相同	对每篇文献进行严格检查
研究质量评定	通常没有或不规范	必须步骤
数据合成	定性	定量或定性
结论	偶尔基于证据	通常基于证据

(Manchikanti L,2008)

二、系统评价的基本步骤

自系统评价出现以来,它在医学界做出临床决策方面已发挥重要作用。系统评价的基本步骤:①界定一个研究问题;②确定研究纳入和排除标准;③检索有关文献;④严格评价每项研究并提取数据;⑤集中数据和分析;⑥适时采用 Meta 分析;⑦报告研究结果;⑧更新系统综述。

(一)界定研究问题

系统评价的第一步是界定要研究的问题,它跟原始研究的选题一样非常重要。选定的问题要集中,这样才可能得到答案。如果问题很宽,或者实际上是一系列的问题,就可能得出不同的答案。选题集中是它区别于传统综述的一个重要方面。选题时应明确针对该问题的系统评价是否已有人发表,以免浪费时间。

选定问题后,通常设定一个研究的框架,"PICOS"是被推荐的一种方法:

"P"——指"population / problem",即研究的人群或问题。

"I"——指"intervention",即研究的干预措施,它可以是一种暴露因素、一种诊断试验、一种治疗方法、一种预后因素等。

"C"——指"comparison / control",即比较或对照。

"O"——指"outcome",即结局指标。

"S"——指"study design",即研究设计方案,如随机对照研究、队列研究、病例对照研究。

这些要素对指导检索、筛选和评价临床研究,收集、分析数据和解释结果的应用价值均十分重要,必须准确、清楚定义。

例如选定的问题为"窝沟封闭对龋病预防是否有效?",那么它的研究人群可为青少年,干预措施为窝沟封闭,与没有做窝沟封闭的人群或牙齿作对照,结局指标为 2 年后的龋齿发病率,研究设计可为自身半口对照。

跟其他的科学研究一样,系统评价应有详细的计划书(protocol),包括研究背景、目的、方法等。同行评议专家或用户在阅读计划书后,可对所选临床问题和研究方法提出建议,有助于减少评价的偏倚。

(二)确定纳入和排除标准

纳入和排除标准的设计是系统评价的重要步骤,过于严格和狭窄的标准或许资料的同质性很好,但会失去许多有用的信息。研究的纳入主要从以下几个方面考虑:

1. **研究对象** 规定年龄、性别、疾病类型、病情程度。

2. **研究设计类型** 是否有对照组和采用盲法,是回顾性研究还是前瞻性研究,这些都会影响各研究的同质性。

3. **暴露或干预措施** 观察性研究中的暴露因素、临床试验中的干预措施应一致。

4. **衡量结局的指标** 纳入研究的结局指标要有较好的一致性,一般应选择可量化的指标,如均数差值(mean difference)、相对危险度(relative risk)、优势比(odds ratio)等。

5. **样本大小及随访年限** 一些小样本研究可能不符合大样本的近似条件,所以应规定样本大小。随访年限会直接影响结局指标,应予规定。也可通过敏感性分析,探讨其影响。

6. **研究和发表年份** 不同时代的研究可能由于当时技术水平而存在差异,因此应规定研究和发表年份范围。

(三)检索文献

系统评价应采用多种渠道和系统的检索方法,尽量找到所有相关的研究。检索策略的设定应包括检索工具及每一检索工具的检索方法。严格来说,这一步骤除检索已发表的文献外,还应包括"灰色"文献(未发表或部分发表文献)。譬如通过与其他研究者或公司企业联系获得未发表的研究资料,如学术报告、会议论文集和学位论文等。

(四)严格评价每项研究并提取数据

对看起来符合纳入标准的研究的各项特征进行列表,评价方法学的质量,并用纳入和排除标准判别后,提取相关数据。这一过程需要评估各项研究的真实性(效度),说明各种偏倚对结果的影响。

（五）集中数据和分析

为了综合性运用纳入研究中的数据，需要通过某种形式对数据进行集中，再采用定性或定量方法进行分析，以得到结果和结论。采用描述的方法将每一临床研究的各项特征总结列表是定性分析。条件允许时可以通过统计的方法进行合并，这就是定量的 Meta 分析。系统评价的结论应该从分析的结果中得出，不能将结论扩大。分析开始时集中于什么问题，做出结论时也应集中于同一问题。系统评价的另一作用是发现以往研究的缺失或不足，对今后的研究提出建议。

（六）适时采用 Meta 分析

Meta 分析（Meta-analysis）由心理学家 Glass 1976 年首次命名，国内通常翻译为荟萃分析、元分析、整合分析。Meta 分析是一种对以往的研究结果进行系统定量分析的统计学方法。它对研究结果间差异的来源进行检查，若结果具有足够的相似性，便可利用这种方法对结果进行定量合成。目前系统评价与 Meta 分析常被混用，但系统评价不一定包括 Meta 分析过程，而 Meta 分析并非一定要做系统评价，因为其本质是一种统计学方法。

Meta 分析有很多种类，如常规 Meta 分析、单组比较的 Meta 分析、累计 Meta 分析、序贯 Meta 分析、Meta 回归分析、网状 Meta 分析等。Meta 分析的统计学过程有选择效应量指标、异质性检验、计算合并效应量、发表偏倚分析等。

（七）报告研究结果

完成分析后，写出内容完整的评价报告，描述研究的目的、方法，并报告研究结果和结论。

（八）更新系统综述

发表后的系统评价需要随时接受反馈意见和发现新发表的原始研究，进行不断更新。Cochrane 协作网要求每两年进行一次系统评价的更新，重新检索，重新评价。

第四节　循证口腔医学在口腔预防医学中的应用

一、Cochrane 口腔健康组

Cochrane 口腔健康组（Cochrane oral health group）是 Cochrane 协作网的专业系统评价组之一，负责制作和维护管理口腔专业领域的系统评价，涵盖口腔、牙齿、颅颌面疾病的预防、治疗和康复等方面。目前 Cochrane 口腔健康组设在英国曼彻斯特大学牙医学院，负责口腔卫生专业临床试验资料库的建立、发展和维护。在 Cochrane 图书馆口腔健康评价组可查阅到已发表的口腔医学的系统评价摘要、已登记或已发表计划书但还未完成的系统评价。

二、循证口腔医学在口腔预防医学中的应用

在口腔疾病预防实践中，我们会遇到各种各样的问题。例如，含氟涂料能否应用于 1 岁幼儿龋病的预防？对小学生龋病的预防是含氟涂料还是含氟漱口水效果好？如果比较两者的效益，答案又会是怎样？遇到这类问题时，我们需要去寻找现有的最佳证据。基于最佳证据制订预防计划，才有机会取得尽可能好的预防效果和效益，并能预防可能出现的副作用。

如前所述，最佳证据可从电子数据库、杂志中寻找。其中，Cochrane 图书馆是目前临床疗效研究证据的最主要来源。截至 2017 年，Cochrane 图书馆口腔健康评价组已发表的系统评价或系统评价计划书共有约 193 篇，内容涉及龋病、牙周病、错𬌗畸形、口腔颌面部手术、口腔疼痛、口腔黏膜病、牙齿美白等。与口腔预防医学相关的内容包括窝沟封闭，氟化物局部和全身应用，口腔健康教育、牙刷、牙线及牙间刷的使用等。

此外，在 Cochrane 图书馆中还可以了解到处于不同进展阶段的口腔疾病预防相关的系统评价研究，包括正在评阅的、已发表计划书的、计划书评阅中的、刚登记题目的研究。

显然，并非所有遇到的口腔疾病预防的问题都可找到现成的来自系统评价的最佳证据。有些问题虽然可能已有多篇研究，但尚未有研究者做出系统评价，需要自己去分析。有些问题可能仅

有个别符合质量要求的研究,这能提供相对较低层次的证据,而更多的问题可能缺乏证据,等待有心者去探索。

小结

资源总是有限的,健康是宝贵的,基于证据的医疗实践是世界的发展趋势,是先进的模式。熟悉循证口腔医学知识将有助于对口腔疾病进行科学有效的预防。

（杜民权　林焕彩）

参考文献

1. WONG M C M, CLARKSON J, GLENNY A M, et al. Cochrane reviews on the benefits/risks of fluoride toothpaste. J Dent Res, 2011, 90(50): 573-579.

2. LAXMAIAH M. Evidence-based medicine, systematic reviews, and guidelines in interventional pain management, part I: introduction and general considerations. Pain Physician, 2008, 11(1): 161-186.

3. HACKSHAW A K, PAUL E A, DAVENPORT E S. Evidence-based dentistry: an introduction. Oxford: Blackwell Munksgaard, 2006.

4. 林焕彩,卢展民,杨军英. 口腔流行病学. 广州:广东人民出版社, 2005.

5. CLARKSON J, HARRISON J E, ISMAIL A I, et al. Evidenced based dentistry for effective practice. London: Martin Dunitz, 2003.

6. BRIGNARDELLO-PETERSEN R, CARRASCO-LABRA A, GLICK M, et al. A practical approach to evidence-based dentistry: understanding and applying the principles of EBD. J Am Dent Assoc, 2014, 145(11): 1105-1107.

7. 李幼平. 循证医学. 北京:人民卫生出版社, 2014.

8. 刘建平,陈薇. 循证医学在口腔医学研究中的应用. 华西口腔医学杂志, 2014, 32(6): 533-536.

9. 李幼平,李静,孙鑫,等. 循证医学在中国的起源与发展:献给中国循证医学20周年. 中国循证医学杂志, 2016, 16(1): 2-6.

>> **提要**

　　本章介绍了口腔医疗保健中的感染传播方式及常见感染疾病。阐述了感染控制的"标准预防"原则,从患者健康评估、患者防护、医务人员防护、环境防护、口腔器械设备的消毒与灭菌、医疗废物处理等方面介绍了感染控制的措施和方法。

第一节　口腔医疗保健中的感染传播及感染疾病

　　随着现代医学技术的迅猛发展,各种新的诊疗仪器和抗菌药物的使用以及病原微生物类型的不断变化,医学实践中的感染问题已成为世界各国各级医院所面临的突出的公共卫生问题,也成为当前临床医学和预防医学中的重要课题。在口腔诊疗中,一些感染性疾病本身传染性强或者危险性大,加之口腔疾病的普遍性和口腔临床工作的特殊性,给疾病的传播提供了便利条件。口腔是一个有多种细菌存在的环境,口腔诊疗行为的特殊性表现在:①频繁接触最易传播疾病的患者血液和唾液;②频繁使用尖锐器械,易引起意外刺伤;③使用高低速手机和超声波洁牙机过程中,产生大量含有致病微生物的喷雾,造成环境污染。

　　控制感染不仅可以避免医护人员自身遭受疾病的侵袭,同时避免了感染给患者带来的痛苦,在医疗实践中具有重要意义,也是医疗质量控制的核心之一。

一、感染的传播

　　临床环境中感染可在患者和工作人员之间传播,也可在患者和患者之间传播或经污染的物品传播。感染传播需通过三个环节,即感染源、感染传播途径和易感人群。

(一)感染源

　　感染源指病原微生物生存、繁殖并可污染环境的宿主(人、动物)或场所,包括患者、带菌(毒)者、动物传染源和某些带菌(毒)的场所。口腔诊疗中的感染源主要有:患者与病原体携带者;污染的环境;污染的口腔医疗器械。

　　1. 患者和病原体的携带者　患有传染性疾病的患者或者口腔医务人员以及病原体携带者。带菌(毒)者的唾液和血液中同样存在着大量的病原微生物,但由于没有明显症状,因而难以被发现,这部分人群是口腔医疗实践中应引起特别关注的危险人群。

　　2. 污染的环境　高速涡轮手机、超声波洁牙机产生的水雾混有患者的血液和唾液,可形成气溶胶污染周围的空气和物品表面,在有限的空间内更容易造成交叉感染。

　　3. 污染的口腔器械　污染的器械如未经严格消毒灭菌又用于其他患者,可引起患者间的交叉感染。

(二)感染传播途径

　　感染传播途径指病原体从感染源排出后,经过一定的方式再侵入其他易感者的途径。口腔医疗实践中微生物的主要传播方式包括接触传播、飞沫传播、空气传播。

　　1. 接触传播(contact transmission)　通过接触而传播疾病。接触传播是医院感染主要且常

动画:ER15-1
感染的传播途径

157

见的传播途径。根据病原体离开传染源侵入机体前是否在外环境停留的特点，可将接触传播分为直接接触传播和间接接触传播。

（1）直接接触传播：感染源直接将病原微生物传播给易感宿主。

直接接触血液或其他血液污染的体液（如唾液）是引起血源性传染病直接传播的主要途径。口腔医务人员反复暴露于血液与唾液，尽管有时唾液中无肉眼可见的血液，也可能已被血液污染，引起血源性疾病直接传播的风险较高，因此手套是口腔检查与治疗必不可少的防护用品。

（2）间接接触传播：易感者通过接触被污染的医疗设备、器械和日常生活用品而造成的传播。最常见的是病原微生物从感染源经由医护人员污染的手传给新宿主。此外，污染而未消毒的印模、模型等也可造成感染。牙椅冷光源把手以及升降开关等使用频率高、污染严重，其消毒灭菌常被忽视和遗忘，也会形成间接传染源。其他如水龙头、电器开关、抽屉把手、病历、用于记录的笔等都有可能成为传播媒介。其中危害性最大的当属消毒与灭菌不当的口腔器械设备。

2. 飞沫传播（droplet transmission）　感染源产生带有病原微生物的飞沫（>5μm）在空气中短距离移行后移植到宿主的上呼吸道而导致的传播，是一种近距离（1m 以内）传播。

3. 空气传播（airborne transmission）　病原微生物经由悬浮在空气中的微粒如飞沫核（≤5μm）、菌尘来传播的方式。这种微粒能在空气中悬浮较长时间，并可随气流漂浮到较远处。

（三）易感人群

易感人群指对某种疾病或传染病缺乏免疫力的人群。很多因素可以影响一个人对病原体的敏感水平，因而增加感染的危险性和严重性。如营养状况、激素水平，正在接受的治疗措施如化疗，患有的疾病如糖尿病。免疫状态也是影响易感性的重要因素。

二、口腔医疗保健中的感染

在口腔医疗保健中可能经由接触和空气传播的主要微生物与疾病见表 15-1 和表 15-2。

表 15-1　经接触传播的微生物与疾病

微生物	疾病
乙肝病毒（hepatitis B virus，HBV）	病毒性肝炎
丙肝病毒（hepatitis C virus，HCV）	病毒性肝炎
丁肝病毒（hepatitis D virus，HDV）	病毒性肝炎
单纯疱疹病毒Ⅰ型（herpes simplex virusⅠ）	疱疹
单纯疱疹病毒Ⅱ型（herpes simplex virusⅡ）	疱疹
人类免疫缺陷病毒（human immunodeficiency virus，HIV）	艾滋病
淋病双球菌（neisseria gonorrhoeae）	淋病
梅毒螺旋体（treponema pallidum）	梅毒
铜绿假单胞菌（pseudomonas aeruginosa）	化脓感染
金色 / 白色葡萄球菌（staphylococcus aureus/S.albus）	化脓感染
破伤风杆菌（clostridium tetani）	破伤风

表 15-2　经空气传播的主要微生物与疾病

微生物	疾病
水痘病毒（Varicella virus）	水痘
麻疹病毒（Measles virus）	麻疹
风疹病毒（Rubeola virus）	风疹
流行性腮腺炎病毒（Mumps virus）	流行性腮腺炎
流感病毒（Influenza virus）	流感
结核杆菌（Mycobacterium tuberculosis）	结核
化脓性链球菌（Streptococcus pyogenes）	化脓型感染

（一）艾滋病

艾滋病即获得性免疫缺陷综合征，是人类免疫缺陷病毒（human immunodeficiency virus，HIV）引起的一种全身性传染病。临床上主要表现为严重的免疫缺陷，伴有多种感染或继发性肿瘤，最后导致死亡。我国 HIV 携带者与艾滋病患者近年来已有显著增加，这意味着将有较多的 HIV 病毒携带者会到口腔诊所就诊，而大多数 HIV 携带者在就诊之前并没有及时检查出来。因此，应认识到这个问题的严重性。

1. 艾滋病的口腔常见病损　包括：①口腔毛状白斑；②口腔念珠球菌病；③卡波西肉瘤；④非霍奇金淋巴瘤。

2. 艾滋病在口腔临床的传播方式　艾滋病可通过性接触、血液或血液制品以及母婴传播。在口腔领域主要有两种：①直接传播（通过接触患者的血液、唾液）；②间接传播（主要通过污染的器械、飞溅到皮肤或黏膜上的血液或唾液以及含有微生物的气雾）。

（二）乙型肝炎

乙型（病毒性）肝炎（简称乙肝）由乙肝病毒（HBV）感染引起，是一种传播广泛、严重危害人类健康的传染病，是导致急慢性肝炎、肝硬化和肝癌的主要原因。至今乙肝仍是一个严重的问题。据 2006 年全国人群乙肝血清流行病学调查结果统计，我国乙肝表面抗原携带者占全国总人口的 7.18%。HBV 是一种耐热的病毒，在 95℃时要 5 分钟才能将其杀灭，传染性强、传染期长，慢性患者和迁延性带病毒者多，这种病毒在工作台表面可存活几周。在血液和血制品中可发现 HBV，在唾液、痰、母乳、眼泪、伤口分泌的液体、尿、精液及月经中也可发现 HBV，仅需极少量的病毒就可导致感染。乙肝病毒在口腔临床中的传播方式主要是接触传播，通过直接接触患者的血液、唾液、龈沟液以及接触被污染的环境都可能感染疾病。

（三）结核

结核病是由结核杆菌感染引起的慢性传染病。结核杆菌可侵入人体全身各种器官，但主要侵犯肺脏，称为肺结核病。近年来，结核病在普通人群中有明显上升的流行趋势，已列为传染病的首位，是影响健康的重要问题。2010 年全国第 5 次结核病流行病学调查显示，目前我国结核病年发病人数约为 130 万，占全球发病的 14.3%，位居全球第 2 位。

结核杆菌存在于痰中，通过咳嗽、打喷嚏、大声说话等方式经鼻腔和口腔喷出体外，在空气中形成气雾（或称为飞沫），较大的飞沫很快落在地面，而较小的飞沫很快蒸发成为含有结核菌的"微滴核"，并长时间悬浮在空气中。如果空气不流通，含菌的"微滴核"被健康人吸入肺泡，可引起感染。

（四）梅毒

梅毒是感染梅毒螺旋体导致的疾病。梅毒螺旋体在体外生存时间短，容易为消毒剂所杀灭。梅毒分为获得性与先天性两类。获得性梅毒有三期，初期的口腔病变为唇部等硬结、溃疡；二期为"黏膜斑"；晚期常为腭部坏死，溃疡甚至穿孔。先天性梅毒可表现为梅毒牙异常特征等。在艾滋病患者中梅毒很常见。原发的硬疳和继发的皮肤病损都可成为感染源，接触感染者的血液可引起疾病传染。

第二节　感染控制的措施及方法

控制感染应遵循标准预防（standard precautions）的原则。标准预防是指针对所有患者和医务人员所采取的一组感染预防措施，基于患者的血液、体液、分泌物、排泄物（不包括汗液）非完整的皮肤和黏膜均可能含有感染性因子的原则，接触上述物质者，必须采取预防措施，以降低医务人员和患者、患者和患者之间的微生物传播的风险。标准预防的基本特点：①既要防止血源性疾病的传播，也要防止非血源性疾病的传播；②强调双向防护，以防止疾病从患者传至医务人员，又防止疾病从医务人员传至患者。对有明确感染或怀疑有超过标准预防可以防范的感染，根据疾病的主要传播途径，采取相应的隔离措施，包括接触隔离、空气隔离和飞沫隔离等。

控制感染的具体方法包括：①患者健康检查与评估；②患者防护；③医务人员防护；④环境的防护；⑤口腔器械设备的消毒与灭菌；⑥医疗废物处理等。

一、患者健康检查与评估

口腔科医师主要通过对患者检查与询问来采集病史，了解和评估患者的健康状态，初步判断患者是否患有或者怀疑患有传染性疾病，以采取相应的预防措施。患者有责任向医师提供其最新、最全面的健康信息与既往病史。患者的检查包括采集完整的病史、社会史和口腔软组织检查。采集病史主要是通过问卷调查与口头询问方式，让患者明白问题并做出适当回答，力求准确可靠。

1. 采集病史　包括过去史和现病史等。主要了解患者的感染疾病史，是否感染艾滋病、乙肝、丙肝、结核、疱疹、麻疹、呼吸道疾病、淋病、梅毒等。特别注意可能提示 HIV 感染的特征，如不明原因的高热、盗汗、体重减轻、不易治愈的感染和软组织损害、不能解释的淋巴结病、长期慢性腹泻等症状。

2. 社会史　鉴别是否为感染性疾病的高危人群，如同性恋的男性、静脉毒品注射者、感染 HIV 母亲的子女、与感染者接触的异性等。

3. 口腔软组织检查　对感染性疾病的早期口腔表征进行识别，并对病毒携带者作出诊断。必要时进行额外检查。

注意事项：①注意保护患者的隐私。对于一些敏感的问题，要注意场合和方式。患者的信息只能提供给需要信息的治疗人员，没有患者的同意不能披露给第三方。②口腔科医师不能歧视患有传染性疾病的患者，拒绝给他们提供治疗是不道德的。③医护人员有责任采用感染控制措施防止感染传播，在自己不被感染又不将感染传播给其他患者的前提下进行治疗。

二、患者防护

口腔医务人员要获得患者的主动配合，指导并协助患者在治疗前、中、后采取防护措施，减少治疗过程中病原体传播。

1. 治疗前　患者就诊前最好先自行刷牙，在治疗前先用抗生素漱口水漱口，以降低患者口腔中的菌群数量和减少食物残渣。有条件时患者应先接受洁牙。

2. 治疗中　在治疗中尽可能采取以下措施：

（1）采用四手操作：在口腔治疗的全过程中，一名医师配一名助手，助手负责准备、传递器械和材料，有效限制了医师的手的活动范围和跨区域操作，减少由医务人员手所导致的环境污染。这样的四手操作技术可以使口腔消毒隔离等措施得到充分落实。

（2）使用吸唾系统：口腔科助手利用强吸吸走患者口腔内的唾液、血液和颗粒碎片，用弱吸协助吸走水分，尽量避免患者吐唾液，这样可以大大减少细菌扩散的数量，减少飞沫扩散引起的交叉感染。

（3）使用橡皮障：橡皮障能将治疗牙与其余牙隔开，阻止器械或治疗中使用的药剂进入口腔或咽喉，不仅可减少唾液和血液污染的气雾，还可防止对口腔黏膜及其他软组织造成创伤。

另外可以为患者提供护目镜和胸巾，避免飞溅物溅到眼睛或胸前。指导患者正确使用胸巾，不乱吐唾液。配戴义齿者，摘下的义齿须放置于义齿杯里。患者双手不可触摸任何器械和装置。不可触摸拔除的牙，不可将拔除的牙带出诊室。

3. 治疗后　用三用枪冲洗患者口腔，用强弱吸唾器吸走水分，丢弃使用过的胸巾，弹尽患者身上的颗粒碎片，避免患者将污染物带出诊室。拔牙后伤口的止血纱布，通常在患者离开前由医师取出。如果需要咬止血纱布离开诊室，则需嘱咐患者不可乱吐乱扔，应该用纸巾或塑料袋包裹止血纱布置于垃圾筒内，避免对社区造成污染。

三、医务人员防护

（一）树立职业安全防护的意识

口腔医务人员应提高对感染控制的认识，进行全面的感染控制培训，了解感染控制的条例和措施，遵循职业防护制度。通过学习和培训，口腔医务人员应能做到：①能评估感染传播的风险及可能的后果，认识到哪些地方容易造成对感染物的暴露，知道怎样避免或尽可能减少患者、自身或

图片：ER15-2
使用橡皮障

图片：ER15-3
佩戴护目镜和
胸巾

其他人感染的风险；②应掌握医院感染"标准预防"的基本原则和具体措施，并能根据情况在必要时采取适当的隔离措施；③医务人员发生职业暴露时应进行登记、报告、追踪及采取相应的处理措施等。

（二）接种疫苗

口腔医务人员由于职业的特点，在特定的环境中，手直接接触患者的唾液、血液及分泌物，很容易感染结核、乙肝、丙肝等疾病，所以所有结核菌素试验阴性及乙肝血清学指标阴性的口腔医务人员都应该进行疫苗接种。女性医务工作者应特别注意预防风疹病毒的感染，接种风疹病毒疫苗，预防受孕后胎儿畸形和流产。一旦发现医务人员为传染病病毒携带者，应停止工作，彻底治疗后才能返回临床工作。

（三）使用个人防护用品

任何口腔诊疗过程至少会接触口腔黏膜、唾液以及接触患者使用过的器械。个人防护用品（personal protective equipment，PPE）是医护人员为预防和控制感染所穿戴的自我保护用品，是控制感染最基本的要求。常用的PPE包括手套、口罩、面罩、防护眼镜、工作服和工作帽。

画廊：ER15-4
医护人员个人
防护用品

1. **手套**　在所有可能接触患者血液、唾液、黏膜的检查与治疗过程中、所有接触使用过的器械过程中、所有接触患者身体组织的过程中，口腔医务人员都要戴手套。用于口腔科的手套主要有乳胶手套、乙烯基手套以及外科消毒手套。

注意事项：不要用戴着手套的手触摸患者的病历、电脑键盘、门、抽屉把手或其他清洁区域。手套是一次性用品，在接诊不同患者时需更换手套，使用后的手套作为医疗废物丢弃。手套只有在完整无损时才是有效的。完整指没受损、没撕裂、未划破、无微渗漏等，如果出现手套破损，必须立即更换。即使戴上手套，污染仍有可能发生。例如，含石油基的乳液或溶液可导致手套老化或渗透，同时手套也不能防止尖锐器械的刺伤。所以，戴手套应与洗手相辅而不能代替洗手等手卫生措施。

2. **口罩**　口罩保护面部不受碎片污染和防止吸入污染的飞沫，佩戴时应完全覆盖并紧贴鼻部与嘴部。整个口腔检查及治疗过程，医护人员都必须保持佩戴口罩。接诊每位患者都应使用新的口罩；在治疗中，不能用手套触摸口罩；治疗结束后先脱手套再摘口罩。口罩一旦潮湿或污染了，必须更换，因为湿润的口罩不仅不舒服，而且降低了阻隔病原体的作用。

画廊：ER15-5
口罩佩戴步骤

3. **防护眼镜和面罩**　在口腔治疗中产生的颗粒可能伤害到医师的眼睛，如飞溅的碎片、旧的充填物或崩裂的牙体；正畸治疗或义齿修复时剪断弹出的金属丝；使用高速手机、超声波洁牙机或水气枪时产生的喷雾、牙结石碎片等。佩戴防护眼镜不仅可防止物理性损伤，也可以防止飞沫的危害，防止碎屑、唾液、飞溅的化学物质或其他气化物质伤害眼睛。防护眼镜可以用肥皂水、消毒液清洁，用流水冲洗干净后重复使用。

某些特殊治疗需要戴上面罩，如使用超声波洁牙、进行外科手术时，常有大块的血液或体液飞溅出，戴上一个塑料的透明面罩，可在更大的范围内避免意外飞溅的血液或体液污染。

4. **工作服和工作帽**　使用工作服和工作帽最基本的作用是避免工作人员在治疗过程中受到喷雾、颗粒等的直接污染。推荐穿长袖工作服，每日更换，衣服一旦被血液或唾液污染应立即更换。更换衣服应有固定场所。工作环境中指定的饮食和休息区不能穿工作服。

（四）采用手卫生措施

手卫生（hand hygiene）是医务人员洗手、卫生手消毒和外科手消毒的总称。手卫生是预防和控制医院感染、保障患者和医务人员安全最重要、最简单、最经济的措施，也是标准预防的主要组成部分。

1. **手卫生方式**　手卫生根据不同的目的有三种方式：①洗手（handwashing）：医务人员用肥皂（皂液）和流动水洗手，去除手部皮肤污垢、碎屑和部分致病菌的过程；②卫生手消毒（antiseptic handrubbing）：医务人员用速干性手消毒剂揉搓双手，以减少手部暂居菌的过程；③外科手消毒（surgical hand antisepsis）：医务人员用肥皂（皂液）和流动水洗手，再用手消毒剂清除或者杀灭手部暂居菌和减少常居菌的过程。手卫生产品包括传统的肥皂、水性抗菌消毒剂以及一种速干手消毒剂（alcohol-based hand rub）。速干手消毒剂是一种含有乙醇和护肤成分的手消毒剂，用该类产品

学习笔记

进行手部揉搓后不用流水冲洗,可以在椅旁操作。

手卫生的首选方式取决于医疗程序的类型、污染的程度以及对皮肤抗菌效果持续性的预期要求。对常规的口腔科检查和非手术性操作而言,用一般的肥皂或抗菌肥皂洗手和卫生手消毒都是可以的,在手部有血液或其他体液等肉眼可见的污染时,应用肥皂(皂液)和流动水洗手,在手部没有肉眼可见污染时,可使用速干手消毒剂消毒双手。外科手术术前则必须进行外科手消毒。

2. 手卫生指征　选择进行手卫生的重要时刻可以归纳为两前三后:接触患者前;进行清洁/无菌操作前;接触患者体液后;接触患者后;接触患者周围环境后。

洗手方法,医务人员洗手应遵循以下方法:

(1) 在流动水下,使双手充分淋湿。

(2) 取适量肥皂(皂液),均匀涂抹至整个手掌、手背、手指和指缝。

(3) 认真揉搓双手至少 15 秒钟,应注意清洗双手所有皮肤,包括指背、指尖和指缝,具体揉搓步骤为(图 15-1):①掌心相对,手指并拢相互揉搓;②手心对手背沿指缝相互揉搓,交换进行;③掌心相对,双手交叉指缝相互揉搓;④弯曲手指使关节在另一手掌心旋转揉搓,交换进行;⑤右手握住左手大拇指旋转揉搓,然后交换进行;⑥将五个手指尖并拢放在另一手掌心旋转揉搓,交换进行。

视频:ER15-6
标准洗手六步法

学习笔记

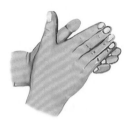

1. 掌心相对揉搓

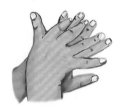

2. 手指交叉,手心对手背揉搓

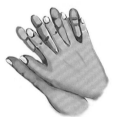

3. 手指交叉,掌心相对揉搓

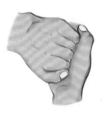

4. 弯曲手指关节在掌心揉搓

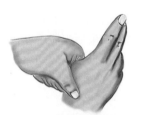

5. 拇指在掌中揉搓

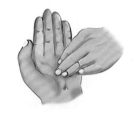

6. 指尖在掌心中揉搓

图 15-1　标准洗手六步法示意图

(4) 在流动水下彻底冲净双手,擦干,取适量护手液护肤。

采用标准的程序可保证手的各个部位都得到清洗。除了清洗剂的作用外,双手间的摩擦作用和水的冲洗也很重要。如果使用不需冲洗的乙醇类速干手消毒剂,应注意揉搓剂的量足够覆盖手的所有部位,严格按照洗手方法中揉搓的步骤进行揉搓,至少揉搓 30 秒,以便乙醇能完全从手上挥发,同时能有效地杀灭微生物。

注意事项:①洗手之前应先摘除手部饰物,剪短指甲,指甲边缘圆钝。②最好采用非手接触式水龙头。如采用自动感应式、脚踏控制式水管装置。③任何一次洗手后,须擦干。一定要用干净的个人专用毛巾或一次性消毒纸巾擦干,或者使用自动干手机烘干。不能使用用过的毛巾,不能用工作服擦手。若没有条件,可让"湿手"自动晾干。④经常使用肥皂和抗菌剂洗手易引起慢性刺激性接触性皮炎,可选择刺激性小的手卫生产品和洗手后使用润肤产品以减少这类皮炎。使用石油提炼的乳剂可能会破坏乳胶手套的完整性,所以这一类润肤乳应在一天工作结束后使用。

(五)安全使用尖锐器械

1. 尖锐器械的使用　尖锐器械(sharps)指的是任何可引起刺入性损害的物体。口腔中常用的尖锐器械包括冲洗针头、注射针头、缝合针、外科解剖刀片、根管治疗的扩大针、探针、慢速车针、金属成形片、注射用的玻璃麻醉药瓶以及其他玻璃制品、矫治用的各种钢丝、挖器、牙周刮治器等。

尖锐器械使用的原则是小心防范,避免伤害。如传递探针、镊子时,避免锐端朝向接受者;用后的车针应立即从手机上取下,仍需继续使用的车针头应该保持向下向内状态;尖锐器械不可以由护士"手对手式传递"给医师,而是由护士准备好后放置在综合治疗台支架桌上,由医师自己取用;注射后采用单手空针回帽方式将针头套回针帽里。不当地丢弃锐器,会造成对其他工作人员的伤害。因此,一次性使用的尖锐器械必须立即弃置于耐刺的锐器盒中;锐器盒放置在治疗区附近,不能装满且无针头突出。

2. 尖锐器械伤害的处理　当尖锐器械伤害发生时,受害者须保持冷静,如果尖锐器械曾接触过患者,要先留下患者,然后按照职业暴露后的急救与处理进行:①在伤口旁从近心端向远心端轻轻挤压,尽可能挤出损伤处的血液;②用肥皂液和流动水清洗污染的皮肤,用消毒液(75% 乙醇或0.5% 碘伏)进行消毒,并包扎伤口;③如果是口腔、鼻子、眼睛等黏膜被暴露后,反复用生理盐水冲洗干净;④发生职业暴露后,立即报告医院感染管理科,填写职业暴露表以便进行调查、监控、随访;⑤有感染高风险时采用药物预防:如被 HBV 阳性患者血液、体液污染的锐器损伤,应在 24 小时内注射高价乙肝免疫球蛋白,同时进行血液乙肝标志物检查,阴性者皮下注射乙肝疫苗 10μg、5μg、5μg(按 0 个月、1 个月、6 个月间隔)。

四、环境防护

(一)环境分区

口腔医疗环境应当将口腔诊疗区域和口腔器械处理区域分开,不同区域布局合理,能够满足诊疗工作和口腔器械清洗、消毒灭菌工作的基本需要。

1. 口腔诊疗区域　可划分为清洁区域(clean area)和污染区域(dirty area),指导口腔医疗环境中不同层次的清洁和消毒。

清洁区域是指治疗室内仅用干净的手或物品触碰的地方或设备的表面及材料等,如容器内的材料、X 线片、患者的病历、口腔科医师助手的工作台、材料瓶、医护人员的洗手池等。清洁区域必须小心保护,在治疗过程中,避免脏手套、气雾和飞溅物污染清洁区域。使用过的手套不能接触这些区域的物品,如果不小心碰到须立即清洁消毒或治疗完成后清洁消毒。清洁区域在患者轮换之间不必消毒,但应每天进行清洁和消毒。

污染区域是治疗中一定或可能受到污染的设备、器械以及工作台暴露面。从空间上划分是以治疗中的患者头部为中心,以处于工作位的口腔科医师或口腔科医师助手的背部为半径的范围。主要包括综合治疗台的支架桌、痰盂、吸唾系统、手机头、灯光手柄和开关等。这些区域表面应覆盖一次性保护物品,若没有覆盖,则应在每位患者结束治疗后按中等水平消毒。覆盖表面的保护物也应在每位患者完成治疗后更换。治疗中所有进入污染区域的材料或器械即使未使用过也不可再用,材料必须丢弃,器械必须消毒灭菌后再使用。同时保持该区域有良好的通风以降低因气溶胶而引起的空气污染。

2. 器械处理区　器械处理区应相对独立,可设在诊室周围,方便器械的传递。区域内按照工作要求分为回收清洗区、保养包装区、灭菌区、物品存放区。回收清洗区为污染区,承担器械回收、分类、清洗、除锈、干燥等功能。保养包装区承担器械保养、检查、包装等功能。灭菌区摆放灭菌设备,承担灭菌功能。物品存放区存放消毒、灭菌后的物品。各区之间应标志明确,有实际屏障,人流、物流由污到洁,单向循环,不得逆流或交叉穿梭。

(二)诊间消毒与处理

在治疗每位患者时,需要对那些接触的设备或物体表面使用屏障防护技术覆盖,治疗完成后丢弃屏障或进行清洁消毒。屏障防护技术(protective barriers techniques)是一种物理性的防护技术,采用一次性的塑料纸或透明的塑料套管覆盖治疗室那些经常接触,且难以清洁和消毒的部位,以减少工作区域表面的污染。这些部位主要有治疗台台面、牙椅控制板、柜子或抽屉把手、头顶灯的手柄、综合治疗台的把手、光固化机身和机头、三用枪工作头、牙椅的头靠、牙椅上所有操作装备的连接皮管等。

采用屏障保护技术的优点在于完成一位患者的治疗后,只需要丢弃这些屏障,被覆盖的部分

画廊:ER15-7
单手空针回帽

学习笔记

视频:ER15-8
诊间消毒与处理

不需要进行清洁消毒（除非有破损），治疗区域其他暴露部分及缺损部位在治疗两位患者之间必须清洁。这样既保持了物体表面的清洁又节省了时间。

（三）环境消毒

1. 空气消毒　为了减少口腔诊室的细菌污染，应注意诊室内的空气通风净化，在气候条件允许时，应尽量打开门窗通风换气。安装空气过滤器或空气净化装置。扫地时采用湿式清扫，减少灰尘飞扬。

对诊室的空气消毒可采取：①臭氧消毒：要求达到臭氧浓度≥20mg/m³，在相对湿度 RH≥70% 条件下，消毒时间≥30 分钟；②紫外线消毒：选用可产生较高浓度臭氧的紫外线灯，以利用紫外线和臭氧的协同作用，紫外线灯照射时间应大于 30 分钟；③化学消毒剂或中草药消毒剂进行喷雾或熏蒸消毒方式：常用的化学消毒剂有：0.5%~1.0% 的过氧乙酸水溶液熏蒸，或过氧化氢喷雾。在使用中注意所有消毒剂必须在有效期内，消毒时室内不能有人，甲醛因有致癌作用不能用于室内消毒。

2. 地面消毒　当地面没有明显污染情况下，通常采用湿式清扫，可用清水、2%~5% 来苏溶液或 0.2% 漂白粉溶液进行扫除，每日 1~2 次清除地面的污秽和部分微生物。当地面受到病原菌污染时，通常采用含有效氯 500mg/L 的消毒液或 0.2% 过氧乙酸溶液拖地或喷洒地面。

3. 墙面消毒　医院墙面在一般情况下污染程度轻于地面，通常不需进行常规消毒。当受到病原菌污染时，可采用化学消毒剂喷雾或擦洗，墙面消毒高度一般为 2~2.5m 即可。对细菌繁殖体、肝炎病毒、芽胞污染者，分别用含有效氯 250~500mg/L、2 000mg/L 与 2 000~3 000mg/L 的消毒剂溶液喷雾和擦洗处理，有较好的杀灭效果。

4. 其他表面消毒　包括病历夹、门把手、水龙头、门窗、洗手池、卫生间、便池等物体表面，这些地方容易受到污染。通常情况下，每天用洁净水擦抹刷洗处理，保持清洁。

五、口腔器械设备的消毒与灭菌

口腔医疗器械种类繁多，这些器械在使用过程中被患者的唾液、血液、体液所污染，特别是高速涡轮手机内部管腔精细，结构复杂，是残留细菌病毒的栖息所，如果消毒措施不彻底，细菌和病毒可通过器械传播，导致患者与患者之间的交叉感染。原国家卫生计生委要求口腔诊疗器械的消毒工作必须严格遵循《口腔器械消毒灭菌技术操作规范》[WS 506—2016]。

（一）口腔器械分类

口腔器械按照在使用时可能造成的危险程度分为高度危险器械（critical dental instruments）、中度危险器械（semi-critical dental instruments）、低度危险器械（non-critical dental instruments）三个级别（表 15-3），指导消毒时对不同器械选择消毒、灭菌和储存应达到的水平，从而既能最大程度地杀灭细菌，控制感染，又避免了人力物力的浪费和不必要的器械损耗。①高危器械指接触患者口腔伤口、血液、破损黏膜或进入口腔无菌组织、或穿破口腔软组织进入骨组织或牙齿内部的各类口腔器械；②中危器械指仅接触完整的黏膜或破损的皮肤，而不进入无菌组织器官的口腔器械；③低危器械指不接触患者口腔或间接接触患者口腔，参与口腔诊疗服务，虽有微生物污染，但在一般情况下无害，只有受到一定量的病原微生物污染时才造成危害的口腔器械。

（二）清洗、消毒与灭菌

所有口腔医护人员应尽可能使用一次性器械，即用即弃，一次性器械不能消毒后使用。再使用的器械设备必须经过处理后才能用于下一位患者。口腔诊疗器械处理操作流程包括回收、分类、清洗、消毒、烘干、检查保养、包装、灭菌、储存和发放。清洗是消毒或灭菌前必须进行的步骤，灭菌可包括消毒，消毒不能代替灭菌。掌握这三个方法是控制感染的关键。

1. 清洗（cleaning）　指清除物品上的污垢。口腔小器械结构复杂，在使用过程中既存在有机物（血液、牙屑）污染，也残留无机物（氧化锌、棉花、根充糊剂等）污染。清洗包括去除有机或无机的污染物，可通过使用表面活性剂、洗涤剂和水进行洗涤，或通过使用化学药剂的自动化过程（如超声清洗器或清洗消毒器）来完成。如果不能马上进行清洗，应将器械浸泡于装有洗涤剂、消毒剂或者活性酶清洁剂的容器中保湿，以避免污物干燥在器械表面而不利于清洗。清洗必须在消毒与灭菌前完成，污染的器械是不可能被消毒、更不可能被灭菌的。

表 15-3 口腔器械分类、危险级别、消毒、灭菌水平及储存要求

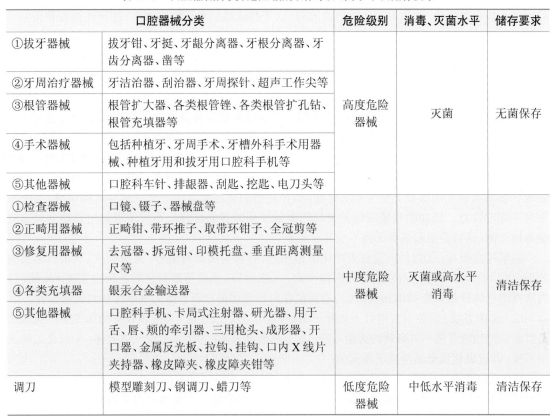

口腔器械分类		危险级别	消毒、灭菌水平	储存要求
①拔牙器械	拔牙钳、牙挺、牙龈分离器、牙根分离器、牙齿分离器、凿等	高度危险器械	灭菌	无菌保存
②牙周治疗器械	牙洁治器、刮治器、牙周探针、超声工作尖等			
③根管器械	根管扩大器、各类根管锉、各类根管扩孔钻、根管充填器等			
④手术器械	包括种植牙、牙周手术、牙槽外科手术用器械、种植牙用和拔牙用口腔科手机等			
⑤其他器械	口腔科车针、排龈器、刮匙、挖匙、电刀头等			
①检查器械	口镜、镊子、器械盘等	中度危险器械	灭菌或高水平消毒	清洁保存
②正畸用器械	正畸钳、带环推子、取带环钳子、全冠剪等			
③修复用器械	去冠器、拆冠钳、印模托盘、垂直距离测量尺等			
④各类充填器	银汞合金输送器			
⑤其他器械	口腔科手机、卡局式注射器、研光器、用于舌、唇、颊的牵引器、三用枪头、成形器、开口器、金属反光板、拉钩、挂钩、口内 X 线片夹持器、橡皮障夹、橡皮障夹钳等			
调刀	模型雕刻刀、钢调刀、蜡刀等	低度危险器械	中低水平消毒	清洁保存

清洗的方法有手工清洗、清洗机清洗、超声波清洗。

（1）手工清洗：对于无机器清洗的设备或一些复杂物品如各种内镜、导管等必须手工清洗。清洗人员须注意自身保护：戴厚的橡胶手套；戴面罩以保护眼、鼻、口黏膜；穿防水衣服或穿围裙和袖套；头套完全遮盖头发。将器械置于流动水下冲洗，清洗时水温宜为 15～30℃。去除干燥的污渍应先用酶清洁剂浸泡，再刷洗。刷洗应在水面下进行，以防止产生气溶胶。管腔器械应用压力水枪冲洗，可拆卸部分应拆开后清洗。

（2）清洗机清洗：有全自动、半自动清洗机和专用设备清洗机。这些清洗机一般包括冲洗、洗涤、漂洗、终末漂洗、润滑、消毒（消毒水温为 80～90℃，至少可达中等水平消毒）和干燥。

（3）超声波清洗：结构复杂、缝隙多的器械应当采用超声波清洗。超声波主要是用于去除医疗器械内小的碎屑，为此超声清洗前须先初步清洗以除去大的污物。超声清洗时间宜为 3～5 分钟，可根据器械污染情况适当延长清洗时间，不宜超过 10 分钟。在使用前应让机器运转 5～10 分钟以排除溶解的空气，机器内加酶可提高超声清洗的效率。

清洗完成后应用水冲洗，去除化学试剂或表面活性剂。清洗后的器械应擦干或采用机械设备烘干。根据器械的材质选择适宜的干燥温度。金属类干燥温度为 70～90℃；塑料类干燥温度为 65～75℃。没有干燥设备的或不耐热的器械可使用消毒的低纤维擦布进行干燥处理。

2. 消毒（disinfection） 指清除或杀灭物品上的致病微生物，使之达到无害化的处理。

消毒方法根据消毒水平分为三种：①高效消毒方法：可以杀灭一切致病性微生物的消毒方法。这类消毒剂应能杀灭一切细菌繁殖体（包括结核杆菌和致病性芽胞菌）、病毒、真菌及其孢子等，对细菌芽胞也有一定的杀灭作用。属于此类的化学消毒剂和物理消毒法包括紫外线、含氯消毒剂、臭氧、二氧化氯、甲基乙内酰脲类化合物以及一些复配的消毒剂等。②中效消毒方法：可杀灭和去除细菌芽胞以外的各种致病性微生物的消毒方法，包括超声波、碘类消毒剂（碘伏、碘酊、氯己定碘等）、醇类、酚类消毒剂等。③低效消毒方法：只能杀灭细菌繁殖体、亲脂病毒的化学消毒剂和通风散气、冲洗等机械除菌法。低效消毒剂有单链季铵盐类消毒剂（苯扎溴铵等），双胍类消毒剂如氯己定，中草药消毒剂和汞、银、铜等金属离子消毒剂等。

消毒根据消毒原理分为物理消毒法、化学消毒法、综合消毒法。物理消毒法利用物理因素清除或杀灭病原微生物,常用方法包括热力消毒(含干热或热加水)、辐射消毒、超声波消毒和微波消毒等。化学消毒法利用化学消毒剂擦拭、浸泡、熏蒸器械设备,使之达到无害。注意器械不可浸泡于化学消毒液中过夜。化学消毒法仅用于消毒不能承受高温高压的器械设备或义齿材料。全自动热清洗/消毒机是一种综合消毒法,是集物理消毒(高温90℃以上)、化学消毒、冲洗、干燥于一体的双门全自动化消毒机。目前使用的化学消毒剂为氢氧化钾类溶液。

3. 灭菌(sterilization)　指杀灭物品上的一切致病和非致病微生物,包括芽胞,使之达到无菌程度。经过灭菌的物品称为"无菌物品"。

(1) 包装:指器械在灭菌前进行打包封装。包装器械的目的是便于无菌储存,即给灭菌后的器械设备提供有效的屏障保护,保护其在一定期限内(标注的有效期)维持系统内部无菌环境。包装袋或包装纸具备正常压力下空气无法穿过,但在足够的正压或负压下空气及蒸汽能穿透,有不吸潮易干燥的特点。成功的包装应该是封口严密且使用时容易打开。不可使用封闭式的金属盒装载器械灭菌,这样会引起消毒灭菌不全甚至失败。

封包注意事项:①包外应设有灭菌化学指示物,并标有灭菌器编号、灭菌批次、灭菌日期及失效期;②口腔门诊手术包内应放置包内指示物;③纸塑袋、纸袋等密封包装其密封宽度≥6mm,包内器械距包装袋封口处≥2.5cm;④医用塑封机在每日使用前检查参数的准确性和封闭完好性。

(2) 灭菌方法:口腔科常用以下几种灭菌法:①压力蒸汽灭菌,其中预真空的压力蒸汽灭菌法是目前口腔领域首选和最有效的灭菌方法;②干热消毒灭菌;③环氧乙烷气体灭菌;④氧化乙烯灭菌系统;⑤过氧化氢低温等离子体灭菌。

(3) 灭菌效果的监测:各种因素如装载、包扎、温度、暴露时间等都影响灭菌的效果。应当对口腔诊疗器械消毒与灭菌的效果进行监测,确保消毒、灭菌合格。灭菌效果监测常采用工艺监测、化学指示监测和生物指示监测三种方法。

1) 工艺监测:又称程序监测。包括灭菌物品洗涤、包装质量合格;灭菌物品放置以及灭菌器的使用方法合格;灭菌器的仪表运行正常;灭菌器的运行程序正常。此法能迅速指出灭菌器的故障,但不能确定待灭菌物品是否达到灭菌要求。此法作为常规监测方法,每次灭菌都应进行。

2) 化学指示监测:按厂家的推荐使用管或条做监测,利用化学指示剂在一定温度与作用时间条件下受热变色或变形的特点,以判断是否达到灭菌所需参数。指示剂可指示温度的改变。高级指示剂对温度和时间两者都能显示。

3) 生物指示监测:利用耐热的非致病性细菌芽胞作为指示菌,确定芽胞的实际杀菌情况和灭菌过程,以测定热力灭菌的效果。

4. 选择消毒灭菌方法的原则

(1) 根据物品污染的危害程度选择消毒、灭菌的方法:①对高度危险器械,须选用灭菌方法处理;②对中度危险器械,须进行中水平或高水平消毒处理;③对低度危险器械,可用低水平消毒或只做一般的清洁处理。

(2) 根据物品上污染微生物的种类、数量选择消毒灭菌的方法:①对受到细菌芽胞、真菌孢子、分枝杆菌和经血传播病原体(乙型肝炎病毒、丙型肝炎病毒、艾滋病病毒等)污染的物品,选用高水平消毒法或灭菌法;②对受到真菌、亲水病毒、螺旋体、支原体、衣原体和病原微生物污染的物品,选用中水平以上的消毒方法;③对受到一般细菌和亲脂病毒等污染的物品,可选用中水平或低水平消毒法;④污染严重、或杀灭被有机物保护的微生物时,应加大消毒药剂的使用剂量和(或)延长消毒作用时间。

(3) 根据消毒物品的性质选择消毒方法:①耐高温、耐湿度的物品和器材,应首选压力蒸汽灭菌;耐高温的玻璃器材、油剂类和干粉类等可选用干热灭菌。②不耐热、不耐湿以及贵重物品,可选择环氧乙烷或过氧化氢低温等离子体灭菌。③器械在浸泡灭菌时,应选择对金属基本无腐蚀性的消毒剂。

(三) 特殊仪器设备的消毒与灭菌

1. 手机　手机在使用中可通过以下三条途径造成污染:①手机在口内操作过程中接触患者的

唾液、血液、碎屑造成的表面污染；②手机高速旋转切割时产生的带有病原微生物的气雾和飞沫进入空气造成的空气污染；③手机高速涡轮停止转动瞬间形成的负压可将患者口腔中的致病微生物回吸至手机内部并经接头进入综合治疗台水气管道系统造成污染。

（1）手机灭菌方法：手机内部轴承管道结构精细，内表面无法进入清洁。这些特点决定了手机清洁消毒的特殊性。同时高品质的手机价格昂贵，如何养护手机、延长其使用寿命也很重要。综上所述，化学消毒剂、微波、紫外线等消毒方法仅适用于手机表面的消毒灭菌，而不能杀灭手机内部的病原微生物。化学消毒法还存在着对人体的刺激和手机部件的腐蚀性等问题。因此，预真空高温高压灭菌法是目前对口腔科手机最有效的灭菌方法。

（2）手机灭菌常规程序：清洗消毒、养护注油、打包封口、预真空压力蒸汽灭菌及灭菌效果监测。在清洗手机时，可用清水和75%乙醇清洗手机外表，用自动加热清洗机或超声波清洗机清洗手机内部。手机的养护保养可以延长手机的使用寿命，注油是养护手机的最佳方式。

画廊：ER15-9
手机消毒灭菌

2. **口腔综合治疗台水路（dental unit water lines，DUWLs）** 包括口腔综合治疗台的供水瓶及其与三用枪、高低速手机、超声波洁牙机的连接水管。在口腔诊疗过程中DUWLs受微生物污染严重，从DUWLs中可分离出多种人体病原体，包括军团菌、假单胞菌属、非结核分枝杆菌等。DUWLs的污染来源包括：①口腔医疗用水水源本身存在的污染；②手机等使用过程中回吸造成的水污染；③水路管道内壁形成生物膜引起的污染。控制DUWLs的污染可以采用以下多种方法联合运用。

（1）采用独立水源：为口腔综合治疗台提供蒸馏水，阻断水源中浮游微生物的污染；同时可在储水瓶内加入各种化学制剂，减少供水源性微生物，明显改善口腔供水质量。

（2）闲置时保持水路干燥：如果该口腔综合治疗台当天不再使用，则按清除键，让水路流出蒸馏水约2分钟，倒空水瓶，排空水路所有水分直至空气排出，关掉电源。水路处于干燥无水状态过夜，既防止细菌生长，又可保养整个系统，延长系统的使用寿命。

（3）使用过滤装置：在口腔综合治疗台地箱水管道内安装过滤装置，操作简单方便、成本低廉，已成为国内口腔综合治疗台提供过滤后的市政网水的主要方式。

（4）采用防回吸装置：使用防回吸手机或为综合治疗台配备防回吸阀，减少手机回吸引起的污染。

（5）冲洗水路：每日开诊前及当日工作结束后冲洗水路2分钟，每位患者治疗后立即冲洗水路30秒，能有效地降低其近功能端因回吸产生的微生物数量。

（6）使用消毒液：如次氯酸钠、戊二醛、15.3%的异丙醇、0.26%的过氧乙酸、含氯二氧化物、EDTA等化学制剂，减少水路管道内壁形成的生物膜。

六、医疗废物处理

医院中产生的废物包括医疗废物（medical waste）和生活垃圾（general waste）。医疗废物指医疗卫生机构在医疗、预防、保健以及其他相关活动中产生的具有直接或者间接感染性、毒性以及其他危害性的废物。医疗废物包括有感染性废物、病理性废物、损伤性废物、药物性废物、化学性废物。医疗废物是造成医学污染的重要因素之一，医疗废物处置不当，会对社会环境造成污染。

口腔诊疗过程中产生的医疗废物应按照《医疗废物管理条例》《医疗卫生机构医疗废物管理办法》及有关法规、规章的规定进行处理。医疗废物的处理原则是防止污染扩散；主要方法是分类收集，集中并分别进行无害化处理。在临床医疗中设置三种颜色的废物袋，黑色袋装生活废物，黄色袋装除尖锐性物品外的医疗废物，红色袋装放射性废物。尖锐性的损伤性废物应放于专门的利器容器内，集中运送到指定地点做无害化处理。

总之，口腔医疗保健中的感染与控制涉及诸多方面，除了以上所述，还要注意在拍摄X线片、印模及义齿出入技工室、标本收集转运等过程中的感染控制。口腔医疗机构只有建立了健全的感染管理体系、完善的感染管理制度，并严格执行，才能减少感染的传播，使医务人员和患者都能得到有效的保护。

小结

通过对本章的学习应了解口腔医疗保健中常见感染传播方式及常见感染，掌握标准预防概念，熟悉患者健康评估、患者防护、医务人员防护、环境防护、器械设备消毒与灭菌、医疗废物处理等控制感染的方法。

（李　雪　胡　涛）

参考文献

1. United States Centers for Disease Control and Prevention（CDC）. Guidelines for Infection Control in Dental Health-Care Settings，2003.

2. PANKHURST C L，COULER W A. Basic guide to Infection prevention and control in dentistry. 2nd ed. New York：Wiley-Blackwell，2017.

3. 中华人民共和国国家卫生和计划生育委员会. 口腔器械消毒灭菌技术操作规范. WS 506—2016，2016.

4. 章小缓，胡雁. 牙科诊疗的感染控制. 广州：广东世界图书出版公司，2005.

5. 中华人民共和国国家卫生和计划生育委员会. 医务人员手卫生规范. WS/T 313—2009，2009.

6. 中华人民共和国国家卫生和计划生育委员会. 医院隔离技术规范. WS/T 311—2009，2009.

7. 中华人民共和国国家卫生和计划生育委员会. WS/T 510 病区医院感染管理规范，2016.

8. THOMAS M V，JARBOE G，FRAZER R Q. Infection control in the dental office. Dental Clinics of North America，2008，52（3）：609-628.

9. JENNIFER L，LAURIE K. Preventing percutaneous injuries among dental health care personnel. Journal of American Dental Association，2007，138：169-178.

学习笔记

第十六章

口腔预防医学实习教程

口腔预防医学实习教程有助于学生在理论课学习的基础上，以预防医学的观点和理论，了解和分析人群和社区的口腔健康状况，初步运用口腔预防保健措施为个体和群体服务，从而加深对基础知识、基本理论和基本技术的理解和掌握。

口腔预防医学实习课程的学时数为 30 学时，分为 10 个单元。主要内容包括口腔健康调查、数据的整理与统计、调查报告的撰写、问卷设计和调查、龋病实验室检测、龋病临床预防技术、自我口腔保健方法和口腔健康教育。考虑到各院校课程学时数的不同和计划安排上的差异，有的单元和内容安排可以适当增减。由于实习安排以社区为主，要求老师提前安排好实习内容和地点，备齐实习用品，为同学创造良好条件。要求同学们认真预习实习教程，按照实习要求掌握基本技能，顺利完成实习内容。

实习一　口腔健康调查——临床检查方法和标准一致性检验方法（3 学时）

【目的和要求】

1. 掌握口腔健康调查的临床检查方法。

2. 掌握口腔健康调查标准一致性的检验方法。

3. 熟悉口腔健康调查的实施步骤。

4. 了解口腔健康调查的方案设计。

【实习内容】

1. 复习口腔健康调查的设计内容，包括：项目设置、常用的指数和标准、调查表格的设计、调查方法、确定样本量的方法和质量控制。

2. 学习口腔健康调查的临床检查标准和方法。

3. 学习标准一致性的检验方法。

【实习用品】

CPI 牙周探针、平面口镜、镊子、调查表格、铅笔、橡皮和垫板。

【实习地点】

诊室或社区。

【方法和步骤】

1. 由带教老师以小讲课方式完成理论复习。

2. 由带教老师以示教方式进行口腔健康检查和调查表格的填写，注意老师的操作程序和检查者与记录员的配合。

3. 同学二人一组进行练习（受检者、检查者和记录员，依次轮流互相交替），检查项目为龋病（恒牙 DMF 指数）和牙周疾病（改良社区牙周指数）。

（1）龋病检查：按顺时针方向，检查口腔 4 个象限，即右上—左上—左下—右下。探诊要注意牙体色、形、质的改变，用 CPI 探针探到牙的点隙窝沟或光滑面有明显龋洞、牙釉质下破坏，或可探到软化洞底或壁部。对于牙釉质上的白斑、着色的不平坦区、探针可插入的着色窝沟但底部不发软,及中度到重度氟牙症所造成的牙釉质上硬的凹陷,均不诊断为龋。检查每颗牙的所有牙面(前牙4个面,后牙5个面)。混合牙列的检查要注意区分乳牙和恒牙及填写表格时记录符号的不同。

(2)牙周检查:检查全部存留牙齿,检查内容包括牙龈出血和牙周袋深度,分别进行记分。探诊力量应在20g以下,简单测试方法是将CPI探针插入指甲沟内,轻轻压迫显示指甲盖发白且不造成疼痛和不舒服的感觉为适宜力量。检查时将CPI探针轻缓地插入龈沟或牙周袋内,探针与牙长轴平行,紧贴牙根。沿龈沟从远中向近中移动,做上下短距离的移动,查看牙龈出血情况,并根据探针上的刻度观察牙周袋深度,唇(颊)侧和舌(腭)侧均需检查。

4. 一致性检验 选15名年龄在10~15岁的中小学生或实习同学作为受检者,带教老师为参考检查者,其他同学为检查者,依次做龋齿检查。将检查结果代入Kappa值计算公式统计,可靠度不合格(Kappa值在0.4以下)的同学重新学习龋齿检查标准,再做检查。

Kappa 值计算表

		参考检查者		合计
		龋	非龋	
检查者	龋	a	b	p_1
	非龋	c	d	q_1
	合计	p_2	q_2	

$$K(Kappa) = \frac{2(ad-bc)}{p_1 q_2 + p_2 q_1}$$

a, d 为检查者 A 与参考检查者检查结果一致的牙数;b, c 为两者检查结果不一致的牙数;p_1, p_2, q_1, q_2 为各项的合计。

5. 老师做单元小结,有针对性地对同学实践中出现的问题进行分析和讲解。

【注意事项】

未满15岁者,为避免牙齿萌出过程中产生的假性牙周袋,只检查牙龈出血,不检查牙周袋深度。

【实习报告与评定】

1. 评定学生对龋失补指数和改良CPI指数的掌握情况。

2. Kappa值的计算结果。

3. 评定学生对标准一致性检验方法的掌握程度。

【思考题】

如何控制口腔健康调查的质量?

实习二 口腔健康调查——社区口腔健康调查(3学时)

【目的和要求】

1. 掌握社区口腔健康调查方法。

2. 掌握调查表格的使用方法。

3. 熟悉口腔健康调查过程中质量控制的方法。

4. 了解不同人群龋病、牙周疾病的患病状况及分布规律。

【实习内容】

社区口腔健康调查。

【实习用品】

CPI牙周探针、平面口镜、镊子、调查表格、铅笔、橡皮和垫板。

【实习地点】

社区或小学。

【方法和步骤】

1. 带教老师选择并联系好社区和受检对象,推荐在小学检查6～12岁儿童(乳恒牙混合牙列)。

2. 调查可以是全校普查,也可以是每个年级检查1～2个班的学生,还可以是指定年龄组的抽样调查,例如调查6岁、9岁、12岁年龄组。

3. 每两位同学为一组,相互交替作为检查者和记录者。

4. 检查内容包括牙列情况和牙周情况。

5. 记录者将检查结果记录在WHO口腔健康检查表的相应格子内。

6. 随机抽取10%受检者进行重复检验,以保证调查质量。

7. 安排好检查现场的组织工作,有人负责发放调查表并登记一般项目;有人负责安排受检者按顺序接受检查。

【注意事项】

每组同学检查完一个受检者后,要认真核对检查表上每个检查项目是否填写完全,记录符号是否准确无误。检查对象如果是少年儿童,其耐受力较差,应态度和蔼耐心,检查动作轻柔,争取受检者的合作。

【实习报告与评定】

1. 评定学生口腔健康调查的现场组织能力。

2. 评定学生填写口腔健康调查表的完成情况和熟练程度。

【思考题】

1. 如何做好口腔健康调查的现场组织工作?

2. 在口腔健康调查的现场应注意哪些问题?

实习三　口腔健康调查资料的整理和统计(3学时)

【目的和要求】

1. 复习医学统计的基本概念和常用指标。

2. 掌握口腔健康调查资料的数据归纳与整理。

3. 熟悉口腔健康调查资料的统计。

4. 了解统计软件知识(SPSS软件)。

【实习内容】

1. 计算机数据管理

(1) 数据的双份输入及对比核对:为避免输入错误,应由两名输入员分别独立的对同一批数据进行计算机录入,形成两份数据结构相同的数据文件。为检查和改正输入错误,使用计算机程序对两份数据进行比较,找出不同的地方,核对原始记录并加以改正。

(2) 数据的范围和逻辑检查:当两份数据完全一致后,应当进行数据的范围和逻辑检查。运行检查程序,检查超出范围、不合逻辑以及各变量间互相矛盾的数据。

2. 医学统计的常用指标

(1) 平均数与标准差:平均数是反映一组观察值的平均水平和集中趋势,如龋均。标准差是说明一组观察值的变异程度。

(2) 标准误与可信区间:标准误是用来表示抽样误差的大小。95%或99%可信区间即总体均数(率)有95%或99%的概率(可能性)在此区间范围内。

(3) 率和构成比:率是用来说明某种现象发生的频率,如患龋率。构成比是用来说明某事物内部各构成部分所占的比重,如龋、失、补的牙数各占龋齿总牙数的百分比。

(4) 显著性检验:两个以上抽样样本结果之间的差异是抽样误差所致还是确实存在本质差别,判断的方法就是用显著性检验。常用的有t检验、方差分析和卡方检验等。

【实习用品】

电脑、调查表和统计表。

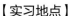

【实习地点】

电脑室。

【方法和步骤】

1. 同学以组为单位将第二单元实习后的调查资料进行数据录入,并进行逻辑检查,注意避免缺失值、重复值和异常值。

2. 对调查资料进行数据统计,要求计算:

(1)患龋率、龋均、龋面均和龋失补构成比。

(2)改良 CPI 指数:牙龈出血牙数(百分比)、牙周袋检出牙数(百分比)。

3. 老师检查同学的统计结果是否正确,然后进行小结。

【注意事项】

1. 对数据的处理应持严肃、认真和实事求是的科学态度。

2. 对数理统计公式只要求了解其意义、用途和应用条件,不必深究其数学推导。

【实习报告与评定】

1. 完成数据的录入和检查。

2. 按要求统计数据结果。

3. 评定学生对上述实验报告的完成情况。

【思考题】

1. 如何录入数据?

2. 如何保证数据录入的准确性?

实习四 口腔健康调查报告(3学时)

【目的和要求】

完成简要的口腔健康调查报告。

【实习内容】

根据上次实习资料统计的结果或者老师准备好的一份资料拟写口腔健康调查报告。调查报告应由以下几部分组成:

1. **摘要** 在正文之前高度概括调查的主要内容,其内容应包括调查的目的、方法、结果和结论。

2. **调查背景** 调查报告的开始部分,简要说明开展本项调查的背景和思路。

3. **调查目的** 用简洁的文字明确地说明调查目的。

4. **材料和方法**

(1)调查人群基本情况:说明调查的地区、范围和人群的一般情况。

(2)抽样方法:说明所采用的是何种抽样方法,样本含量。

(3)调查方法:如问卷调查、临床检查,或者两种方法同时采用。

(4)检查标准:说明调查中采用的临床检查和(或)问卷调查的指标,检查器械和现场调查的安排。

(5)统计方法:简要说明资料分析中所用的统计方法,所设 α 值水平。采用统计软件分析时说明其名称和版本。

(6)调查结果的可靠性:应说明参加调查的人数、业务水平、接受培训的情况,调查前、调查中检查者标准一致性检验的情况。

5. **结果** 报告的主体部分。要求指标明确,数据准确,内容充实,并通过统计图表,结合文字分别描述。图表应标志清楚,使读者不需要参阅正文就能理解。

6. **讨论** 这部分内容是从理论上分析和综合所得的结果,通过对资料多方面探讨,对结果进一步的补充说明,阐明本调查的价值和意义,或对今后工作提出建议。

7. **结论** 报告的最后部分,文字应简洁,观点应明确,概括出调查结果和讨论分析后的认识,使人们对本调查的内容和结果有一个总体了解。

【实习用品】

统计资料、电脑。

【实习地点】

实验室或教室。

【方法和步骤】

1. 老师讲解口腔健康调查报告的文章结构和写作要点。

2. 同学以小组为单位分工完成调查报告。

3. 各组交流,讨论调查报告的长处与不足。

【实习报告与评定】

评定学生拟写口腔健康调查报告的掌握程度。

【思考题】

一份完整的口腔健康调查报告应该包括哪几部分内容?

实习五 口腔健康调查问卷设计(3学时)

【目的和要求】

1. 熟悉口腔健康调查问卷设计的原则和步骤。

2. 了解各类问题及答案的设计方法。

【实习内容】

1. 调查问卷的主要内容

(1) 研究对象的属性:包括反映一个人社会人口学特征的年龄、性别、种族、婚姻情况、居住地等信息,和反映一个人社会经济特征的受教育程度、职业、收入等信息。

(2) 口腔健康知识、态度和行为:口腔健康知识和态度包括氟化物的防龋作用,对菌斑、龋病和牙周疾病的了解,对口腔疾病的态度等。口腔健康行为包括刷牙频率、方法和习惯,饮食习惯,个人嗜好(零食、烟酒等),其他口腔卫生习惯等。

2. 问卷设计原则

(1) 围绕调查的目的进行问卷的设计,除了背景资料,其他问题都应与调查目的直接相关。

(2) 根据调查对象的特点设计问卷,使其能看得懂、能回答、有兴趣并愿意回答,题量能在10~15分钟内答完。

(3) 预先确定统计分析的方法,并使问卷的答案便于资料的处理和分析。

(4) 问卷布局合理,结构完整,排列有序,先易后难。

3. 问题的设计

(1) 问题的结构分为开放性问题、封闭性问题和半封闭性问题。常用结构为封闭性问题和半封闭型问题。

(2) 常用的问题形式为二项式、多项选择、顺序排列、矩阵式等。

【实习用品】

纸、笔。

【实习地点】

实验室或教室。

【方法和步骤】

1. 老师讲解口腔健康调查问卷设计的要点,包括口腔健康调查问卷设计的原则和步骤,各类问题及答案的设计方法。建议可有针对性的设计3岁儿童或12岁青少年龋病相关因素的问卷,或成人牙周疾病相关因素的问卷,并要求学生综合应用实习内容中涉及的问卷内容、问题结构和形式。

2. 同学以小组为单位分工完成一份问卷的设计。

3. 各组交流,教师点评。

【注意事项】

问题进行设计时要考虑到难易程度的差异，要有常识性问题，也要有比较难的问题。对某些专业词汇要作出简明通俗的解释。

【实习报告与评定】

1. 评定学生对问卷设计原则的掌握。

2. 评定学生问卷设计的能力。

【思考题】

1. 口腔健康调查问卷包括哪几部分内容？

2. 问卷设计的原则是什么？

实习六 问卷调查（3 学时）

【目的和要求】

1. 熟悉问卷调查方法。

2. 了解问卷调查资料的整理。

【实习内容】

1. 根据问卷调查对象选择相应人群进行问卷调查。

2. 分组统计分析问卷调查的结果，并完成调查报告。

【实习用品】

已设计的问卷、计算器、纸、笔。

【实习地点】

幼儿园、学校、社区或公共场所。

【方法和步骤】

1. 教师讲解调查目的、研究人群、研究对象。

2. 采用访谈式或自填式方法实施问卷调查。

3. 整理问卷调查资料并得出主要结果。

4. 同学以小组为单位分工完成调查报告。

【注意事项】

受调查对象具有一定文化程度可采用自填的方式，学校里可在课室集中完成，开始填答前讲解注意事项。人群分散、文化程度低或身体情况不允许时可采用调查者与被调查者一对一访谈式的方法，不理解的题目可以解释，但不能诱导。

集中自填问卷时，往往容易出现漏填现象，可采取由调查者统一念题，逐题回答的方式，必要时可以作出一定解释，但不能诱导或暗示答案。

问卷回收时注意有无漏填、错填等情况，如有发现应及时补充或改正，避免废卷，便于下一步的统计分析。

【实习报告与评定】

1. 评定学生开展问卷调查的能力。

2. 评定学生分析结果及撰写问卷调查报告的能力。

【思考题】

1. 问卷调查的方法有哪些？

实习七 龋病实验室预测（1 学时）

【目的和要求】

1. 掌握 Cariostat 试验的目的和原理。

2. 熟悉 Cariostat 试验的检测方法和结果判断。

【实习内容】

1. Cariostat 试验目的 检测菌斑内产酸菌的产酸能力。

2. Cariostat 试验检测方法 用标准棉签涂擦一侧牙颊面菌斑 4～5 次，将棉签放置培养管内，37℃，培养 48 小时，观察培养液颜色变化。

3. Cariostat 试验结果判断 蓝紫色（–）；绿色（+）；黄绿色（++）；黄色（+++）。（++）为危险龋活性，（+++）为明显龋活性。

【实习用品】

含溴甲酚紫及溴甲酚绿的液体培养管、标准棉签。

【实习地点】

实验室或教室。

【方法和步骤】

1. 带教老师介绍 Cariostat 试验的目的和原理、试剂盒内各种材料的用途，随机选取一名学生作为受试者，进行试验的操作演示。

2. 拿出提前准备好的已经培养 48 小时的培养试管，让学生们判断结果。

3. 学生分组互相进行以上试验操作。

【注意事项】

Cariostat 试验由于培育时间较长，需要教师在试验课前准备好，便于实验课时让学生进行结果判断。试验结果最好在程度上有所不同，以增加学生的感性认识。

【实习报告与评定】

1. 评定学生对 Cariostat 试验目的和原理的掌握情况。

2. 评定学生对 Cariostat 试验操作的完成情况和熟练程度，以及结果的判断。

【思考题】

Cariostat 试验的原理和检测方法是什么？

实习八 龋病临床预防技术——窝沟封闭、预防性树脂充填、非创伤性修复治疗及局部用氟（5 学时）

【目的和要求】

1. 掌握窝沟封闭的适应证、操作步骤及注意事项。

2. 掌握预防性树脂充填的适应证和操作方法。

3. 初步掌握非创伤性修复治疗（ART）的适应证和操作步骤及注意事项。

4. 掌握并比较不同局部用氟方法的操作特点。

【实习内容】

1. 带教老师示教窝沟封闭、预防性树脂充填、ART 充填及局部使用氟化物，并详细讲述操作要领。

2. 同学操作练习（可互相操作），掌握操作方法，体会操作要领，熟悉操作步骤（每人封闭或充填 1～2 颗恒磨牙，并进行全口氟化物局部应用）。

3. 总结实验中出现的问题，对其中窝沟封闭、预防性树脂充填或 ART 充填失败病例的原因进行分析。

【实习用品】

1. 窝沟封闭剂、酸蚀剂、光固化灯和治疗盘（口镜、探针、镊子和棉卷）。

2. 预防性树脂充填所需酸蚀剂、氢氧化钙垫底材料、树脂、流动树脂、窝沟封闭剂、光固化灯、治疗盘。

3. ART 充填材料（玻璃离子粉、液，牙本质处理液）、ART 充填器械和树脂条、木楔。

4. 氟漆、氟凝胶或氟泡沫、托盘、棉球、气枪或橡皮球、小刷子。

【实习地点】

社区或诊室和实验室。

【方法和步骤】

1. 窝沟封闭

（1）确定受试者

1）选择窝沟封闭适应证对象（最好是小学生），如果没有则由同学担当受试者。

2）示教前调整好受试者体位（按牙体治疗要求），告之受试者窝沟封闭的好处，嘱咐其配合医师临床操作的要求。

（2）示教窝沟封闭的操作方法和步骤：窝沟封闭的具体步骤包括清洁牙面、酸蚀、冲洗和干燥、涂布封闭剂、固化和检查六步。具体细节可参见第六章第一节的相关内容。

（3）同学练习窝沟封闭的临床操作。

2. 预防性树脂充填

（1）确定受试者：选择合适的预防性树脂充填适应证的对象，调整体位。

（2）示教预防性树脂充填的操作方法和步骤。

预防性树脂充填除了去除龋损组织和使用粘接剂外，其操作步骤与窝沟封闭相同。具体细节可参见第六章第二节的相关内容。

（3）同学练习预防性树脂充填的临床操作。

3. 非创伤性修复治疗（ART）

（1）确定受试者

1）选择 ART 充填适应证对象（最好是小学生）。

2）受试者呈仰卧体位，告知受试者 ART 充填治疗龋齿的好处，嘱咐其配合医师临床操作的要求。

（2）示教 ART 充填的基本方法和操作步骤。具体操作细节可参见第六章第三节的相关内容。

（3）同学实习 ART 的临床操作。

4. 局部用氟

（1）含氟涂料的使用

1）用牙刷彻底清洁牙齿表面。

2）隔湿后用棉球擦干或用气枪吹干牙面，因涂料即使在潮湿的口腔环境中也可以很快凝固，故用药前可不需彻底干燥牙面。

3）用小刷子或棉球（直径 1mm 左右）将约 0.3～0.5mL 涂料直接涂抹于各个牙面上，并可借助牙线将涂料带到邻面。

4）待其凝固。要求患者最好在 2～4 小时内不进食，当晚不刷牙，以保证涂料与牙齿表面的最大接触。涂料一般保持 24～48 小时。

注意：避免接触牙龈，以免过敏；避免咽入体内；由于涂料挥发性强，应快速操作，减少挥发。

（2）含氟凝胶（泡沫）的使用

1）选择合适的托盘：托盘大小应适合牙列，能覆盖全部牙齿，要有足够深度覆盖到牙颈部黏膜。

2）患者身体坐正：不要后仰，以免凝胶（泡沫）流入咽部。

3）装入含氟凝胶（泡沫）：托盘内的凝胶（泡沫）要适量，一般来说将氟凝胶（泡沫）置于托盘的边缘下 2mm 时量较适合，此时既能覆盖全部牙齿，又能避免凝胶（泡沫）过多溢出托盘，使操作对象感到不适或被咽下。

4）放置托盘：将装有含氟凝胶（泡沫）的托盘放入上下牙列，嘱其轻咬使凝胶（泡沫）布满牙面及牙间隙。

5）在口内保留 1～4 分钟后取出，拭去残留凝胶（泡沫），以减少吞咽量。

6）半小时不漱口和进食。

7）含氟凝胶（泡沫）每年至少应使用两次。体会如何装入凝胶或泡沫，尤其是泡沫，避免挤出太多，造成浪费；如何减少患者恶心、呕吐的感觉。

（3）同学实习含氟涂料、含氟凝胶（泡沫）的操作。

【注意事项】

遵守实验室有关安全操作的规定。

【实习报告与评定】

1. 评定学生对窝沟封闭、预防性树脂充填和 ART 充填适应证的掌握。

2. 评定学生窝沟封闭、预防性树脂充填、ART 充填和局部用氟的操作方法和步骤。

【思考题】

1. 窝沟封闭与预防性充填有何异同?

2. ART 充填的优点与不足。

3. 氟化物防龋的作用机制。

4. 不同局部用氟方式的适用对象及特点。

实习九 自我口腔保健方法——刷牙及牙线、牙间隙刷的使用（3 学时）

【目的和要求】

1. 掌握水平颤动拂刷法和圆弧刷牙法的操作步骤和要领。

2. 掌握牙线的使用方法和要领。

3. 熟悉牙间隙刷的选择和使用方法。

【实习内容】

1. 刷牙

(1) 水平颤动拂刷法:也称改良 Bass 刷牙法,是一种有效清除龈沟内和牙面菌斑的刷牙方法,具体操作详见第八章第一节的相关内容。

(2) 圆弧刷牙法:2~6 岁的儿童初次接触和学习刷牙,稚嫩的小手无法完成精细复杂的动作,推荐圆弧刷牙法。圆弧刷牙法,又称 FONES 刷牙法,操作详见第八章第一节的相关内容。

2. 牙线的使用 牙线有助于清洁邻面间隙或龈乳头处的菌斑,适用于没有明显龈乳头萎缩的牙邻面的清洁。

(1) 卷轴式牙线的使用方法:具体操作详见第七章第二节的相关内容。

(2) 叉式牙线的使用方法:对于手指灵活程度无法顺利完成卷轴式牙线的使用时,可以选择使用叉式牙线。叉式牙线使用时先拉锯式通过邻面接触点,牙线包绕一侧牙面,然后上下牵动,刮除邻面菌斑和软垢。再以同样方法清洁另一个牙面,并以同样方法清除所有牙间隙的邻面菌斑。

3. 牙间隙刷的使用

(1) 对于有龈乳头萎缩、根分叉暴露及排列不整齐的邻面,使用牙间隙刷可以更有效地清除邻面菌斑和软垢。

(2) 牙间隙刷型号的选择:不同的人,甚至同一人不同的牙间隙所选用的牙间隙刷型号都是不同的,要根据牙间隙大小选择合适的牙间隙刷型号。

(3) 牙间隙刷的使用方向:从唇颊面插入牙间隙,由外向内来回拉动。注意尖头要朝向殆面,以避免损伤舌侧或腭侧龈乳头。

【实习用品】

牙齿模型,各种牙刷、牙线和牙间隙刷等。

【实习地点】

实验室或教室。

【方法和步骤】

1. 老师讲解并演示水平颤动拂刷法和圆弧刷牙法的操作步骤,同学自行操作,并分组进行演示,老师进行点评。

2. 老师讲解牙线及牙间隙刷的选择及使用方法和操作要领,同学自行操作,并分组进行演示,老师进行点评。

【注意事项】

去除牙石后才能使用牙线或牙间隙刷清洁邻面菌斑软垢,注意不要遗漏最后一颗牙的远中面。牙间隙刷不能代替牙线,使用牙间隙刷后,仍需要使用牙线进行全面的邻面菌斑的清洁。在教导学生自我口腔保健方法的同时,还要注意培养学生指导公众进行口腔保健的能力。

【实习报告与评定】

1. 评定学生对有效刷牙方法的掌握程度。

2. 评定学生正确使用牙线和牙间隙刷的能力。

3. 评定学生进行口腔保健指导的能力。

【思考题】

1. 水平颤动拂刷法和圆弧刷牙法的操作要领。

2. 牙线的使用方法和牙间隙刷的选择及操作要领。

实习十 口腔健康教育——科普演讲(3学时)

【目的和要求】

1. 掌握口腔健康教育的方法。

2. 熟悉口腔健康科普幻灯片的制作和科普演讲的技巧。

【实习内容】

1. 制作口腔健康教育幻灯片。

2. 口腔健康知识演讲注意事项。

(1)实施口腔健康教育演讲仪表着装的准备:衣着整洁大方,庄重朴实,色彩和谐,与演讲的内容相辅相成。

(2)实施口腔健康教育演讲的态度:举止端庄大方,从容镇定,态度诚挚谦和,礼仪周到自然。

(3)演讲稿的准备:上台必须有稿,即使没有书面讲稿,也应有腹稿或提纲,这是演讲的基本原则。

(4)注意口腔健康教育演讲的语言:演讲是口头传播文稿,要运用口语化的表达,说者顺畅上口,听者清楚明白易懂,短时间内能弄明白演讲者的意图。注意避免复杂的长句、倒装句等,难以理解的专业名词一定要加以口头白话的解释。

(5)调动观众的参与感:口腔健康教育演讲除了口腔人员的讲以外,观众的听同样也是非常重要的,只有调动观众的参与感才能更有效地传递信息。一般调动观众的参与感的技巧主要有:提问、对比、悬念、幽默等。

(6)注意演讲礼仪:在演讲中不宜走动过多,手及头部动作不要太多,太碎;忌弯腰驼背或插入衣兜内,这样显得松垮、懒散;眼睛不能总看讲稿、照本宣科地念讲稿;不能靠在桌子或椅子上。演讲结束退场时应该向观众点头示意或鞠躬。

【实习用品】

电教设备、牙模型、宣传资料等。

【实习地点】

教室或实验室。

【方法和步骤】

1. 每4~6位同学为一组,准备一份口腔保健幻灯片。如下范围可供参考:龋病预防(氟化物、窝沟封闭)、自我口腔保健方法、特殊人群的口腔保健(孕产妇、婴幼儿、老年人)、饮食营养与口腔健康、口腔健康与全身健康等。题目应通俗易懂,引人入胜,如下题目可供参考:

(1)智齿,想要爱你好难;

(2)老掉牙,老掉牙,老了未必掉牙;

(3)幸福的晚年需要健康的牙齿;

(4)牙与人共寿,健康无愁;

学习笔记

（5）SOS——来自六龄牙的呼救；

（6）把牙根留住；

（7）"牙石"成长记。

2. 每组推选一位同学以 8 分钟的时间为限，进行科普演讲。

3. 老师在本单元结束时做讲评小结。

【实习报告与评定】

1. 评定学生科普演讲能力。

2. 评定学生科普幻灯片的制作水平。

【思考题】

1. 口腔健康教育的方法。

2. 口腔健康教育与口腔预防保健的关系。

附：实习教程实习报告与评定

实习一　口腔健康调查——临床检查方法和标准一致性检验方法

评定掌握龋病、牙周疾病临床检查方法的掌握程度。

评定掌握口腔健康调查标准一致性检验的方法。

一、龋病、牙周疾病临床检查方法（70 分）

1. 龋病诊断标准和龋失补记录方法掌握情况（35 分）

（1）龋病诊断标准（15 分）

（2）龋失补记录方法（20 分）

2. 改良 CPI 记分标准掌握情况（35 分）

（1）牙龈出血计分（15 分）

（2）牙周袋计分（20 分）

二、口腔健康调查标准一致性检验方法的掌握情况（30 分）

1. 标准一致性检验方法的掌握情况（20 分）

2. 掌握 Kappa 值的计算方法（10 分）

三、教师评语

学生姓名：　　　　　　　　评　　分：

班　　级：　　　　　　　　教师签名：

日　　期：

实习二 口腔健康调查——社区口腔健康调查

评定学生口腔健康调查的现场组织能力。

评定学生填写口腔健康调查表的完成情况和熟练程度。

一、口腔健康调查的现场组织能力（40分）

1. 现场流程和岗位设置合理情况（20分）

2. 受检对象到位情况（20分）

二、填写口腔健康调查表的完成情况和熟练程度（60分）

1. 正确填写口腔健康调查表（40分）

2. 熟练程度（20分）

三、教师评语

学生姓名：　　　　　　　　　　评　　分：

班　　级：　　　　　　　　　　教师签名：

日　　期：

实习三 口腔健康调查资料的整理和统计

评定学生对数据录入与检查的掌握程度。

评定学生对调查资料统计分析方法的掌握程度。

一、数据录入和分析的结果

1. 数据录入情况（40分）

（数据的查错，总体情况，各指标在不同性别、年龄等的分布）

2. 统计方法与结果（60分）

（率、均数、显著性检验等）

二、教师评语

学生姓名：　　　　　　　　　　评　　分：
班　　级：　　　　　　　　　　教师签名：
日　　期：

实习四　口腔健康调查报告

评定学生拟写口腔健康调查报告的掌握程度。
按本教程提供的格式拟写口腔健康调查报告：（篇幅不够可另附纸）

一、对撰写调查报告的评价（100分）

1. 摘要（10分）
2. 题目（5分）
3. 调查背景（5分）
4. 调查目的（10分）
5. 材料和方法（20分）
（1）调查人群基本情况
（2）抽样方法
（3）调查方法
（4）检查标准
（5）统计方法
6. 调查结果（20分）
7. 讨论（20分）
8. 结论（10分）

二、教师评语

学生姓名：　　　　　　　　　　评　　分：
班　　级：　　　　　　　　　　教师签名：
日　　期：

实习五　口腔健康调查问卷设计

评定学生问卷设计的初步掌握能力。
各组完成设计口腔健康调查问卷一份。

一、问卷设计

1. 调查目的明确（10分）

2. 结构完整（20分）

3. 内容能较好围绕研究目的（40分）

4. 能采用多种问题的形式（15分）

5. 答案设置合理（15分）

二、教师评语

学生姓名：　　　　　　　　　　　评　　分：

班　　级：　　　　　　　　　　　教师签名：

日　　期：

实习六　问卷调查

评定学生开展问卷调查的能力和撰写口腔健康问卷调查报告的掌握程度。
各组完成社区人群的问卷调查，统计分析调查结果，提交调查报告。

一、完成问卷调查，评价调查质量（60分）

二、统计调查问卷结果（20分）

三、分析调查问卷结果，写成调查报告（20分）

四、教师评语

学生姓名：　　　　　　　　　　　评　　分：

班　　级：　　　　　　　　　　　教师签名：

日　　期：

实习七 龋病实验室预测

评定学生对 Cariostat 试验目的和原理的掌握情况。

评定学生对 Cariostat 试验操作的完成熟练程度及结果判断。

一、评定学生对 Cariostat 试验的目的原理掌握程度（30 分）

二、评定学生对 Cariostat 试验操作步骤的熟悉程度（40 分）

三、评定学生对 Cariostat 试验结果判断的掌握程度（30 分）

四、教师评语

学生姓名：　　　　　　　　　　　评　　分：

班　　级：　　　　　　　　　　　教师签名：

日　　期：

实习八 龋病临床预防技术——窝沟封闭、预防性树脂充填、非创伤性修复治疗及局部用氟

评价掌握窝沟封闭的适应证、操作步骤及注意事项。

评价掌握预防性树脂充填和非创伤性修复治疗（ART）的适应证和操作步骤及注意事项。

评价不同局部用氟方法的操作步骤和注意事项。

一、窝沟封闭方法的掌握情况（40 分）

1. 适应证掌握

2. 操作方法和要领

3. 正确完成各项操作步骤

4. 封闭效果

二、预防性树脂充填方法的掌握情况（20 分）

1. 适应证掌握

2. 操作方法和要领

3. 正确完成各项操作步骤

4. 充填效果

三、非创伤充填操作的掌握情况（10分）

1. 适应证掌握
2. 操作方法和要领
3. 正确完成各项操作步骤
4. 充填效果

四、局部用氟方法的掌握情况（30分）

1. 含氟涂料
2. 含氟凝胶（泡沫）

五、教师评语

学生姓名：　　　　　　　　　　评　　分：
班　　级：　　　　　　　　　　教师签名：
日　　期：

实习九　自我口腔保健方法——刷牙及牙线、牙间隙刷的使用

评定学生对刷牙方法的掌握程度。
评定学生对控制牙间隙菌斑方法的掌握程度。
评定学生进行口腔保健指导的能力。

一、水平颤动拂刷法操作步骤及要领掌握（50分）

二、圆弧刷牙法操作步骤掌握情况（20分）

三、控制牙间隙菌斑的方法（20分）

1. 牙线
2. 牙间隙刷

四、学生进行口腔保健指导的能力（10分）

五、教师评语

学生姓名：   评　分：

班　　级：   教师签名：

日　　期：

实习十　口腔健康教育——科普演讲

评定学生科普演讲能力。

评定学生科普幻灯的制作水平。

一、评定学生科普演讲能力（60分）

1. 掌握演讲技巧需要具备的基本素质

2. 演讲的设计，标题、提纲、开场白、结尾的设计

3. 语言能力

4. 科普演讲的效果

二、评定学生科普幻灯的制作水平（40分）

（教师依据科学性、逻辑性、趣味性、可读性等方面评分）

三、教师评语

学生姓名：   评　分：

班　　级：   教师签名：

日　　期：

（陈　曦　冯希平　台保军　林焕彩　李　刚　阮建平　李　雪　胡德渝）

参考文献

金丕焕,陈峰. 医用统计方法. 3版. 上海:复旦大学出版社,2010.

中英文名词对照索引

52检